性科学与性教育（第三版）

主编 李楚华 严文文

编委 陈沛琪 陈德豪 龚文秀
黄艳玲 韩雨颖 钟嘉琪
邹漩璇 刘宇星

中国教育出版传媒集团
高等教育出版社·北京

内容提要

《性科学与性教育》(第三版)包含性生理与性心理、性伦理与性道德、有关法律法规、性文化与性审美等知识内容,在每个知识点之后,提出相应的教育策略并分析社会案例(热点事件),具有系统性和实用性。

本书第一章介绍成年男女性器官的结构和卫生保健。第二章介绍性活动的过程、性功能的调节、性功能的障碍与防治。第三章介绍孕育与优生、性别决定与性器官分化、性发育与性衰老。第四章以艾滋病等为例,介绍性传播疾病的流行现状、危害、传播途径和防治研究进展。第五章主要介绍性意识的形成、性心理的发展过程及各年龄阶段的性心理特点。第六章介绍性心理异常的种类及产生的原因。第七章主要介绍性道德的养成、性犯罪的类型、与性有关的法律法规。第八章主要介绍性审美与性文化的发展、两性个体的审美及两性关系的审美,包括性爱美、情爱美、恋爱美和婚爱美的养成与调适。

本书可作为高等学校各专业学生性教育的教学用书,也可作为中小学教师及生理卫生教育工作者的培训教材和参考书,以及青年群体的自学读物。

图书在版编目(CIP)数据

性科学与性教育 / 李楚华,严文文主编 . --3 版 . 北京:高等教育出版社,2024.10. -- ISBN 978-7-04-062612-4

Ⅰ. G479

中国国家版本馆 CIP 数据核字第 2024DX1391 号

华南师范大学研究生教材出版项目资助教材

XINGKEXUE YU XINGJIAOYU

策划编辑 高新景　　责任编辑 高新景　　封面设计 贺雅馨　　责任印制 刘弘远

出版发行	高等教育出版社	网　　址	http://www.hep.edu.cn
社　　址	北京市西城区德外大街4号		http://www.hep.com.cn
邮政编码	100120	网上订购	http://www.hepmall.com.cn
印　　刷	北京七色印务有限公司		http://www.hepmall.com
开　　本	787mm×1092mm　1/16		http://www.hepmall.cn
印　　张	17.5	版　　次	1995年4月第1版
字　　数	360千字		2024年10月第3版
购书热线	010-58581118	印　　次	2024年10月第1次印刷
咨询电话	400-810-0598	定　　价	45.00元

本书如有缺页、倒页、脱页等质量问题,请到所购图书销售部门联系调换

物 料 号　62612-00

前　　言

《性科学与性教育》于1995年出版第一版，2004年修订为第二版，自出版以来，得到广大读者的普遍好评。随着社会经济的发展、互联网和自媒体的普及，青少年接触性话题呈现年龄提早、方式多样便捷、内容多元等特点，这就要求教师掌握性教育的方式和培养性教育师资的教材也应与时俱进。本次修订，以当前国家和教育部出台的政策和文件为指导，在华南师范大学研究生教材出版项目立项资助下，我们秉承“科学、专业和实用”的编写宗旨与原则，结合长期的教学实践和时代的发展需求，对第二版的内容做了一些重要调整。主要如下：

第一，将第二版第一章“性器官”更名为本书的第一章“性器官与性卫生”，将原第二章中的有关性卫生内容移至第一章，在介绍性器官的生理结构时，增加当前常见的生殖系统疾病及卫生保健等防治知识，使内容更加紧凑，便于读者理解。

第二，将原第二章“性生理与性卫生”更名为“性活动与性功能”，并将其中的生育力与性老化内容与原第三章“性发育”合并。本书第三章更名为“性发育与性衰老”，增加对不孕不育症和治疗措施的介绍。

第三，在第四章“性传播疾病”中，结合国家和教育部的方针政策，加大“艾滋病”篇章的比重，增加对艾滋病最新防治研究成果的介绍，并把“艾滋病”内容从原来的第四节前移至第二节。

第四，将原来第五章“性心理”中的性心理障碍内容独立自成一章，列为第六章，并对性心理异常的分类做了调整，增加性少数群体的比重。对原第七章性教育中不同时期的教育内容进行分拆，分别并入第五章性心理的形成过程中的相应年龄阶段，并增加青年期的婚恋对策、中老年性心理调适等内容，使各部分内容之间的联系更加紧密，系统性更强，便于读者理解和掌握。

第五，原第七章“性道德与性犯罪”改为本书的第七章“性道德与性法规”，将性犯罪内容与性法规内容合为一节，并增加了对“性同意”和“性侵害”等内容的介绍。

第六，为提高国民性的综合素质，全面普及性教育，促进两性关系的和谐，特增加第八章性美学，介绍性美学的内涵和发展、两性个体及两性关系的审美等，把中国性文化的发展融入其中。

第七，在每章内容的最后，增设附录，把教材知识用于分析社会现象或热点事件，理论联系实际，让学生学以致用，同时增加可读性。

第八，每章提供课后思考题，引导学生学以致用。

本书适用于各类高等院校学科教学及其他相关专业作为性教育的教材使用，也可作为性心理咨询的参考书目。

知性学府

编　者

2024 年 1 月于广州

目　录

各章附录目录

绪论

第一节　人类的性

性是生物界普遍存在的现象。在高等植物中，雄蕊是雄性器官，雌蕊是雌性器官，植物通过授粉进行受精，以繁殖后代。高等动物的雄性和雌性，各有不同的性器官，通过受精以繁殖后代。因此，生物不会因个体的死亡而导致种系的消亡。有生命就有生殖活动，**生殖**（reproduction）是生命的基本特征之一。

性是生命进化的产物。某些低等生物的繁殖方式为无性生殖，之后出现了有性生殖。有性生殖的繁殖方式是生命进化中的重大飞跃。到了人类，性活动已不仅是生殖活动。人类的性行为具有社会和精神方面的特征，这与动物存在着本质的区别。

一、人类性的属性

（一）生物属性

对于人类而言，性和性行为是生物进化的必然产物。人类有两性之别，两性之间具有不同的性染色体、生殖器官和性激素。在性功能发育成熟后，两性均会按照生理规律进行各种性活动。人类性的上述特点，和高等动物没有太大的差别，这就是人类所具有的生物学上的性。

（二）心理属性

人类不仅仅有生理活动，更有丰富的心理活动。人类的性活动在很大程度上受心理因素的支配。例如，当同一个人处于不同的心理状态时，相同的性刺激可以引起截然不同的反应。

（三）社会属性

人类的行为，包括性行为，具有明显的社会特征，受社会伦理道德规范，受社会法规制约。人类的性活动，不能像动物那样只由生物学规律支配，如果不符合伦理、道德和法规的要求，就不能进行。否则，会受到舆论的谴责，乃至法律的制裁。

人类的性，既是生物学的，也是社会学的。人类的性行为具有心理学和社会学的特征。因此，人类的性行为是一种由生物、心理和社会因素共同构成的复杂行为。

二、人类性的层次

由于人类的性具有生物学、心理学和社会学的特征，故在两性差异上，不仅有生物学上的差异，还有心理学和社会学上的差异。为了区分和研究这些差异，在性科学上，对应性的生物学、心理学和社会学特征，分别使用了“性”“性别”和“性角色”三个术语。

（一）性

性（sex）是指男女两性在生物学上的差异。性的差异是由性染色体的不同所决定的。两性的特征性差异主要是生殖系统的不同，此外，还有其他一些解剖和生理方面的两性差异。

（二）性别

性别（gender）是指男女两性在心理学上的差异，如性格、气质、情感等的差异。在情绪和情感上，男性大多显得粗犷豪放，女性大多显得温情细致。在恋爱心理上，男性一般表现为主动示爱和爱别人，女性一般表现为被动接受和被人爱。然而，随着社会经济的转型和两性地位趋于平等，也有部分女性在恋爱心理上表现为积极主动，部分男性表现为被动接受。总之，两性在恋爱心理上的传统表现逐渐趋于融合和多元。

（三）性角色

“角色”一词，最初是由拉丁语 rotula 派生出来的，是指演员在舞台上按照剧本的规定所扮演的某一特定人物。后来的社会学家把“角色”这个概念正式引入社会心理学，将角色定义为“由特定社会结构来分化的社会地位”。“**性角色**”（sex roles）也称性别角色，是指男女两性在社会学上的差异，是社会约定俗成的用于表现男女差异的行为模式，包括“男人”角色和“女人”角色。

一个人在生物学上的“性”与其在心理学上的“性别”和社会学的“性角色”，大多数情况下是一致的。当一个人在心理上把自己视为男人或女人时，心理学上称之为“性别自认”。绝大多数人的性别自认和生物学上的性是一致的，但也存在不一致的情况，如“易性”者。当一个人的性别自认与生物学上的性一致，但与性角色不一致时，则容易出现同性恋。

三、人类的性征

（一）第一性征

男女两性生殖器官的差异，主要指外生殖器的差异。外生殖器的结构特点是各自性别最根本的标志，称为“第一性征”，又称主性征。例如，男性有阴囊、阴茎，女性有阴道、外阴。青春期以前的男女儿童除了外生殖器的差异，外表上没有明显差异。

（二）第二性征

第二性征，亦称“副性征”，指男女两性除生殖器官以外的外貌特征区别，体现在身高、体态、相貌等方面的差异。第二性征是在进入青春期后才出现的，男性第二性征的主要标志是：体格高大，肌肉发达，肩宽体壮，喉结突出，声音雄壮，体表常有多而浓密的汗毛，长胡须等。女性第二性征的主要标志是：体格较为矮小且苗条，皮下脂肪多而显得丰满圆润，皮肤细嫩，汗毛细小，骨盆较宽，乳房发达，嗓音细润等。

（三）第三性征

第三性征是指男女在心理学和社会学上的差别，是由于社会影响而逐渐形成的男女的特征，如发式、装饰、步态姿势，以及性格特征等方面的不同特点。男女具有的这些不同的特点是在后天社会文化环境的影响下逐步形成的。生物学基础决定了人类的第一与第二性征，心理状态与社会期待则塑造了人类的第三性征。换言之，第三性征是人为约定俗成的，是基于男女两性在第一性征和第二性征的特点之上的延伸。成年之后，传统的男女两性的第三性征一目了然，易于辨别。随着审美观念的多元化，男女两性在第三性征的区别逐渐被淡化。

四、人类性的特点

（一）性感与规范的统一

人类是最为性感的动物，主要表现在以下几方面。

1. 性器官发达

乳房是人类女性重要的性感器官之一。进入青春期之后，女性的乳房开始发育，并伴随女性的一生。即使到生命的终止，女性的乳房也不会回缩，仅仅是萎缩而已。而在除人类之外的其他雌性哺乳动物，乳房却只在哺乳期内才发育，哺乳结束，乳房回缩。同时，女性的乳头和乳房是重要的性敏感区之一，而其他雌性动物的乳头和乳房却没有接受性刺激的功能。女性的乳房不仅具有接受性刺激的功能，还可以输出性刺激。例如，男性看到女性丰满的乳房，会激发性冲动，产生性欲。

此外，女性的阴蒂比其他雌性动物更加发达，是最重要的性敏感部位，仅仅刺激阴蒂就可以使女性达到性高潮。在人类，女性性功能进化的最主要特征是出现性高潮，而且具有连续多次获得性高潮的能力。

2. 性活动总量多

一般来说，动物具有发情期，仅在发情期内才与异性交配，而人类基本上没有发情周期。女性虽然保留着一些发情周期的遗迹（如女性在排卵期前后性欲会更强烈一些），但在排卵期以外的其他时期，只要有适当的性刺激，依然可以进入性的兴奋状态，进行性活动。因此，人类性活动的总量远远超过任何其他动物。

3. 性刺激方式多样

动物的外部刺激主要是异性的直接刺激，如第一信号系统的声、光、电、气等。对于人类，除了第一信号系统，还可接受第二信号系统（如语言、文字、图像等）的刺激。此外，人类即使在没有任何信号刺激的情况下，依靠自己的大脑对性的想象也能引起性兴奋。

4. 性行为方式丰富

面对面的性交方式是人类性活动与其他动物的根本区别。普通哺乳动物只能采用“背入式”的性交方式。面对面的性交，双方才有可能充分发挥视觉和听觉的作用，运用表情、神态、举止及语言等进行心理和情感的交流。面对面的性交，还可以解放出双手，双方才有可能运用双手和口、舌等，从以嗅觉为主转为以触觉为主的爱抚方式，使人类的性敏感区更加发达、广泛和敏锐。

5. 性行为目的转变

不以生殖为目的的性行为称为非生殖性行为。人类的非生殖性行为比生殖行为占有更为重要的位置。人类的性行为，从调情、亲吻、搂抱、抚摸，一直到性交，更多的是为了获得性快感。性愉悦是人类性行为的动力，受孕则成为性交的结果和副产品。人类性的享乐功能越来越明显，生育不再是性的主要功能。

上述特征是人类性感或本能的体现。但人类又是理智的动物，为了人类自身的生存和发展，逐渐形成了性文化中约定俗成的性规范。这种规范发展到后来就形成了一整套的性道德、性法律、婚姻制度、宗教禁忌等，直至形成了“一夫一妻”的制度。

（二）求新与结偶的统一

结偶性是指人类的求爱过程往往延续几周、几个月，甚至长达几年的时间，才形成钟情于一个人的感情，然后才进入一个长期的共同的性生活阶段。男女一旦结合，生下后代，结偶的关系就更加牢固。人类的后代，从出生到长大成人需十几年时间，是所有动物从幼崽到成年中最漫长的。在这个过程中，需要夫妻俩共同承担抚育子女的职责。因此，孕育后代使人类的“结偶”关系更加牢固。

人类虽有结偶的习性，但还有喜新厌旧的习性。人类在对待异性问题上有一种“求新冲动”，对一切熟悉的异性冲动减弱，对新出现的异性则冲动增加。人类自身遗传的这种求新冲动，是人类性爱不能持久的生物基础。一般来说，在个人生活不稳定时易于维持原偶，在条件改善时，追求婚外新感情的概率提高。

由于存在求新和结偶的矛盾，人们需要约束自己"求新"的贪念，在婚姻和家庭中不断调适和适当创新，打破"结偶"的刻板和陈旧感，在"求新"和"结偶"中获得平衡。

（三）保守与浪漫的统一

在原始社会，人类保留着动物的许多本能，性崇拜和生殖器崇拜成为时尚。后来，人类意识到，为了保障正常的社会秩序，必须限制自己的性行为。为此，人类最初用树叶或兽皮遮住了性器官，即隐藏了第一性征，通过减少性刺激来限制自己的性行为。之后，人们觉得仅仅遮住第一性征还不够，于是，开始穿上衣服，系上裙子，把第二性征也遮盖起来。然而，皮肤的裸露也能传递性的信息，人们便用布料将全身裹起来。

但是，人作为高度性感的动物，生物本性使人们不能忍受这样苛刻的束缚。即便不能有性行为的自由，也可以有性信息的刺激作为精神补偿，即性补偿。如描述性行为的小说、春宫画、歌赋、诗词、戏曲、装束打扮等。为了增强性刺激，人们使用唇膏、胭脂来增加唇部和面颊的性信号。总之，人们一方面以各种方式限制自身的性行为，另一方面却通过各种渠道寻找性刺激，在保守和浪漫中求得平衡和统一。

第二节　性科学与性教育的内容、目的和原则

有关性问题的研究，长期以来被视为禁区。然而，随着时代的发展，社会对性问题变得更为包容，人们对性行为、性生理的认识相较过去有所进步，但仍有不少人对性问题一知半解，性科学仍是一门新兴学科。此外，随着互联网的普及，人们有更加便利的渠道接触到性的话题，但互联网的内容往往鱼龙混杂，缺乏监管。因此，正确的性教育对于传播科学健康的性知识尤为重要。

性活动本身是一种正常的生理现象。在个体发育过程中，性器官逐渐发育成熟，男性出现遗精，女性出现月经，性兴奋随之产生，并逐渐萌发对异性的兴趣，男性可能出现性冲动，出现自慰行为。面对青春发育期的这些变化，如果缺乏性知识，加上自控能力较差，青少年很可能会处于迷惑、焦虑和恐惧之中。成年人也往往因为对性和生殖过程的不了解，导致性生活不和谐，出现性障碍，甚至产生各种与性有关的疾病。而性又是一种社会现象，它关系到婚姻的幸福和家庭的稳定。因此，大力开展性科学知识和性道德的教育，有重要的现实意义。

一、性科学的学习内容

性科学是以性医学、性心理学和性社会学为基础，覆盖自然科学、社会科学和人文科学三大领域的综合跨学科的完整体系。其显著特点就是与同时代的哲学、政治、法律、宗教、医药、文化、风俗、道德等联系在一起。

性科学的内容非常广泛，包括性解剖学、性生理学、性发育学、性医学、性心理学、性行为学、性伦理学、性犯罪学及性教育学等。本书的主要内容包括以下 8 个章节。

第一章　性器官与性卫生：主要介绍成年男女生殖器的结构和卫生保健。

第二章　性活动与性功能：主要介绍性活动的过程、性功能的神经和激素调节、性功能的障碍与防治。

第三章　性发育与性衰老：主要介绍孕育与优生、胎儿性器官的分化与发育、青春期的性发育、性发育异常及性衰老。

第四章　性传播疾病：主要介绍了性传播疾病的概念、种类、流行现状、危害、传播途径，以及具体的性传播疾病（艾滋病、淋病、梅毒、尖锐湿疣等）的病因、临床表现、传播途径和防治。

第五章　性心理：主要介绍了性意识的萌发和形成，青春期、青年期及中老年期的性心理特点。

第六章　性心理异常：主要介绍了性心理异常的种类及产生的原因。

第七章　性道德与性法规：主要介绍性道德的养成、性犯罪的类型、与性有关的法律法规及性侵害的防护。

第八章　性美学：主要介绍性美学的内涵，两性个体的审美及两性关系的审美，包括性爱美、情爱美、恋爱美和婚爱美的养成与调适。

二、开展性教育的目的

由于人类的性具有社会学的特征，受人类社会所影响和规范，因而，性教育与其他文化教育一样，是人们所必需的，应受到同样的重视。其实，从古到今，性教育一直在以各种方式、通过各种渠道公开或非公开地进行着，其中既有正确的性教育，也有不正确的甚至是有害的性教育。近年来，社会上出现的某些现象，如女大学生因非处女而轻生、男大学生因性欲过强而自戕、儿童遭遇性侵害、娱乐圈里的性乱象等，使人们逐渐意识到学习性科学的重要性。因此，性教育的目的是让人们掌握性的基本知识，树立正确的性态度，构建健康主流的性观念，来为自己和他人服务。归纳起来，性教育的目的有以下方面：

第一，使个体获得与年龄增长相一致的有关性生理、性心理和感情上的应有知识。

第二，使个体对性发育中出现的各种现象（包括自己和他人）能采取客观和理解的态度。

第三，消除个体在性发育和性行为中的焦虑和恐惧等不良情绪，促进身心健康。

第四，帮助人们正确地认识与处理两性关系及其相关的道德与法律，增进对自身性行为所负的责任感。

第五，帮助人们建立和谐的婚姻关系和科学文明的性生活，促进家庭和社会稳定。

第六，抵御色情作品以及卖淫、嫖娼与滥交等行为对人们身心健康的影响，促进社会文明的发展。

第七，促进性伦理道德和两性健康关系的养成，防止性放纵和性犯罪。

第八，普及优生优育的知识，提高人口素质。

三、开展性教育的原则

性科学的主要内容包括性生理、性卫生、性心理、性道德、性法规、性审美等方面。这些内容的学习，需要按照一定的知识体系循序渐进，要有全面系统的观念，比如在了解性器官的结构之后，才能更好地理解卫生保健的重要性。只有理解了性生理和性心理在男女两性中存在着差异，才能破除性愚昧、性无知，减少心理压力，增强自觉抵御性诱惑的能力。具体来说，在性教育的实施中，应遵循以下原则：

（一）坚持科学性原则

为了消除对性的神秘感，破除封建愚昧等传统观念，抵制一切非科学或伪科学的内容，坚持科学性原则有特别重要的意义。在性教育中必须严肃严谨，对各种问题给予科学的阐明。不回避问题，也不能夸张臆测，更不能随意采纳性文学作品或其他艺术作品中的内容来代替科学知识的传授。

（二）适时、适度、适当

不同的年龄阶段，具有不同的生理和心理特点，对事物的认识与理解，对知识的掌握和运用也有很大差别，故性教育的内容和方法必须与之相适应，方能收到良好的效果，这就要求性教育要做到适时、适度、适当。

（三）理论联系实践，传授知识与行为指导并重

性教育的落足点是使受教育者能够正确选择个人的行为，特别是对青少年，在传授知识、提高理论水平的基础上，要注意给予行为上的指导。运用理论知识，结合实际案例，学以致用，深化对知识的理解，并落实在行为上。

（四）群体教育结合个别辅导

由于在性发育上存在较大的个体差异，同时，个人所处的社会环境、家庭环境和心理素质也千差万别，必然会造成在群体中存在着某些特殊问题。因此，群体教育虽然可大面

积地提高人们的知识水平与道德修养，但还要有针对性地进行个别教育和辅导，对群体教育进行补充。

（五）多种教育方式并进

在教育方法上，可以采用传统线下面授的教育方式，如开设专门的性教育课程或讲座，也可以采用线上实时或回放的方式，如直播授课或慕课。此外，还可以采用微信、博客等自媒体途径，以及数字化转型的方式，增强学生互动和参与意识，促进学生学习方法和方式的转变。需要指出的是，自媒体途径需要专业机构进行监管，避免产生负面作用。总之，教育手段要灵活多样，多种教育形式互相配合，协同进行，方能收到更佳的效果。

（六）坚持善意、尊重和理解的原则

在现实生活中，由于种种原因，人们（包括青少年和成人）既迫切渴望获得科学的性知识，又存在着种种矛盾的心理，因为性问题有着自身的特殊性和隐私性。因此，教育者必须秉持善意的态度，了解和倾听受教育者的问题与想法，以平等、尊重和理解的态度，启发引导和帮助受教育者提高认识，解决矛盾，增进健康。

（七）家庭、学校、社会三位一体

性科学知识的教育是一项复杂的系统工程，需要家庭、学校和社会同步进行。在个人的成长过程中，家庭是第一环境，父母亲是第一任启蒙教师。健康文明的家庭环境对孩子的成长起到积极的影响。学校是传播性科学知识的主战场，针对不同年龄特点进行系统、科学的性知识学习，是学习性科学知识最有效和最主要的途径。学校里拥有得天独厚的师资力量，有利于多学科交叉，形成系统的知识体系，有利于受教育者形成积极健康主流的性观念和全面提高综合素质。此外，净化社会环境，通过社会媒介进行健康的性科学知识的传播，形成积极向上的社会文化氛围，可以补充学校和家庭教育的不足，并对学校与家庭的性教育起催化作用，使教育达到最佳效果。

第三节　性教育发展概况

一、国外性教育介绍

长期以来，许多国家对性教育均持保守态度。直至 20 世纪 60 年代，性教育才基本得到公认。1965 年，美国成立了“美国性信息和性教育理事会”，1967 年又成立了“美国性教育工作者及咨询者联合会”。1972 年，日本在东京成立了“日本性教育协会”。同年，墨西哥成立了“墨西哥性教育协会”。1997 年召开的第十三届世界性学大会，提出“在世界范围内进行综合全面的性教育”。由于社会习俗、文化背景和经济发展水平等的不同，各国开展性教育的历史、内容、方法都有所不同。

（一）英国

在第二次世界大战前，英国一般都不能在学校谈论性问题，认为有伤风化。20 世纪 60 年代，由于青少年性问题日益严重，引起社会的关注，有些学校开始开设“性讲座”，但对是否开展性教育不置可否。到了 1986 年，新的《教育法》颁布，明确指出“学校应把性教育作为一门专门课程长期设置”，把实施性教育的权力下放给学校和家长会，校长有权决定性教育的方式，家长有决定子女是否接受性教育的权利。1987 年，英国教育与科学部颁布了《学校性教育》和《5～16 岁学生卫生教育》两个条例，要求学校必须制定性教育计划，并提出简要的课程纲要。1988 年之后，全国实施统一的性教育课程。总的来说，英国性教育相对比较保守，主要由学校负责实施。

（二）美国

美国是世界上较早开展性教育的国家之一。在 19 世纪末，主要以书刊出版的形式进行性伦理教育，如爱伦・沃特（Alan Watt）的《真理的教导》（1892 年）、《青年女子须知》（1897 年）。第二次世界大战后，“性革命”的兴起，冲击了传统的性价值观，人们追求性解放，提倡性自由的思潮，导致社会上大量出现婚前性行为、少女怀孕、性病、堕胎。这使人们越来越感到性教育的迫切性，政府开始行动。如 1964 年，伊利诺伊州议会通过一项“性教育法”，公共教育管理局专设了一个性教育处，成立州的“性教育咨询委员会”，并在学校推广性教育。性教育内容主要是注重性的生物学知识。

从 20 世纪 80 年代起，美国民间主张对青少年进行性纯洁教育，解决由性自由所引发的种种社会问题，促使美国国会于 1996 年通过了一项新的社会福利改革法案，把鼓励以结婚和节欲为举措的社会工程条款纳入法案。法案得到大多数学校教师和家长的支持，因而在全国迅速发展。

（三）瑞典

瑞典的性教育开展也较早。早在 1770 年，林奈（Carl von Linné）就举办过性学讲座。1897 年，女医生卡罗琳娜・韦德尔斯特朗（Carolina Weddleström）连续举办了 5 期女子性教育讲座，并倡议在小学实施性教育。自 20 世纪初，瑞典女子高中就率先开设了一些性教育课。到了 20 世纪 30 年代，性教育已逐渐在学校系统地推广开来。1942 年，瑞典议会提出要全面推行学校性教育。1975 年以前，瑞典的性教育较为偏重生理教育，1975 年后则充实性道德、性评价的内容，从保健角度出发，将性教育与青少年的实际生活结合起来。纵观瑞典的性教育，从 20 世纪 70 年代至今，大体经历了如下的发展过程：①从性生理卫生教育向性观念教育发展。②从讲性病知识向性道德教育发展。③从禁欲教育向讲预防妊娠知识发展。

瑞典学校性教育的主要特点是：①系统全面，从幼儿园、小学到高中有一套系统完整的体系。早期以满足孩子们的要求为前提，由浅入深，主要是从生物学角度传授有关生育等知识；初中全面、完整地讲授性生理、性心理知识；在高中，则注重性关系的伦理学、社会学的教育。②消除传统观念中对性伪善的错误观点，恢复性的自然性，促进学生身心的健康发展。③不仅使学生获得科学的性知识，同时建立男女平等和尊重人格的观念，培养良好的性道德规范。④重视培养学生的意志力和正确的判断力，加强了性教育的防范功能。

瑞典的性教育，由于国家重视，民间团体积极参与工作，并重点抓好对青少年的性教育，因而收到良好的成效。

（四）日本

日本的性教育长期处于保守态度。20 世纪 60 年代以后，在西方“性解放”思潮的影响下，日本青少年性问题突出起来，性犯罪率日渐增加。鉴于此，1972 年“日本性教育协会”在东京成立。1979 年，日本政府专门编写出版了供幼儿园至高中阶段进行性教育的《性教育指导要领》。从 1982 年起，日本的中小学全面开设了性教育课。1986 年，由文部省组织编写了向学生进行性指导的教科书。自 20 世纪 80 年代以来，日本比较注重性约束方面的教育。

按照日本《性教育指导要领》的要求，学校性教育服从于学校德育的总目标，其主要目的是：①培养学生掌握性的本质，理解青年期的特征，使自己的性人格化、社会化，使他们成为具有选择适当性行为能力的人。②引导学生认识男女的特性和平等权利，培养他们对异性的尊敬和爱情的观念，具有协作的态度。③让学生理解性文化和各种性的社会思潮，培养他们有关性信息的批判力和选择力，确立以尊重人为基础的性价值观。④引导学生对家庭与社会关系、人类的过去与将来的认识，培养学生对养育的责任感、自觉性和正确的性态度。

总的来说，日本性教育的主要特点是：①政府把性教育列入课程学习指导要领之中，编制系统教材。②形式多样，适应青少年发展的特点，不仅有专门教学，还通过相关课程来进行，除编写了教科书，还采用大量的模型、挂图、多媒体教学设备，并通过各种实际活动来进行。③注重性道德观念的培养，始终把性约束放在首位，把性道德规范作为性教育的主要内容。④注重学校、家庭、社会的协调配合，设置了专门机构来协调三者的关系。⑤发挥课堂教学、校园生活和课外活动与性教育的相互作用，并重视集体教育、个别辅导和主动咨询三者的作用，使之相互补充，以实现性教育的总要求。

二、中国性教育概况

（一）中国古代的性教育

中国古代的性教育主要分为两条路径：①从出生开始的性别教育，主要体现在对男女交往（特别是性交往）的社会控制，以及对于性别等级和角色的教化。②通过各种房中术和春宫画，对已婚夫妇进行性教育。

荷兰学者高罗佩（van Gulik R. H.）对汉代以来的房中术进行了考察，得出以下结论：两汉时期，房中术被视为严肃医学的一个分支，并不是猥亵之行，《汉书·艺文志·方伎略》中就记载了“房中八家”。在之后的六朝时期，道家行房益寿、御女登仙之说盛行。隋唐时期，佛教传入中土，密宗的“交媾觉悟之说”与道家的“合气成仙之说”相互融合，催生了大量关于房中术的著述。宋代以后，程朱理学兴起，禁欲在中国人的性观念中逐渐占了上风，私生活变得遮遮掩掩、壁垒森严，房中术也被视为隐晦龌龊之道。然而，民间娼妓和色情文学盛行，人们对性的态度呈现出表里不一的分裂状况。

房中术的形式不仅限于文字，图画也是重要的组成部分，这些图画是新娘嫁妆的一部分，一对新人根据图画的指引在新婚之夜行“周公之礼”。汉代张衡的《同声歌》中就有“衣解巾粉御，列图陈枕张。素女为我师，仪态盈万方”的描述，其中的“素女”指《素女经》等房中术，而“图”指的是新娘嫁妆里的春宫画。“嫁妆画”作为一种传统的性教育形式，一直延续到20世纪中叶。《中国的生育信仰》一书作者宋兆麟曾到山东潍坊采访世代从事“嫁妆画”制作的杨氏后裔，得知直到“文革”前夕，“嫁妆画”在民间依然常见。

（二）中国近代的性教育

从清末开始，康有为、谭嗣同等维新派重新阐释儒家学说，并对保守禁欲的性观念提出了批判。康有为的《大同书》和谭嗣同的《仁学》均肯定了性欲的正当性，强调性交在繁衍目的之外的愉悦和乐趣，反对对性的污名化。谭嗣同还在《仁学》中明确提出了“中西结合”的性教育主张，认为在中医以“精气说”为核心的身体观基础上，应该辅以西医的解剖学知识。彼时正值第一次西学东渐的高潮，一些性学书籍也被译介到中国，从而逐渐取代了房中术，在性科普读物中占据了主流。

第一个专门撰文讨论性教育问题的中国人，是教育家陆费逵。他于1910年和1911年在《教育杂志》上发表了《男女共学问题》和《色欲与教育》两篇文章，首次提出了应在学校开展性教育的主张。此后十几年间，《教育杂志》刊发了多篇讨论性教育的文章。1920年《教育杂志》还连载了潘公展的《巴哥罗的两性教育观》，文章介绍了哥伦比亚大学学者巴哥罗（Bigelow M. A.）撰写的《性教育》一书的观点，对我国性教育的理论和实践产生了深远的影响，在一定程度上导致了性教育在20世纪二三十年代的短暂繁荣。

性问题虽然长期以来成为禁区，但近代不乏勇于抗争者。例如，1924年，北京大学张竞生就极力强调性教育的重要性，提倡把性教育与美育结合起来。1925年，周建人发表了《性教育的几条原理》，强调性教育的重要性。鲁迅在性教育问题上，强调必须破除性的神秘论与性的罪恶感。周作人在1933年就开始介绍英国性科学家霭理士（Henry Havelock Ellis）的《性心理学》一书的内容，鼓励学生学习和研究性教育。潘光旦在1939年开始译注霭理士的《性心理学》。1946年费孝通发表《生育制度》一书，指出人的两性行为对社会绵续和稳定具有两重性，启迪人们严肃地思考、研究，正确对待两性行为。

（三）中华人民共和国成立后的性教育

中华人民共和国成立后，我国的性教育大体可以分为3个阶段：禁闭阶段、破冰阶段和发展阶段。

1. 性教育的禁闭阶段

林振海在《张竞生与性教育》的文章中提到，20世纪初张竞生等先驱就倡导性教育，但一直到20世纪50年代，性教育都没有被列入国家教育行政部门的议事日程中。因此，学校没有进行性教育的任务。到了20世纪60年代，周恩来总理明确地指出："要在女孩子首次来月经，男孩子首次遗精之前，把科学的性知识教给他们。"虽然周总理和当时不少医务卫生界的专家学者提倡卫生教育，并且一些杂志报纸也在积极地宣传性教育，但是对青少年进行科学的性教育仍然遭到了抵制。特别是在"文革"时期，开展性教育遇到的阻力很大，性教育始终没有获得突破性的进展。

2. 性教育的破冰阶段

随着改革开放的深入，国外信息的逐步渗入，青少年生理发育年龄的前移，青少年失误不断增多，这些现状使人们清醒地认识到开展性教育的重要性和急迫性。许多学者开始编写、出版有关性学的著作。1983年，吴阶平编译的《性医学》出版，成为性学的破冰之作。1986年由吴阶平主持的全国首届性教育研讨会顺利召开，与此同时，学校性教育研究工作也逐渐开展起来。上海市社科院青少年研究所出版了《青春期常识读本》，结束了我国学校开展性教育"教师无教本，学生无课本"的局面。

3. 性教育的发展阶段

1988年8月，国家教育委员会和国家计划生育委员会联合发出了《关于在中学开展青春期教育的通知》，标志着我国把青春期教育正式纳入中学教育的内容。在高等学校，对大学生进行性教育也逐渐被提上了议事日程。华南师范大学从1989年开始，开设了选修课程"性科学与性教育"，系统、全面地向大学生介绍性科学的基本知识，为他们毕业后到中学开展青春期教育做准备。1991年，国家教委决定在初中全面开展青春期教育，并且将"青春期教育研究"课题列入了国家科学"八五"规划国家教委级重点研究项目中。至此，我国的性教育工作进入了新的阶段。1993年国家教委发布了文件，提出《大学生健康教育基本要求》，规定应进行"性心理与卫生"的教育。高等教育出版社于1995年出版了高等学校性教育课程的教学用书《性科学与性教育》（许世彤、区英琦编著），该书是以华南师范大学多年所使用的自编教材为基础而写成的。此后，许多高等学校，包括综合大学、师范院校、工农科院校等各类高等学校，纷纷开设性教育课程，为大学生提供系统的性教育。

2008 年 12 月，教育部颁布了《中小学健康教育指导纲要》，正式奠定了性教育作为健康教育一部分的政策导向。随后教育部发布的《义务教育体育与健康课程标准》(2011)、原卫生部等发布的《中小学健康教育规范》(2011) 等文件进一步巩固了性教育的导向。同年，国务院颁布了《中国儿童发展纲要(2011—2020 年)》和 2016 年 10 月中共中央、国务院发布《"健康中国 2030" 规划纲要》，将性教育导向推向了顶峰。同时，多部门还陆续出台了一些文件，将性教育向专项教育的方向引导，包括预防艾滋病教育、预防儿童性侵害教育、预防校园欺凌教育，以及国务院发布的《中国妇女发展纲要(2011—2020 年)》(2011) 和广东省人民政府办公厅发布的《广东省妇女发展规划(2011—2020 年)》(2012) 指导下倡导的性别平等教育。一系列国家和地方政策的出台，标志着我国进入全面性教育的阶段。

三、中国性教育的方式

我国高校在性教育的开展上，大概包含了以下 3 种方式。

(一) 面授课程

选修课程面向全校学生，所有在校生都可以根据兴趣和发展规划选修相应课程。1985 年，中国人民大学为本科生和研究生开设"性社会学"课程。此后，首都师范大学、北京师范大学、华南师范大学、华中师范大学等高校先后开设性教育选修课程。这类课程大多专注于培养性教育教师，为中小学开展性教育培养储备人才。1996 年，首都师范大学为本校师范生创立性教育辅修专业。2010 年，成都大学师范学院面向在校学生开设性教育辅修专业。这些选修或辅修课程主要是关注本科生的培养。

(二) 学位论文

21 世纪以来，北京大学、北京师范大学、华东师范大学、哈尔滨医科大学、首都师范大学、成都大学、华中师范大学、华南师范大学等高校性教育领域的专家学者都通过招收研究生的形式，以研究论文为载体，培养了一批又一批性教育领域的研究型和实践型人才。

(三) 线上教育

互联网的普及，实现了远程的性教育人才的培养。线上课程作为一种全新的教学形式，打破了时间和空间阻隔，为学校性教育人才培养带来了新的机遇。自 2016 年起，教育部、原国家卫生与计划生育委员会、昆明医科大学、福建师范大学、山东大学、北京师范大学、浙江师范大学、武汉大学等先后开设了一系列性教育相关线上课程，培养了一批一线教师中的性教育人才。

在服务对象方面，早期的服务对象主要是 10～20 岁青少年群体，核心思想在于直接对青少年开展性教育。但随着学校性教育的发展，性教育工作者逐渐意识到培养性教育教师的重要性。2000 年，中国计划生育协会开始与美国适宜卫生科技组织合作，对父母、教师及其他成年人进行宣传培训，并在 2008 年正式建立青春健康师资培训与认证体系。2018 年，中国性学会培训认证中心成立，希望推进性教育教师的培训和认证规范化。在这一阶段，社会团体主要致力于性教育师资的培养，虽然也有涉及家长的培训，但对家长更多是普及，将其定位在辅助性教育的开展，而不是以教育者的标准进行培训。

在党和政府的领导下，在一代又一代医学、教育学、社会学领域工作者的不懈努力下，我国的性教育事业有了长足的进步和发展。与此同时，多部门还陆续出台了一些政策和文件，将性教育向专项教育的方向引导，如预防艾滋病教育、预防儿童性侵害教育、预防校园欺凌教育。习近平总书记多次强调："人民对美好生活的向往，就是我们的奋斗目标。"人民的美好生活离不开性科学的研究和性教育的普及。我国的性教育工作还有很长的路要走，在前进的过程中，我们要坚持中国共产党的领导，不忘初心、牢记使命，把我国的性教育事业办好办实，使之利国、利家、利民。

思 考 题

1. 简述人类性的属性、层次和性征。
2. 谈谈你对性教育的认识。
3. 家庭和学校该如何开展性教育？

附绪 -1 知性之家庭篇

家庭是人生的第一课堂，父母是孩子的第一任老师。那么，在知性的启蒙中，家长该如何在第一课堂中当好第一任老师呢？

1. 我从哪里来？

（1）对于 2 岁以下的孩子 妈妈可以直接回答：“你从妈妈肚子里来的，你在很小的时候，住在妈妈的肚子里。当你长大了，妈妈肚子里装不下你，你就从妈妈肚子里出来了。”此年龄阶段的孩子，认知程度决定了他们很少会继续追问。

（2）对于 3～4 岁的孩子 他们已经有了性别意识，也知道“男女有别”。父母则需要多花些心思和精力，做些铺垫，循序渐进。“你是爸爸的细胞（叫作精子）和妈妈的细胞（叫作卵细胞）结合在一起形成的。所以，你的眼睛和鼻子像爸爸，嘴巴却像妈妈……妈妈肚子里有一个可以让宝宝住在里面的房子（叫作子宫，女孩子长大了之后都有这个‘房子’)，爸爸和男孩子都没有。”至于爸爸的精子如何到达妈妈的肚子里，可以借用绘本或漫画，以写意不写实的递进形式（如男女亲吻→拥抱→公主抱）告诉孩子：“这个过程需要爸爸和妈妈一起努力，一起完成一个游戏，这个游戏有难度有风险，不适合孩子们（如公主抱，孩子力气不够，容易受伤），只有长大之后才能完成。”

（3）对于 5～6 岁的孩子 此刻的孩子对外生殖器结构和名称已有基本的了解，具备了一定的理解和接受能力。父母可以通过讲故事或观看影视作品的形式（如印度迷你剧《父与子的性教尬聊》）给孩子讲解孕育生命的过程：“当爸爸妈妈结婚以后，爸爸就会把精子通过阴茎送到妈妈的阴道内，与妈妈体内的卵细胞相遇，形成受精卵，这是一个新生命的开始。经过十个月的孕育，你就诞生了。女孩子长大了可以当妈妈，而男孩子长大了可以当爸爸。”

2. 童言“有”忌

（1）对于 3～4 岁的孩子 此时孩子已经有了性别意识，知道结婚对象为异性，而且最爱的表达方式就是结婚。但在异性中，孩子最亲近的莫过于自己的父母，所以才有“长大后，娶妈妈、嫁爸爸”的童言童语。父母此刻应该实施正确的引导：第一，爸爸已经娶了妈妈，爸爸的爱人是妈妈；妈妈已经嫁了爸爸，妈妈的爱人是爸爸。第二，你是爸爸妈妈的孩子，我们都很爱你，就像爷爷奶奶爱爸爸、外公外婆爱妈妈一样。第三，你长大以后，会有自己的爱人。你和你的爱人，就像爸爸妈妈一样相亲相爱，结婚之后组成一个家庭，而且会有自己的孩子！

（2）对于 5 岁以上的孩子 弗洛伊德认为 5～12 岁处于性心理发育的“乱伦期”，这一时期的孩子对异性父母产生了性兴趣，甚至对同性的尊亲产生“忌妒”或“仇恨”。如果这一阶段孩子恋父恋母的情结太深，不能及时割舍，很可能会影响性心理的健康发展。因此，父母与孩子之间，在言行举止上需要掌握好“界与度”，如亲吻时只亲脸颊或额头。此刻的孩子拥有比成年人更敏感的观察和学习能力，他们会小心翼翼地窥视、模仿成年人的行为举止。“分寸感”不仅仅存在于成人世界、朋友之间，最亲密的父母子女之间也应该有一条不可逾越的底线。

3. 亲情不能跨越性别

不知从何时开始，“女儿是爸爸的前世情人”的话语开始火了。对于父亲来说，传递的是厚重而温馨的父爱，这种说法似乎无伤大雅。然而，对于孩子，这种比喻容易滋生不良后果。情人，寓意男女之爱，把“情人”一词投射到父女关系中，很是不妥。当孩子有了性别意识之后，亲情不能跨越性别：首先是“男女有别”，然后才是“父女情深”。弗洛伊德把人的性心理发育分为 5 个阶段：生殖器前期、自恋期、乱伦期、同性恋期和异性恋期（也称生殖期）。在正常的家庭、学校和社会环境下，只有确保每一个阶段均能够顺利过渡到下一阶段，才能形成健全的性心理。如果任何一个环节出现问题，便可能引起性心理发育障碍。

中国有句老话“儿大避母，女大避父”，指的是子女长大之后与父母的肢体或身体接触要有一定的限度。因为男女身体上的构造有别，加上成年后的身体变化，孩子已形成了强烈的性别意识。当孩子受委屈或遇到挫折、心情不佳时，父母可以轻轻拥抱、拍拍肩膀、抚摸脑袋，以示安慰，传递温暖。有限度的肢体和身体的接触，有利于培养孩子如何保护自己及把握好与异性相处的界限。

一般来说，孩子刚从娘胎出生时，会认为自己依旧和母体联系在一起，这就是大多数婴幼儿更亲近妈妈的原因。这种母子一体感要等到 2 岁左右才能破除，5 岁前基本完成。因此，大多数家长都会选择在 2 岁前断奶，4～5 岁时分床，符合性心理的发展规律。

4. 撞见父母的“秘密”

（1）错误做法　在国人的传统观念中，性生活是不能登大雅之堂的，更何况被孩子撞见。此时，切忌惊慌失措、羞愧难当，甚至责骂或痛打孩子。3～5 岁年龄段的孩子在亲眼看见父母的性生活时，一般会认为是爸爸“欺负”妈妈，甚至联想到影视剧里坏人侵犯女性的情节。撞见父母的“秘密”，对孩子来说并不是太危险的事情，父母不当的态度和处理方式才是最大的伤害！

（2）正确做法　安慰、引导、释疑。父母首先要安慰孩子，不用害怕不用担心（安慰）。你看到的是爸爸妈妈之间的一种游戏，是亲热的一种方式，不是爸爸在欺负妈妈。但这种游戏只能是相爱的大人之间才可以进行，就像你和小朋友玩玩具一样，那是属于你们这个年龄的游戏（引导）。解释之后，要引导孩子提问，彻底解开心结和疑虑。如你对这件事是怎么看的呢？根据孩子的问题巧妙解答，及时化解孩子心中的疑虑，不留阴影和心理负担（释疑）。

5. 性启蒙，家长的必修课

性是一个微妙的话题，多数家长羞于谈论，认为这是一件顺理成章、无师自通的事情，甚至认为可能会存在教唆或诱惑孩子的风险。那么，在性的启蒙中，家长该有何作为呢？

（1）淡定谈性，坦然面对　父母在家庭性启蒙活动中占主导地位，当孩子对性知识感到困惑时，家长不应以“你还太小，这是大人的事情，你长大了就懂了”作为借口，避开敏感话题。家长应结合孩子的认知和理解能力，正面解答，大方谈性。家庭的性启蒙，主要集中在以下三方面：父母在向孩子解释生命来源时，可以小动物（如小猫小狗）为例，引导孩子珍爱生命、敬畏生命（生命教育）；父母要教会孩子识别和清洁自己的隐私部位，告诉孩子哪些部位不可以让别人触碰（自我保护）；在婚姻和性生活方面，父母做好表率。只有上梁正，下梁才能不歪！家庭和睦，相亲相爱，温馨的家庭氛围是培养孩子爱人爱己的最好土壤（获得爱的能力）！

（2）春风化雨，润物无声　性教育活动需要家长在日常生活中开展，点滴渗透，可以是一个主动施教、适时引导的过程。性启蒙不仅仅是指生理上的性认知，还有心理和社会上的性认知，甚至由性衍生到生命和安全教育等。家长可以借助某些热点新闻、绘本等，以第三方为平台和载体，用平等、幽默的口吻和语调讨论别人家的事情，既可以避免尴尬，又犹如春风化雨、润物无声。如果场合过于正式，语气过于严肃，容易引起孩子反感和心理不适。

（3）父亲母亲，不可缺位　一般来说，母亲对性教育的重视程度高于父亲，因为“慈母严父”的传统形象，使子女更愿意与妈妈敞开心扉。然而，家庭性教育中父亲的作用是不可替代的，父亲展示的是男性的行为参照模式，对孩子性角色的发展具有重要影响。此外，父亲可以以同性朋友身份来关注和指导男孩在性生理和性心理发展过程中碰到的疑惑和问题。父亲母亲，代表两性角色。在家庭性教育中，两性齐全，是形成健康的性心理和构建主流性观念的基本保证！

附绪 -2　知性，家长的必修课

孩子：我从哪里来？怀孕是怎么发生的？亲吻是怎么回事？……

家长：你长大就知道了，学校老师会告诉你的。

在大多数人的记忆中，“性”是一个讳莫如深、敏感且尴尬的话题。

家庭是孩子的第一所学校，父母是孩子的第一任老师。家庭性教育是指在家庭背景下对孩子进行的与性相关的教育活动，是以父母为主要教育者的性教育模式。为了解当前的家庭性教育情况，给未成年人更好地普及性健康知识，近期“知性学府”公众号对粤东某中学开展家庭性教育状况的调查，共回收了 1 287 份有效问卷，分析结果如下。

1. 心动≠行动

性是每个家庭都不可避免的生命本源话题。如图 1、图 2 所示，九成的家长认为有必要对孩子进行性教育，但只有近五成的家长会主动对孩子进行性教育，表明家长们对孩子性教育的态度积极和开放，但具体表现却是心动有余，行动不足。

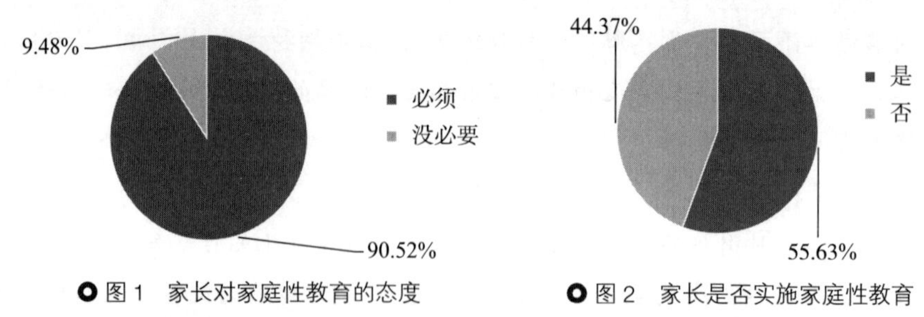

图 1　家长对家庭性教育的态度　　图 2　家长是否实施家庭性教育

为何家长们对性教育只有心动却难以付诸行动呢？这可能与性具有高度的私密性和敏感性有关。多数家长们在谈及“性”时羞于开口，难以启齿，不知道该如何把握和拿捏分寸。甚至有些家长认为，如果词不达意还可能会导致不良的后果，使“教育”变为“教唆”，“引导”变为“引诱”。

2. 家校携手，同心共育

为了了解家长们“态度积极、行动消极”的原因，我们进一步调查家长们在解答孩子性问题上的情况。结果发现，当孩子询问与性相关的问题时，只有约 35% 的家长会查询资料后认真解答，少数含糊其词或干脆避而不答，另有六成的家长勉为其难，只能根据现有的知识来解答孩子的性问题（图 3）。

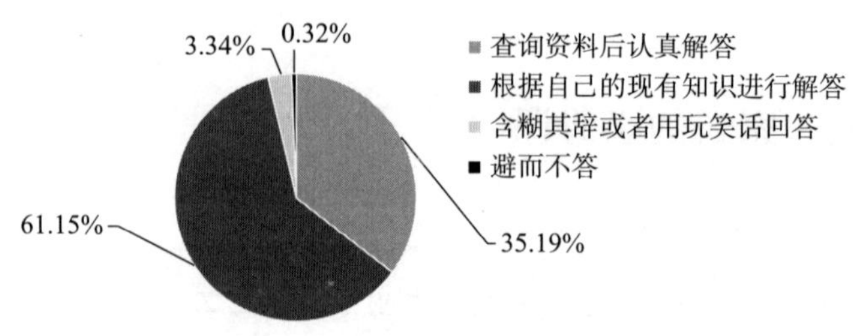

图 3　家长解答性相关问题的概况

与其他方面的教育不同，性教育具有一定的特殊性和敏感性，家长具备一定的性科学知识是进行家庭性教育的前提条件和基本保障。如果父母缺乏相应的性知识，则进行性教育的意愿会降低，且在谈论性问题时也更倾向于使用简单、模糊和非直接的方式。此外，如果家长对于性知识的储备和积累不足，哪怕家长们态度积极、行动积极，也可能由于“心有余力不足”而不能为孩子提供正确的性教育，使性教育的效果不尽人意。

由于家长们受教育的程度不同，性知识的掌握程度也参差不齐，那么，该由谁来主导性教育工作呢？如图 4 所示，超过半数的家长认为孩子的性教育由学校来开展更为合适，一方面是由于自身谈“性”口难开，另一方面是觉得学校能提供更为系统的性教育课程。

学校是实施性教育的主要阵地之一，担负性教育工作责无旁贷，但仅依靠学校的性教育课堂依然犹显不足。家庭作为孩子学习和成长的第一场所，性教育应从婴儿期开始，家长的言传身教、见缝插针和及时解答对子女开展性教育具有天然的优势，家庭启蒙是对学校性教育的一种有效补充。

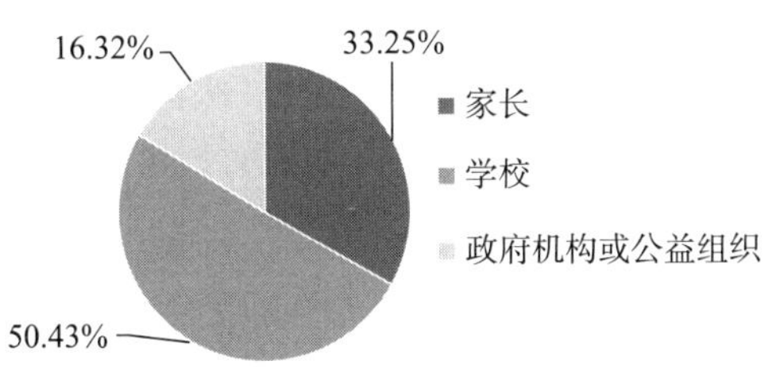

图 4　谁来主导性教育

3. 知性，家长该补课了

家庭性教育是家长们的一门必修课，是家长对孩子性健康发展所必须承担的责任之一。如何更好地给孩子普及科学健康的性知识，突破当前性教育的困境，发展家庭性教育的天然优势显得尤为重要。

（1）睁眼正视

性是自然发生的，主动“谈性、说性、解性”是对孩子最好的保护。家长应该正视性的客观存在，从思想上和心理上接受性的存在，才能以自然、大方、平等的心态去跟孩子谈性、说性、解性，及时化解孩子在成长路上碰到的各种性困惑和性迷茫，教会孩子掌握自我保护的技能，形成健康主流的性观念，发挥家庭和家长作为性教育“第一课”和“第一师”的主体作用。

（2）父与母，不缺位

性教育是家长和学校的共同职责，学校和家庭各司其职、各得其所。学校实施的是群体的性教育，家庭开展的是个体的性教育，家庭教育和学校教育是个体和群体的互相补充，学校的性教育不能代替家庭的性教育。家庭性教育，从“尿布”开始。

根据我们的调查结果，在家庭性教育中，妈妈往往担任主要的教育者角色。一般来说，母亲比父亲承担更多养育责任，与孩子的相处时间会更多，沟通技巧也更符合亲子关系的要求。然而，从性心理发展的角度看，父母的共同培育会更有利于孩子两性气质的发展，男孩可从父亲身上习得待人接物和处理问题的行为模式，女孩也可以父亲形象为基准进行异性交往和择偶。

此外，父母对子女性教育的重视应采取一视同仁的态度，让男孩和女孩获得同等的关爱。性教育的内容和方式方法则可以男女有别、因人而异，从而形成良好的性认知和性态度。

（3）终身学习，不错位

性教育涵盖性生理、性心理、性伦理道德、性法律法规和性文化与性审美等内容，是一个庞大的学科交叉体系。家庭性教育不必要求面面俱到，对于不同年龄阶段的孩子，父母的参与程度也可以有所不同，所涉及和关注的教育内容也不同。例如，在3岁以前的性教育，最好是父母一起参与，这时的教育内容是认识身体，形成性别意识；而在3～6岁的阶段，孩子已经有了性别意识，生理方面的教育以同性父母为主，异性父母可以在性心理的形成中发挥榜样的作用。父与母互相配合，相得益彰，不越位，不错位。

家庭性教育的质量与家长素质息息相关。父母掌握和具备充足的性知识，才能更好地开展性教育和解答子女的性疑惑，子女也会更信任和更公开地与父母讨论性话题。不懂就问，不懂就学，把“终身学习和终身教育”进行到底。

性教育这堂课，家长是第一责任人。家庭性教育，父与母，不缺位，不越位，不错位。“知性学府”祝愿每一位家长都是孩子性教育课堂中的合格教师，与孩子一起快乐“成长”！

第一章

性器官与性卫生

性器官的主要功能有两方面：一是产生生殖细胞，繁殖后代，保证种族延续；二是分泌性激素，维持第二性征。了解性器官的结构与卫生保健知识，是性科学的重要内容之一。

第一节　男性性器官与卫生保健

男性性器官可分为外生殖器和内生殖器（图 1–1，图 1–2）。

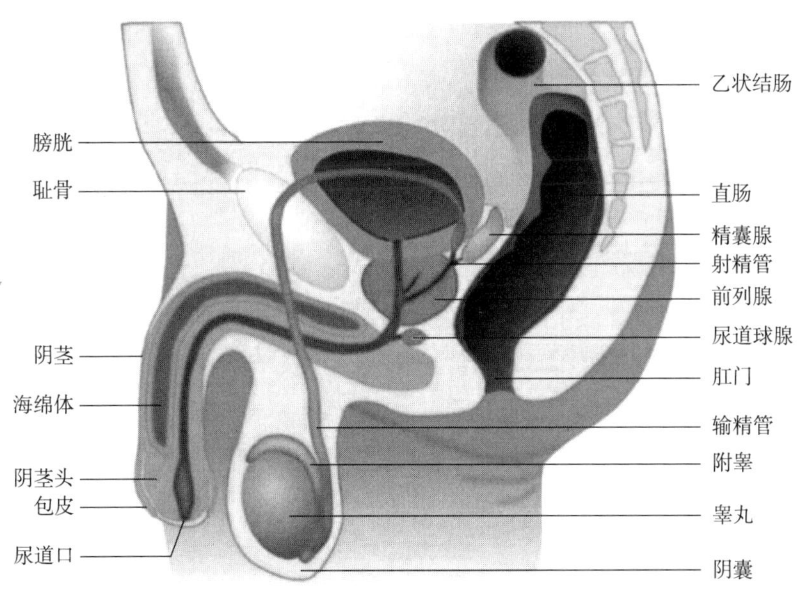

图 1–1　男性骨盆正中矢状切面（示男性生殖器）

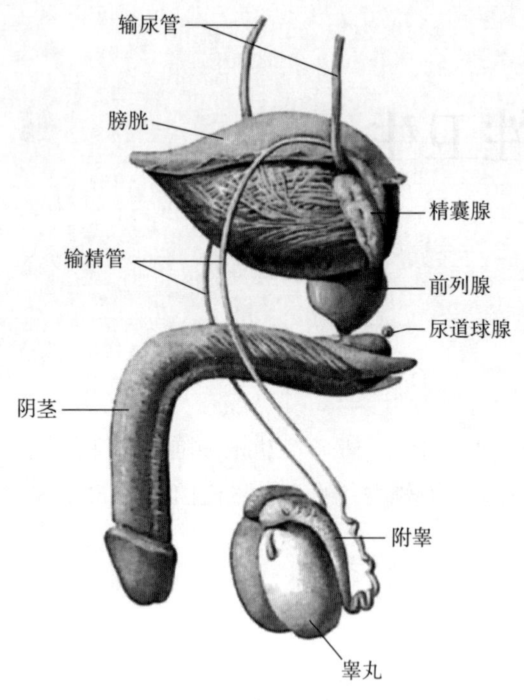

图 1-2　男性性器官模式图

一、男性外生殖器与卫生保健

男性外生殖器包括阴阜、阴茎和阴囊（图 1-3）。

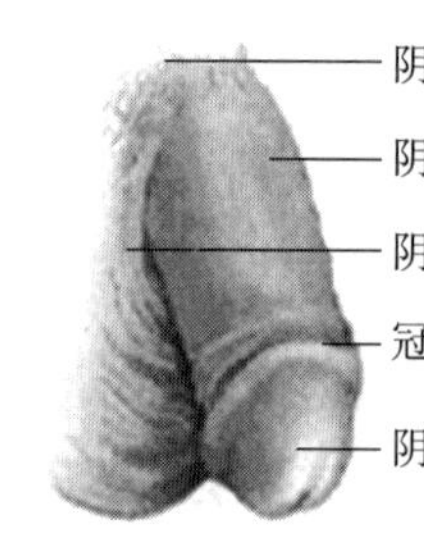

图 1-3　男性外生殖器

（一）阴阜

阴阜（mons pubis）是位于耻骨联合部的一个三角形区域，由于阴阜内的皮下脂肪比较多，故隆起。成年人阴阜处的皮肤长有阴毛，皮下组织内有皮脂腺及汗腺。中年以后，阴阜的皮下脂肪逐渐减少，因而隆起不显著。阴毛具有保护阴部卫生，避免异物、病菌侵入等防护功能。

（二）阴茎

阴茎（penis）是男性的交配器官，尿道的一部分穿行在其内，兼有排尿和射精的作用。

1. 外形

阴茎从外形上可分为三部分，后端为阴茎根，中部为阴茎体，前端为阴茎头（亦称龟头）。阴茎头的下部是**冠状沟**（coronal sulcus），是一条分隔阴茎头和阴茎体的边线（图 1-3）。阴茎的根部固定于会阴部。

中国成年男性未勃起时，阴茎长 7～9 cm。勃起时，长度可增加一倍左右。阴茎的大小、长短个体差异较大，见表 1-1。

◎表 1-1　中国成年男性阴茎大小（$x \pm s$）

作者	样本量/例	年龄/岁	自然疲软长度/cm	自然疲软周长/cm	充分勃起长度/cm	数据来源
张思孝	2 029	20～40	7.21 ± 2.59	8.24 ± 1.67	–	《中华泌尿外科杂志》(1988)
吴伟成	2 411	16～40	7.43 ± 1.04	8.17+1.64	13.03 ± 1.64	《解剖学杂志》(1993)
孟镔	1 050	18～25	7.27 ± 1.50	8.20 ± 1.36	11.41	《中国临床解剖学杂志》(2003)
邵长辉	2 774	24～35	6.10 ± 1.28	–	12.30 ± 1.38	《影像研究与医学应用》(2017)

2. 阴茎的内部结构

阴茎体由 3 根圆柱状海绵体组成（图 1-4，图 1-5），2 根在背侧，称为阴茎海绵体，1 根在腹侧，称为尿道海绵体。阴茎海绵体内部有许多腔隙，与血管相通。常态下阴茎柔软松弛，此时阴茎海绵体内血液很少。**勃起**（erection）时，阴茎海绵体充血胀大，阴茎变粗、变长、变硬，并略向上方弯曲。

阴茎头含有 4 000 多条神经末梢，对物理刺激敏感。尿道海绵体延伸形成阴茎头冠，两条阴茎海绵体在阴茎上方延伸，形成了圆形的阴茎头。阴茎头的末端是**尿道口**（urinary meatus），尿液和精液通过尿道口排出体外。尿道位于尿道海绵体内，尿道外口位于阴茎头尖端。

阴茎根部指的是阴茎体的另一端，固定在耻骨弓处，是人体阴茎的最底部，位于皮肤的连接部位。

3. 勃起

阴茎的海绵体由许多片状（或柱状）的小梁及小梁之间的腔隙构成。小梁由结缔组织、

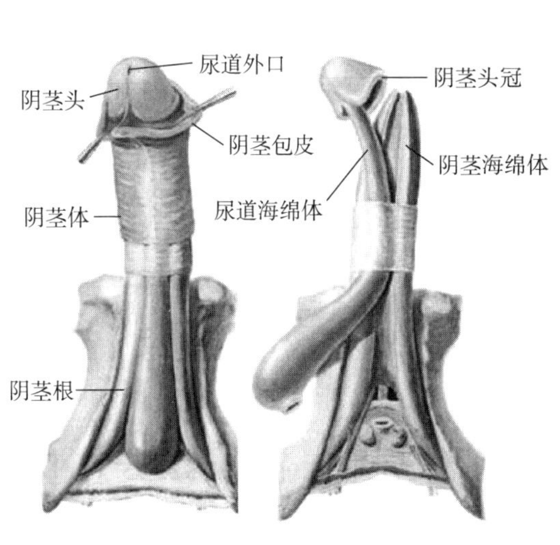

◎图 1-4　阴茎的内部结构

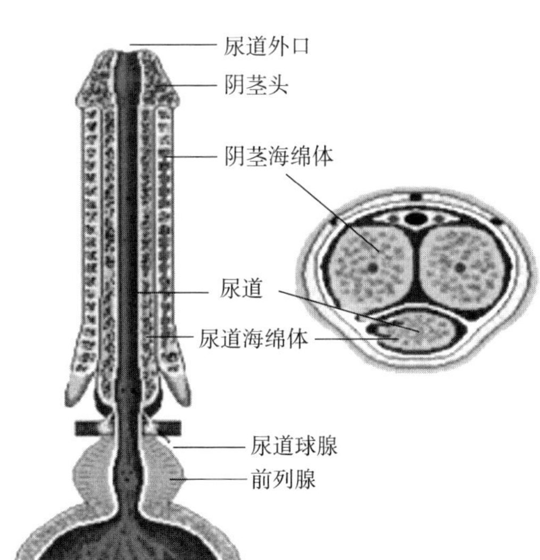

◎图 1-5　阴茎剖面图

弹性纤维和平滑肌构成，彼此交织成网。小梁之间的腔隙也称静脉腔隙。阴茎背深动脉分流出的螺旋动脉与静脉腔隙连接。螺旋动脉管壁的平滑肌平时收缩，使管腔闭塞，减少血流量。当阴茎勃起时，螺旋动脉及小梁内的平滑肌松弛，螺旋动脉开放，血液流入静脉腔隙，使海绵体胀大。由于小梁内具有弹性纤维和结缔组织，同时海绵体外被含弹性纤维的结缔组织构成的被膜包裹，故海绵体的胀大会受被膜的限制，使阴茎静脉受压，静脉血的回流受阻，因而使阴茎维持勃起状态。待兴奋减弱时，平滑肌恢复原有张力，螺旋动脉又行闭塞，使进入海绵体的血量减少，血压减低，静脉血的回流增加，于是阴茎又恢复原来的柔软状态（图 1–6，图 1–7）。

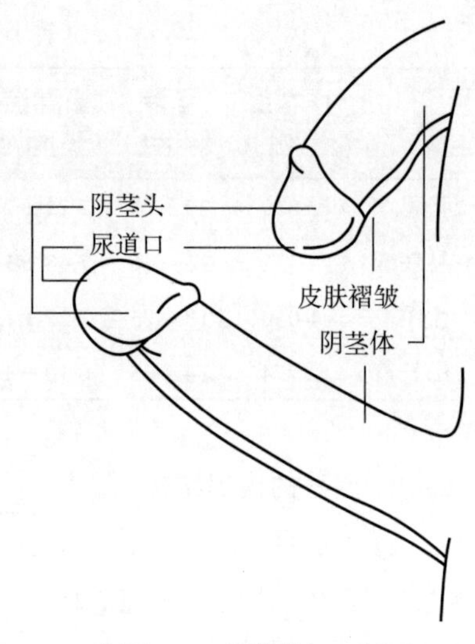

图 1–6　阴茎勃起示意图

控制阴茎勃起的神经中枢位于脊髓，称为勃起中枢。性兴奋时，勃起中枢通过副交感神经的作用使阴茎勃起。需要指出的是，尿液充盈对膀胱壁产生的刺激，除引起脊髓的排尿中枢兴奋外，也同时引起脊髓勃起中枢的兴奋，使阴茎勃起。排尿后，阴茎即恢复常态。因此，即使是婴儿，也有阴茎勃起现象，但它与性兴奋无关，只是尿液在膀胱的充盈所致。

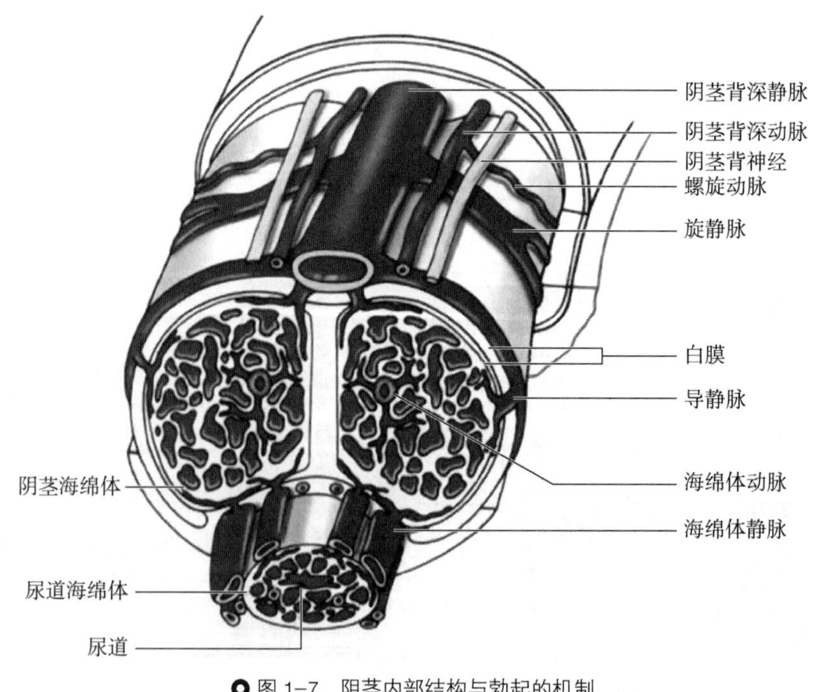

图 1–7　阴茎内部结构与勃起的机制

4. 阴茎皮肤与阴茎包皮

阴茎外面包有皮肤，包盖着阴茎头，称为**阴茎包皮**（prepuce of penis）。在阴茎的内侧有一块Y状的皮肤连接着阴茎头，叫做**包皮系带**（frenulum）（图1-8）。包皮由含有神经末梢的外层皮肤和内层皮肤组成，神经末梢有助于增强性快感和勃起。在性交或者自慰时，包皮在冠状沟上摩擦，产生性快感。因此，阴茎最重要的性敏感区包括包皮、包皮系带和阴茎头。包皮虽然起着“保护套”的作用，但也可能因为包皮过长或包茎导致阴茎头炎、包皮结石等。

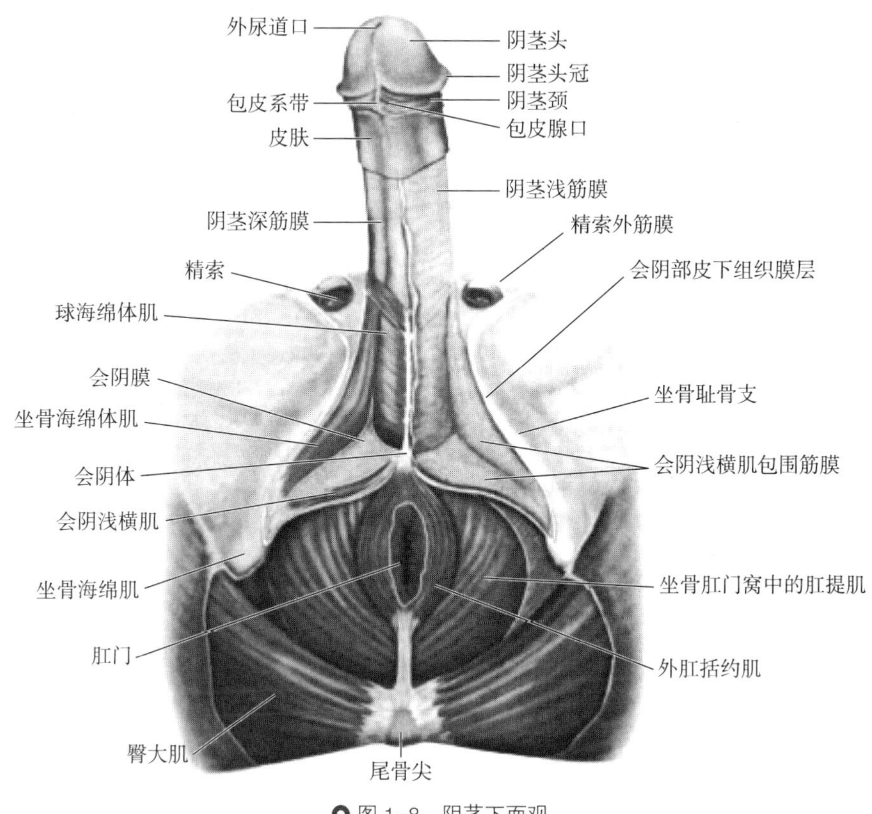

图1-8 阴茎下面观

（三）阴囊

阴囊（scrotum）是包裹睾丸的皮肤囊袋，薄而柔软，颜色较为深暗。阴囊表皮有汗腺和皮脂腺，青春期时长有稀疏的阴毛。阴囊壁由皮肤和肉膜组成，肉膜含有平滑肌纤维。皮下有平滑肌分布，在寒冷、性兴奋和其他刺激下，肌纤维收缩，阴囊缩小。在受热时，阴囊松弛，有利于散热。阴囊的松弛与收缩，可使睾丸的温度保持在适于精子发育和生存的范围内，温度太高或太低，都会影响精子的发育和生存。阴囊中隔将阴囊腔分为左、右两部分，分别容纳两侧的睾丸和附睾。

（四）男性外生殖器的卫生保健

1. 包茎与包皮过长

包茎（phimosis）是指包皮完全遮盖阴茎头，包皮外口过小，紧箍阴茎头部，不能向上翻转露出阴茎头。**包皮过长**（redundant prepuce）指的是包皮覆盖尿道口，不能使阴茎头外露，但可以翻转露出尿道口和阴茎头。

包茎可造成以下危害：①影响阴茎的正常发育。②包皮垢积聚导致阴茎头包皮炎，并可引起尿道外口炎症、狭窄，严重者可引起尿路感染。③引起性交疼痛和包皮嵌顿。由于包皮强行上翻，而又未及时复原，使狭小的包皮口紧箍在阴茎冠状沟上方，引起远端包皮和阴茎头血液回流障碍而发生局部水肿、淤血，称为包皮嵌顿。嵌顿包皮应及时采用手法复位，若局部水肿严重，已不能手法复位者，需做手术。④包茎内积聚的包皮垢，慢性刺激可诱发阴茎癌，包皮垢的长期刺激也可诱发女性配偶宫颈癌。

包茎的治疗建议咨询专业医生，在医生指导下进行手术等治疗，包皮过长应注意上翻清洗，保持清洁。

2. 外生殖器的清洁

包皮内层与阴茎头皮肤之间形成一个腔隙，叫包皮腔。包皮内面和阴茎头部的小腺体不断产生分泌物，它与少量尿液、脱落的上皮细胞及污垢混合后成为乳酪状的包皮垢。包皮垢附着在阴茎头表面或冠状沟内，如不经常清洗，细菌很容易在这里生长繁殖，引起慢性疾病，甚至诱发癌变。性交时还可能把包皮垢带入阴道，引发女子产生妇科炎症。因此，阴茎、包皮和冠状沟应当勤洗。

阴囊皮肤表面有丰富的汗腺，如果长期不清洗干净，在汗液的刺激和细菌的作用下，会导致阴囊感染发炎。长期汗液刺激也可诱发阴囊湿疹。一般情况下，用温水冲洗，并用手轻轻揉搓即可。清洗时将包皮彻底翻起，将包皮垢完全清洗掉。值得注意的是，水温不宜过高，否则可能烫伤阴茎和睾丸。此外，人体皮肤会分泌具有保护作用的油脂，阴囊也不例外。如果频繁清洗，特别是使用刺激性的清洁产品，则容易破坏阴囊表面的保护层，使皮肤变得过于干燥，而细菌等也会趁机入侵，导致发炎等症状。

3. 内裤的选择

男士内裤的设计，使阴囊和阴茎一同被包裹在布料中，具有固定的作用。睾丸最适宜的温度，应当比体温低大约 2℃。因此，在办公、驾车或长期静坐时，若穿着过紧的内裤，不仅透气性不好，还会把睾丸紧紧压向会阴部，使阴囊的温度升高，从而导致精子出现畸形、坏死、活动能力下降等问题。男性在内裤的选择与换洗上应遵循以下原则。

（1）纯棉等透气材质　如果内裤材质过粗过硬，会增加摩擦，严重时会擦破皮肤，加重男性常见的皮肤病“股癣”（即腹股沟处的一种皮炎）。

（2）尺码大小合适　尺码太小，会增加两腿之间的摩擦，影响走路姿势。过于宽松，则失去保护的作用。中老年人则要选择相对宽松舒适的内裤。

二、男性内生殖器与卫生保健

男性内生殖器由睾丸、输精管道和附属性腺组成。

（一）睾丸

睾丸（testis）悬于阴囊内（图 1-9），左、右各一，活体上由皮肤表面可以摸到。在性成熟以前，睾丸发育比较缓慢；至性成熟期，发育迅速；到了老年，随性功能的衰退而萎缩。睾丸具有产生精子和分泌雄激素的双重功能。

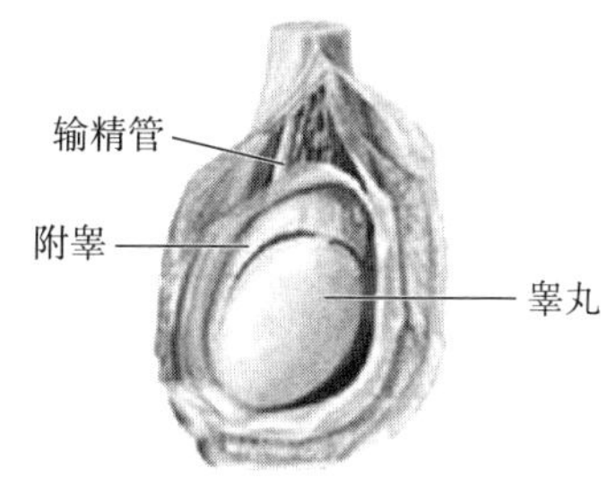

图 1-9　睾丸、附睾及被膜

1. 睾丸的形态结构

睾丸的结构由外及里，分别为白膜、血管膜、睾丸纵隔和睾丸小叶（图 1-10）。睾丸表面有一层厚的致密结缔组织膜，称为白膜。白膜内方的疏松结缔组织内有丰富的血管，称为血管膜。白膜在其内侧增厚，并向睾丸内陷入，形成睾丸纵隔。

睾丸的实质由结缔组织构成的膜分隔成小叶，一般有 100～200 个小叶。每个小叶含有 1～4 条小管，称**曲细精管**（seminiferous tubule），是精子发生和形成的场所。曲细精管在小叶尖部集中、汇合成直细精管，进入睾丸纵隔，并互相吻合形成睾丸网，然后由睾丸网发出 8～15 条睾丸输出小管，经睾丸后缘的上部进入附睾头部（图 1-10）。

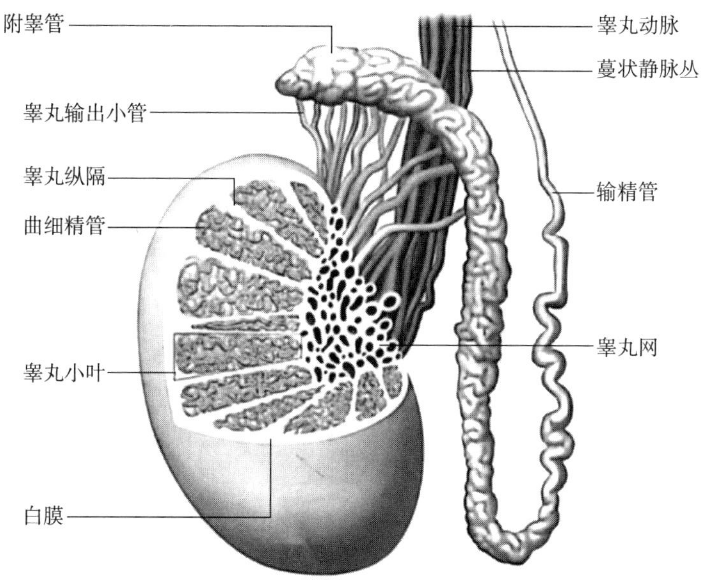

图 1-10　睾丸与附睾的结构

2. **睾丸内的细胞**

睾丸内的细胞主要有生殖细胞、间质细胞和支持细胞（也称营养细胞）。男性生殖细胞也称**生精细胞**（germ cells），可以分裂形成精子。间质细胞分布在曲细精管之间的结缔组织中，大部分的雄激素是由它合成和分泌的。支持细胞可为生精细胞提供必需的营养物质，合成与分泌雄激素结合蛋白，为生精细胞提供高浓度的雄激素环境。

曲细精管的内壁有生精细胞（图 1–11），最原始的生精细胞称为精原细胞，它经过若干次有丝分裂后，成为初级精母细胞。1 个初级精母细胞经减数分裂为 2 个次级精母细胞，1 个次级精母细胞再分裂成为 2 个精子细胞。初级精母细胞的核中含有 46 条染色体，其中 2 条是性染色体（X 和 Y 染色体）。由初级精母细胞经过减数分裂所形成的精子细胞中，染色体数目减为一半，即 23 条，性染色体只有 1 条，即 X 或 Y 染色体，而子代的性别正是由这 1 条染色体所决定的。精子细胞不再分裂，经过变态，最后形成**精子**（spermatozoon）（图 1–12）。从精原细胞到精子的形成，历时 60 ~ 70 天。

精子的形态似蝌蚪（图 1–13），分头、颈、体、尾四部分。头部有顶体和细胞核，细胞核内含染色质。顶体覆盖在核的前半部，内含大量糖类和多种酶（包括透明质酸酶、酸性磷酸酶、神经氨酸苷酶、蛋白酶等），这些酶能帮助精子穿过卵细胞外围的透明带和放射冠，因而对受精起着重要作用。精子的颈部和体部是细胞质成分，体部能产生腺苷三磷酸，以供给精子运动所需的能量。精子的尾部又称鞭毛，可向各方向摆动，从而使精子运动。精子在曲细精管内形成后，并不具备运动功能。它之所以能从曲细精管转移到附睾，有赖于管壁平滑肌的收缩推动。

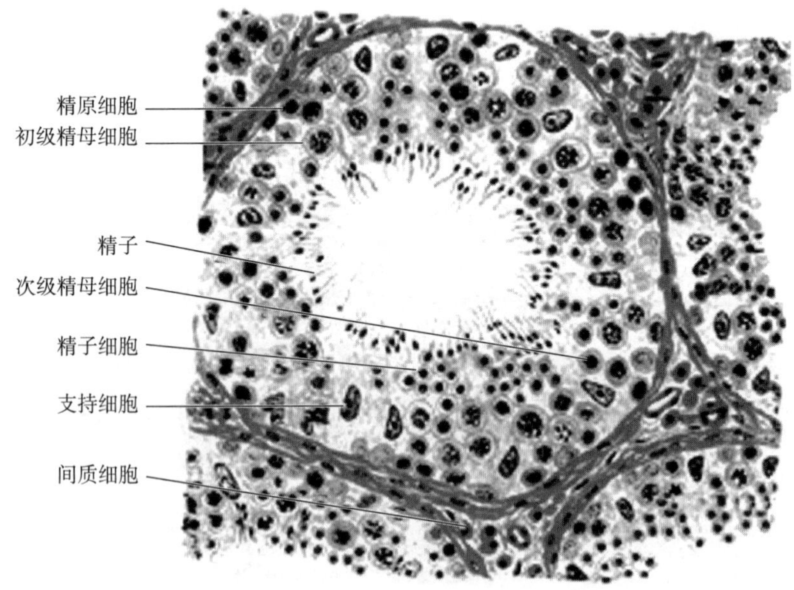

图 1–11　曲细精管及间质细胞（横断面光学显微镜下观察）

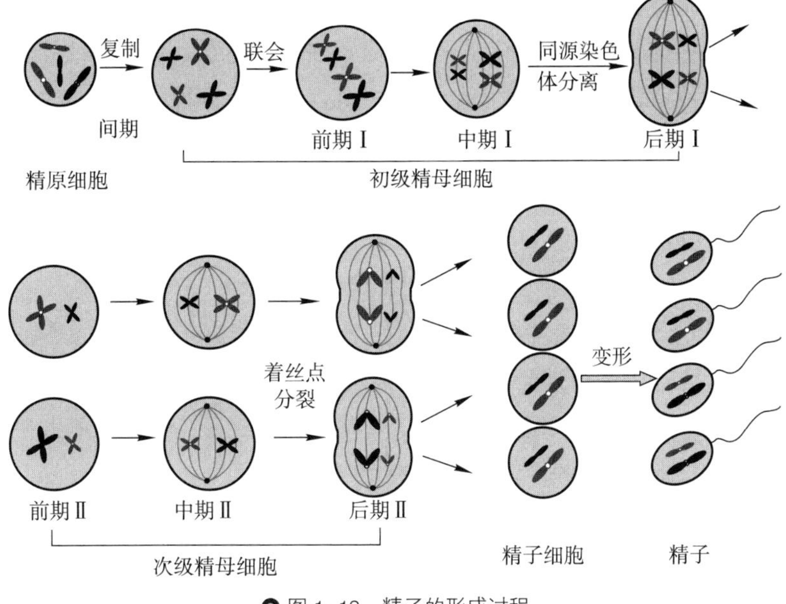

图 1-12　精子的形成过程

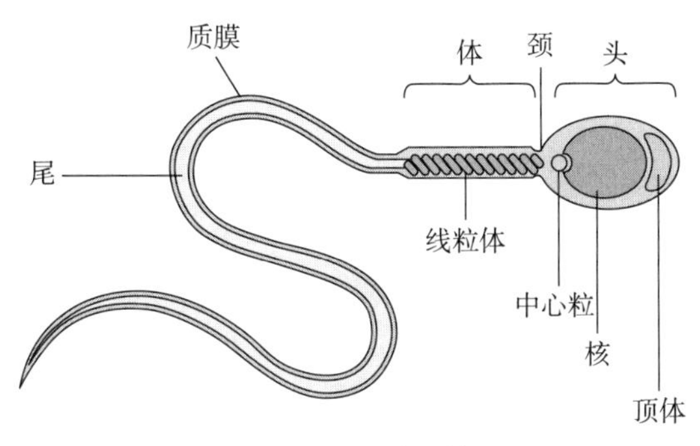

图 1-13　人类的精子

在幼年时，曲细精管内只有精原细胞。到了**青春期**（puberty），精子才开始一批一批地形成。所以，在此之前，尽管有精液排出，但其中并不含有精子。身体健康的男性，精子的生成可延续到老年，但精子的数量在 60 岁以后逐渐减少。

3. 睾丸的内分泌功能

睾丸曲细精管之间的结缔组织中，分布着成群的间质细胞。间质细胞具有内分泌功能，分泌**雄激素**（androgen）及少量的**雌激素**（estrogen）。雄激素的主要成分是**睾酮**（testosterone）。

雄激素的生理作用主要有以下几方面：①促进男性附属生殖器的生长发育，包括附睾、输精管、精囊腺、前列腺、尿道球腺、阴茎和阴囊的发育，维持它们的正常功能。②促进男性第二性征的形成，如体型男性化、肩部较宽、肌肉发达、出现胡须、阴毛及毛发呈男性分布形式、喉结突出、声调较低等。③促进机体蛋白质的合成代谢和长骨骺的融合，使肌肉发达，骨骼增粗增长。但当四肢增长到一定程度时，由于雄激素促进骨骺软骨的愈合（软骨骨化），骨骼便不再增长，身体因而停止长高。④对中枢神经系统的作用，表现为雄性动物的好斗和对异性的求偶行为。

（二）输精管道

1. 附睾

附睾（epididymis）由睾丸输出小管和附睾管组成（图 1–10）。精子从睾丸排入附睾，在附睾中贮存存活约 21 天。附睾具有分泌功能，分泌物有营养精子并促进精子成熟的作用。精子在睾丸内活动能力很弱，无受精能力，必须在附睾分泌物的作用下，才获得运动的能力。虽然附睾的环境有利于精子的存活，但精子不能无限期地在附睾中存活。超过存活期后，精子将逐渐老化并丧失活力，最后在输精管内分解。

2. 输精管

输精管（ductus deferens）是附睾管的直接延续（图 1–10，图 1–14），终于射精管。全长约 50 cm，直径 2～3 mm，管壁较厚，由平滑肌构成，收缩时能使精子排出，是精子从附睾被输送出体外的唯一通路。

3. 射精管

输精管的末端与精囊腺的排泄管会合，称**射精管**（ejaculatory duct）。射精管为输精管道中最短的一段，长约 2 cm，穿入前列腺中，开口于尿道前列腺部。射精管是一个肌性的管道，平时处于关闭状态，只有在性兴奋很强时才开放，使精液经尿道射出。

4. 尿道

尿道为一个排出尿液的肌性管道。男性尿道是输精管道的末端，兼具射精和排尿功能。尿道是尿液与精液离开身体的共同通路，但同一时间只能完成一项生理功能，或射精或排尿。

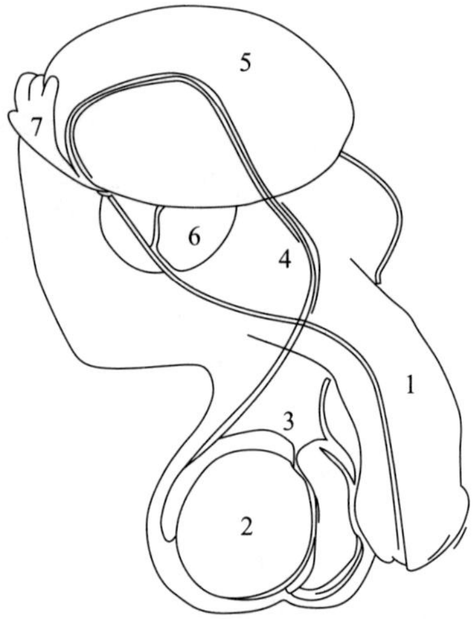

图 1–14　阴茎、睾丸与输精管道的位置关系
1. 阴茎；2. 睾丸；3. 附睾；4. 输精管；5. 膀胱；6. 前列腺（有射精管和尿道穿行）；7. 精囊腺

（三）附属性腺

附属性腺包括精囊腺、前列腺和尿道球腺（图 1–1，图 1–2）。这些腺体的分泌物与睾丸产生的精子共同构成精液。

1. **精囊腺**

精囊腺（seminal vesicle）也称精囊，是一对长椭圆形的腺体，位于前列腺的后上方。精囊腺能分泌一种淡黄色的黏稠液体，该液体含有丰富的果糖，是组成精液的重要成分，为精子运动提供所需要的能量。精囊腺在儿童期不发育，性成熟期才迅速增大。它的分泌功能受雄激素的调节，若切除睾丸，精囊腺即萎缩。

2. **前列腺**

前列腺（prostate）是实质性器官，仅 1 个，由腺组织和肌肉组成。其分泌物是一种呈碱性的乳白色浆性液体，是精液的主要成分，使精液具有特殊的气味，可增强精子的活动能力，所含的透明质酸酶可使精子穿过卵细胞的透明带，有助于精子进入卵细胞而受精。前列腺内有尿道穿过，前列腺的排泄管就是开口于这里的尿道。在性高潮时，前列腺平滑肌收缩，使其分泌物排出，经排泄管排入尿道。

3. **尿道球腺**

尿道球腺（bulbourethral gland）是一对大如豌豆的腺体，通过细长的小管开口于阴茎中的尿道。性兴奋时，能分泌碱性的黏液，分泌量少，在射精前排出，起到润滑尿道及中和尿道酸性的作用。

（四）精液的生成和运输

1. **精液的生成**

各个附属性腺及生殖管道（附睾、输精管）的分泌物统称为精浆。精浆与精子混合形成精液，呈乳白色，久未射精者呈淡黄色。精液呈碱性，pH 为 7.2 ~ 8.4，适合精子的生存和活动。刚排出的精液呈胶冻状，相当黏稠，10 min 左右变稀，呈水状。它之所以液化，是由于精液中含有蛋白质水解酶。

精液中除精子外，其他黏液主要来自精囊腺，约占 60%，其次是前列腺，约占 30%。精液中含有 30 多种成分，可分为三类物质：一是营养物质，如果糖等；二是无机盐及维生素；三是各种酶，如透明质酸酶等。精液中的成分，除了果糖，其他大部分与血液相同。果糖由精囊腺所产生，可为精子的活动提供能量。一般来说，年轻人的精液中果糖含量较多，50 岁以后含量减少。精液中还含有大量的**前列腺素**（prostaglandin，PG），最初认为它是由前列腺产生的，故命名为前列腺素，后来才发现主要来自精囊腺。前列腺素有调节平滑肌活动的作用，能引起子宫肌层收缩，可促进进入女性阴道的精子游动，以利于受孕。

2. **精液的运输**

精液的运输依次经过了附睾、输精管、射精管和尿道。精子由睾丸产生后进入附睾头部，附睾具有活化精子的作用。在附睾中，精子与附睾的分泌物混合形成精液。精液离开附睾尾部后进入输精管。当男性达到性高潮时，精液由输精管经射精管到尿道下段，最后由尿道口射出。

3. 射精的过程

射精是男性性行为时将精液射出体外的过程，包括移精和排射两步。射精是一种反射活动，初级中枢位于脊髓的腰骶段。第一步移精，感觉冲动由阴茎头的触觉感受器传入，经交感神经传出冲动引起输精管和精囊腺平滑肌收缩，将精子移送至尿道，并与前列腺、精囊腺的分泌物，即精浆混合，组成精液。第二步排射，阴部神经兴奋，使阴茎海绵体根部的横纹肌收缩，从而将尿道内精液射出。一般而言，射精的同时伴有性快感，促使性兴奋达到性高潮。

（五）男性内生殖器的卫生保健

1. 隐睾症与疝

隐睾指一侧或双侧睾丸未降入阴囊，而停留在下降途中的任何部位。胎儿期睾丸位于腹膜后，初生时已下降至阴囊内（图 1-15）。1%～7% 的新生儿出生时睾丸仍未下降，但在 1 周岁左右多数可自然下降。隐睾可以是单侧的，也可以是双侧的，单侧多于双侧。睾丸若不下降，因腹腔温度较高，长期处于高温环境下的睾丸易发生发育不良，曲细精管退变，导致生殖功能障碍。故双侧隐睾患者一般会丧失生育能力，单侧隐睾者也偶有不育。

隐睾常常合并疝。由于隐睾，与睾丸伴行的腹膜鞘突常因此而未关闭，故隐睾者常合

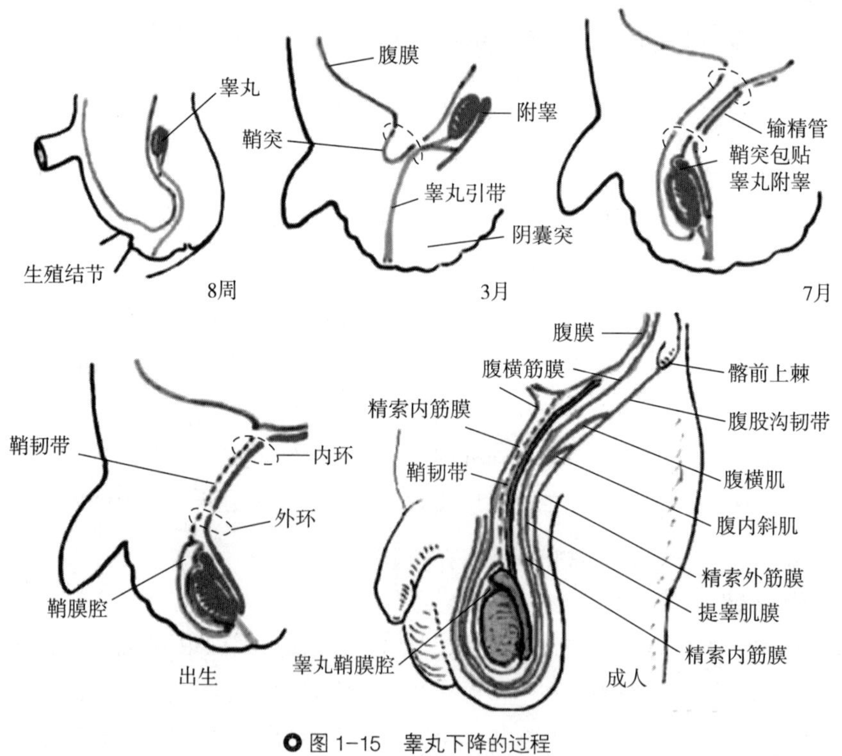

图 1-15　睾丸下降的过程

并疝（图 1-16）。隐睾也易于发生扭转与外伤。此外，隐睾者睾丸恶变的概率较正常睾丸高，应及早治疗。建议在 5 岁前治疗，最好不超过 7 岁，最晚不超过 11 岁，否则会影响睾丸的发育。

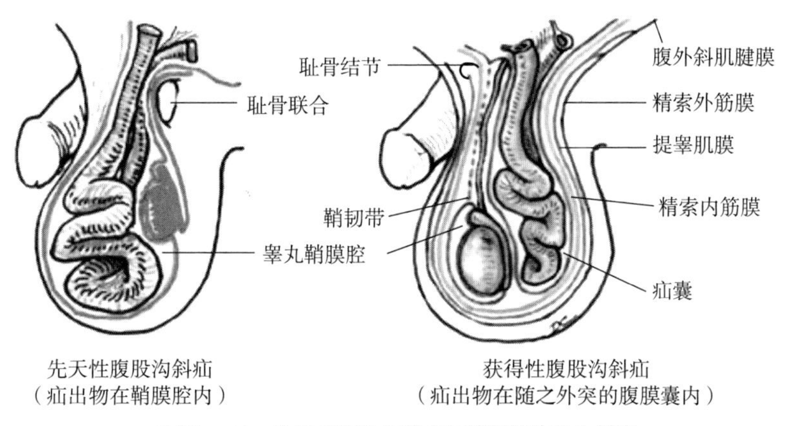

图 1-16　先天性腹股沟斜疝与获得性腹股沟斜疝

2. 前列腺炎（prostatitis）

随着年龄的增长，体内的激素水平发生变化，多数男性都会遇到前列腺健康问题。前列腺包含有葡萄状腺和装有前列腺液的袋状储液囊，而前列腺炎（prostatitis）的发生与葡萄状腺炎症有关。葡萄状腺炎症导致前列腺肿胀，进而引起局部疼痛。急性前列腺炎多由细菌感染引起，慢性细菌性前列腺炎则可能与尿路逆行感染有关，或由急性前列腺炎治疗不彻底所致。青壮年性欲旺盛而夫妻分居、过度的性冲动但不射精、性交中断等都可能是前列腺炎的诱因。

资料显示，经常运动和压力管理、避免食用高脂肪和高糖类食物、控制酒精和咖啡因的摄入，有助于减少前列腺疾病的发生。日常生活中尽量做到不憋尿，少喝酒和浓茶，避免长时间骑车和久坐，有规律的性生活，控制情绪和保持良好心态，有助于预防和减少前列腺疾病的发生。

3. 生殖器自检

每月一次的生殖器自检，有助于男性对生殖器疾病的预防，比如对阴茎硬结病、阴茎头炎、包茎、附睾炎、阴茎癌和睾丸癌的预防。进行生殖器自检最好是在洗澡后，因为这时阴囊的皮肤更为松弛，易于发现问题。生殖器自检包括以下步骤：

（1）检查阴茎　比如，阴茎头是否肿胀？阴囊或阴茎上是否有肿块或者水疱？

（2）检查两侧睾丸　将食指和中指放在睾丸的下面，拇指放在上面。在拇指和其他指之间缓慢地滚动睾丸。是否感觉到有肿块、痛感、肿胀感和沉重感？

（3）检查阴阜皮肤　是否有新长的痣、肿瘤、肿块或者水疱？

第二节　女性性器官与卫生保健

女性性器官包括外生殖器和内生殖器（图 1–17）。乳房不是专门的生殖器，但其功能活动和生殖有关，是哺育婴儿的器官，对人类繁殖具有重要作用，也是性敏感区之一，故在此一并介绍。

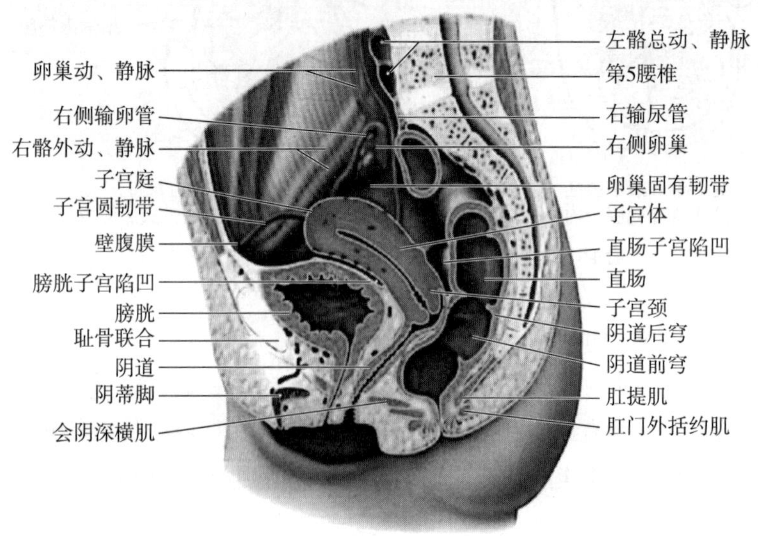

图 1–17　女性盆腔正中切面（左侧观）

一、女性外生殖器与卫生保健

女性外生殖器包括阴阜、大阴唇、小阴唇、阴蒂、阴道前庭、处女膜和前庭大腺（图 1–18）。

（一）阴阜

阴阜在耻骨联合前方，由皮肤和增厚的脂肪层构成。成年女性的阴阜上长有阴毛，呈尖端向下的倒三角形分布，起减少摩擦的作用。

（二）大阴唇

从阴阜向后到会阴间，在两侧大腿内侧，左右各有一个长形的皱襞，为**大阴唇**（greater lip of pudendum）。其外侧面的皮肤呈暗褐色，

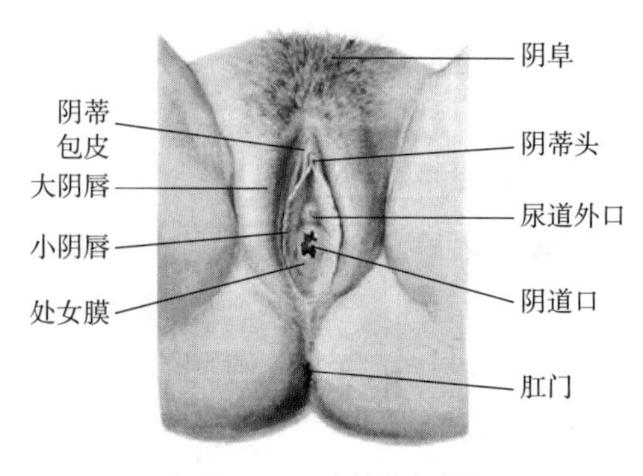

图 1–18　女性外生殖器

有汗腺、皮脂腺和色素，成年后长有稀疏的阴毛。内侧面细薄，类似黏膜，呈淡蔷薇色，含有皮脂腺，但无阴毛。内外两面皮肤之间有丰富的脂肪组织和静脉丛。未经历性生活的女性，两侧大阴唇自然合拢，遮盖着小阴唇、阴蒂、阴道口和尿道口，具有保护阴道及避免阴蒂受到刺激的作用。

（三）小阴唇

小阴唇（lesser lip of pudendum）是一对位于大阴唇内侧的皮肤皱襞，左右各一，褐色，大小因人而异。靠近阴蒂的部分一分为二，上半部形成单一的皮肤皱褶覆于阴蒂上方，称阴蒂包皮。下半部在阴蒂腹侧相会形成皮肤皱褶，称阴蒂系带。小阴唇的下端与大阴唇的下端相吻合。小阴唇外侧面呈暗蓝色，内侧面呈蔷薇色，缺皮下脂肪，但含有大量弹性纤维，富有弹性，并有丰富的静脉丛。小阴唇内表面是性敏感区。性兴奋时，小阴唇充血、肿胀而增大。小阴唇的增大（增大 2～3 倍），可使阴道有效长度增加（至少 1 cm），同时伴有轻度外翻，利于阴茎的插入。若在非性兴奋情况下，阴茎强行插入，导致未充血的小阴唇会被阴茎挤入阴道口，且在此种情况下阴道分泌物不足，引起女性性交不适，甚至产生性交疼痛。

（四）阴蒂

阴蒂（clitoris）位于两侧小阴唇上端联合处的下方，是一种海绵状组织，有丰富的神经末梢和血管分布，相当于男性的阴茎头，对性刺激极为敏感。性兴奋时充血而勃起，多次刺激可产生快感，并产生性高潮。

（五）阴道前庭

阴道前庭（vestibulum vaginae）是两侧小阴唇之间的空隙，尿道和阴道开口于此（图 1-18）。尿道口位于上半部，开口较小；阴道口位于下半部，开口较大。前庭球是一对海绵体组织，也称为球海绵体，可勃起，位于阴道口两侧，前与阴蒂静脉相连，后接前庭大腺。

（六）前庭大腺

前庭大腺（major vestibular gland）又称巴氏腺（图 1-19），位于阴道口两侧阴道括约肌深处、前庭球的后方，左右各一，约黄豆大小，开口于阴道前庭内的阴道口两侧。性兴奋时，可分泌少量淡黄色碱性液体以润滑阴道口。正常检查时不能摸到此腺体，如有感染时则肿大。

（七）处女膜

处女膜（hymen）是阴道口的一个不完全封闭的黏膜，厚度 1～2 mm（图 1-20）。膜的中央有孔，称处女膜孔，孔的形状多呈圆形，月经血就从这小孔流出。处女膜的形状、大小和膜的厚薄因人而异，一般为唇形或环形，也有伞形或筛状的（图 1-21）。性交后处女膜破裂，婚后尤其是自然分娩的女性，处女膜破裂后形成许多小圆球状物，成为处女膜痕。

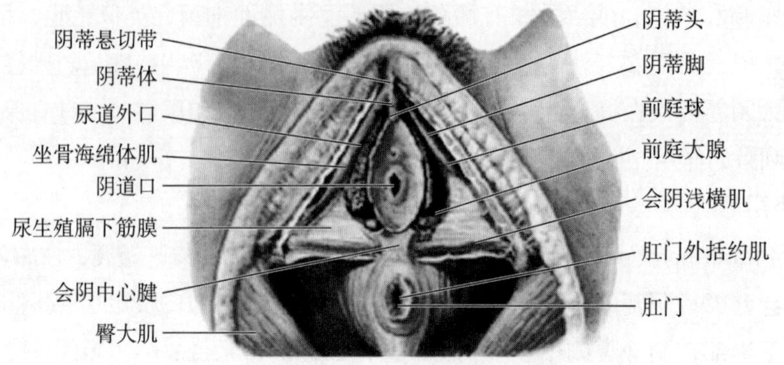

图 1-19　女性前庭大腺示意图

处女膜的破裂不一定由性交活动所引起，日常活动导致处女膜破裂的因素很多，如骑车、打球，以及舞蹈的跳跃等都可引起处女膜破裂。处女膜破裂时，不一定伴随出血，甚至可能毫无感觉，故在首次性交时不能凭有无出血判断是否是处女。

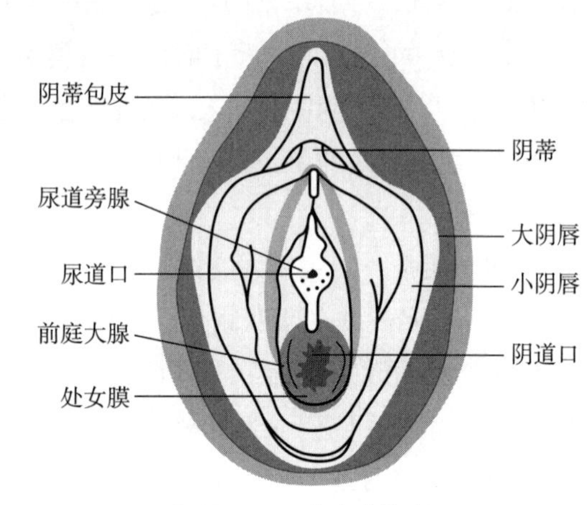

图 1-20　处女膜模式图

处女膜若无处女膜孔，即处女膜闭锁，通常是先天形成的，也有由后天炎症发生粘连所致。到了青春期，患者表现为月经迟迟不出现，并有周期性的、逐步加剧的下腹部疼痛，这可能是经血潴留所引起。妇科检查即可发现，应及时治疗。

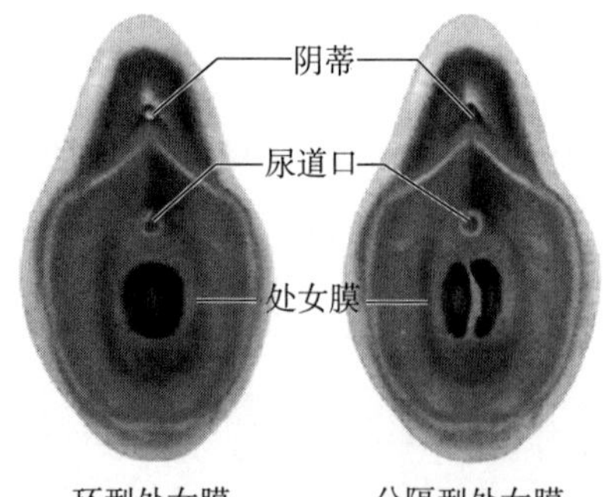

环型处女膜　分隔型处女膜

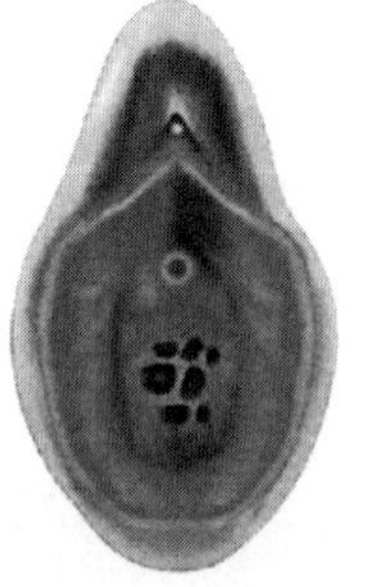

筛孔型处女膜

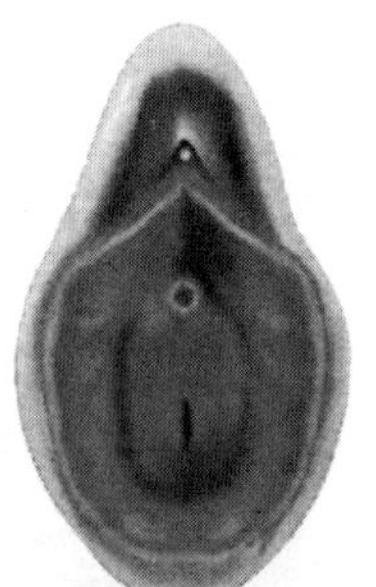

闭锁型处女膜

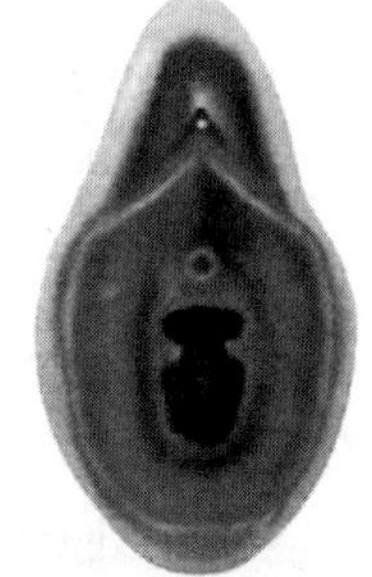

经产型阴道口（分娩后）

图 1-21　各种类型处女膜的模式图

（八）外生殖器的卫生保健

女性外阴有许多皱褶，汗腺、皮脂腺和阴道的分泌物容易积存于这些皱褶中。此外，阴道口位于尿道口和肛门之间，易受到污染。因此，日常清洗外生殖器尤为重要。女性保持外阴部的清洁，要注意以下几点：

第一，尽量用流动水清洗外阴，如使用盆洗，建议使用专用的盆和毛巾。按照从前往后、从内往外的顺序清洗，最后清洗肛门。

第二，内裤要宽松，经常换洗，尽量使用个人专用的盆清洗。化纤内裤透气性较差，易引起异味甚至阴道炎，建议选择透气性较好的纯棉内裤。此外，内裤可以帮助女性及早发现疾病的蛛丝马迹，浅色内裤能够反映出分泌物的量和颜色变化，有利于及时发现妇科疾病。

第三，经期不宜进行盆浴，以防上行感染。尽量用温水洗净大小阴唇和阴蒂附近的垢腻。

二、女性内生殖器与卫生保健

女性内生殖器由阴道、子宫、输卵管和卵巢组成（图 1–17，图 1–22）。

（一）阴道

1. 阴道的结构

阴道（vagina）是一个肌性的扁型管道，位于膀胱、尿道与直肠之间，下窄上宽。上端连接子宫颈，下端开口于阴道前庭，是排出月经血和娩出胎儿的通道，也是性交的场所。由于子宫颈突出于阴道内，故阴道连接子宫颈的部分形成一个环形的腔，称阴道穹隆。阴道后壁所形成的后穹隆较深，有贮积精液的作用（图 1–23）。

阴道壁由黏膜、肌层和外膜构成。外膜是结缔组织，含有丰富的弹性纤维。肌层为平滑肌，肌纤维束排列不规则，互相交错，肌间有较多的结缔组织和弹性纤维。在阴道外口有环行的骨骼肌，称括约肌。阴道黏膜形成许多横行皱襞。初生女婴及幼女皱襞密而高，10 岁以后，阴道上部的皱襞逐渐消失。阴道黏膜为复层扁平上皮，表层细胞含有透明角质颗粒，水含量高，无明显角质

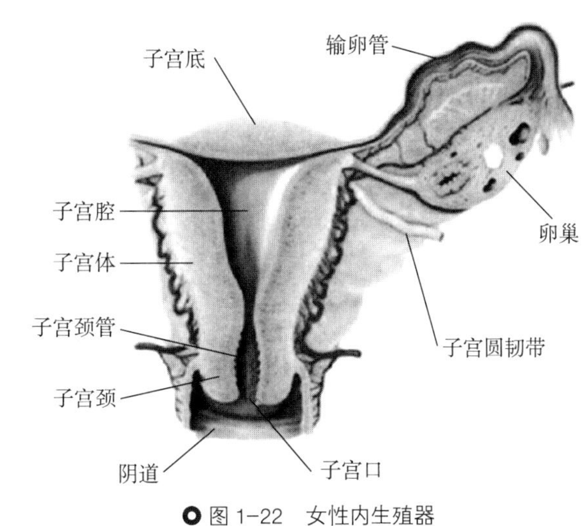

图 1–22　女性内生殖器

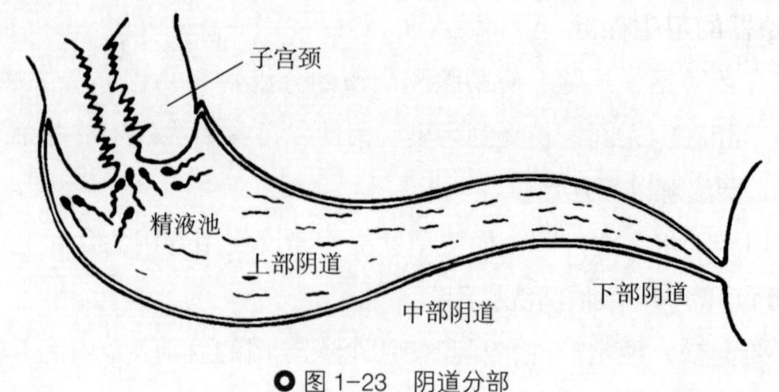

图 1-23　阴道分部

化。黏膜下层含有丰富的弹性纤维，可见淋巴组织，血管丰富，没有腺体。通常所见的阴道分泌物主要来自阴道黏膜的渗出液。阴道的上述结构特点，即黏膜具有横皱襞，阴道壁富含弹性纤维和纵横交错排列的平滑肌，使阴道具有极大的扩张能力，能容受勃起阴茎的插入及胎儿的娩出。

阴道外开口处，与尿道、肛门邻近，极易受细菌感染。成年女性阴道黏膜上皮在雌激素的作用下，不断增殖、角化、脱落，脱落的角化上皮细胞内含糖原，阴道内含有乳酸杆菌，能将糖原分解，形成乳酸。因此，成年女性的阴道呈酸性，pH 为 3.8～4.4，可防止病菌在阴道内繁殖。幼年女孩因雌激素水平低，易被细菌入侵。幼时的处女膜可以起到物理屏障的保护作用。

2. 阴道分泌物

阴道分泌物由阴道黏膜渗出液、子宫颈腺体分泌物及部分子宫内膜分泌物混合而成，含有阴道上皮脱落细胞、白细胞、乳酸杆菌，统称为白带。正常情况下，白带为白色稀糊状，无特殊气味。白带的量多少不等，与雌激素水平的高低及生殖器充血的情况有关。青春期由于卵泡发育并分泌雌激素，雌激素使子宫颈分泌增加，此时开始有阴道分泌物排出。在一个月经周期中，排卵期前后，由于雌激素的作用，使子宫颈腺细胞分泌旺盛，此时白带的主要成分是子宫颈分泌的黏液，故白带增多，且较稀薄，有如鸡蛋清样，有利于精子通过子宫颈进入子宫。排卵 2～3 天后，孕激素分泌增加，使子宫颈分泌减少，白带因而又变成混浊黏稠，量少，不利于精子通过子宫颈。在月经期前后，因盆腔充血，导致阴道黏膜渗出物增多，故此时白带也往往增多。女性在妊娠期白带较多，是由体内雌激素水平较高，子宫颈分泌物和阴道黏膜渗出物都增加所致。此外，性生活、使用避孕药等都可能引起白带增多。

如果白带的颜色发生改变，或有异味，则为白带异常，应及时就诊。临床上常见的白带异常有如下几种：脓性白带、豆腐渣样白带、泡沫样白带、脓血样白带、清水样白带、血性白带、黄色水样白带等。

3. **阴道的卫生**

女性的阴道连接着外界环境，易受污染，因此阴道炎是最常见的阴道疾病，且各年龄段女性均易发病。注意卫生，勤换内裤，维持阴道的酸性环境，是保护阴道不受病菌入侵和预防阴道炎的有效方法。

（二）子宫

1. **子宫的外形**

子宫（uterus）是一个厚壁、中空的肌性器官，位于骨盆腔中央，是胚胎着床、发育与生长的场所（图 1-24）。成年女性的子宫长 7～8 cm，宽约为 4 cm，厚 2～3 cm，形似一个倒置的梨。子宫分三部分：子宫底、子宫体及子宫颈。输卵管开口于子宫底，受精卵从输卵管沿此开口到达子宫，并在子宫内膜着床。子宫颈向下开口于阴道，并有一部分突出于阴道内。未怀孕时，子宫腔保持塌陷状态。子宫借韧带固定于盆腔中。

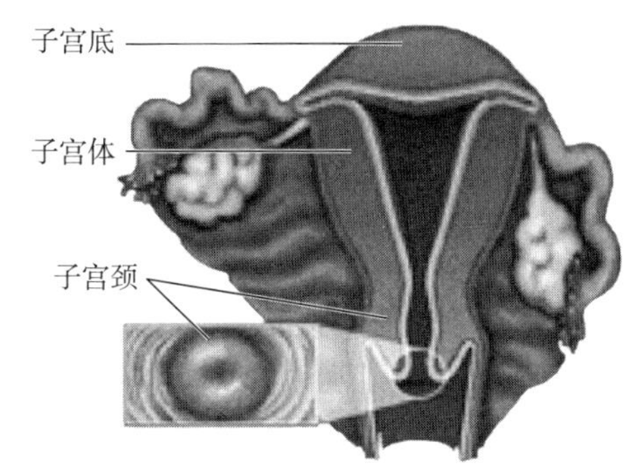

图 1-24　子宫结构示意图

子宫的形状、大小及位置随年龄而发生改变。初生女婴子宫位置较高，子宫体扁而壁薄，子宫颈较子宫体长而粗大。10 岁以前，子宫细小，生长缓慢。到青春期，子宫迅速发育，渐呈梨形，子宫壁增厚，子宫内腔扩大。至性成熟期，子宫体与子宫颈长度之比变为 2∶1。女性绝经后，子宫萎缩变小，子宫壁变薄，黏膜萎缩，腺体退化。

2. **子宫壁的结构**

子宫壁分三层，由外向内分别为子宫外膜、肌层及子宫内膜，其中肌层最厚（图 1-24）。妊娠期子宫肌纤维变长、变粗，可使子宫腔扩大几十倍。在分娩过程中，子宫肌层收缩是胎儿娩出的主要动力之一。子宫内膜随月经周期和妊娠期而变化。排卵前，在雌激素作用下，子宫内膜增厚，血管增生。排卵后，黄体生成，在雌激素和孕激素的作用下，子宫内膜继续增厚，血管继续增生，腺细胞分泌，为受精卵的植入做好准备。若卵细胞受精，则子宫内膜在孕激素作用下继续增厚，并参与胎盘的形成。若卵细胞未受精，则黄体退化，雌激素和孕激素减少，子宫内膜崩溃脱落，形成月经。在性兴奋时，子宫提升，子宫颈也自动提升，使阴道加长。

3. **子宫常见的疾病**

（1）子宫肌瘤

子宫肌瘤多见于 30～50 岁育龄期女性，近年来有年轻化的趋势。子宫肌瘤的发病原因尚未完全明确，主流观点认为可能与雌激素水平有关。肌瘤小或浆膜下肌瘤病人多无明显症状，常于妇科检查或 B 超检查时发现。子宫肌瘤最常见的病症是月经周期缩短，经期延长，经量增多或不规则阴道出血，严重时伴有下腹肿块、白带增多、贫血、压迫膀胱出现尿频、不孕或流产等症状，应就医治疗。

（2）子宫内膜异位症

子宫内膜异位症是指具有生长功能的子宫内膜组织出现在子宫腔以外的其他部位，生长、浸润、反复出血，可形成结节及包块，引起疼痛乃至不育等症状。子宫内膜异位症多发于育龄女性，是一种激素依赖性疾病。临床表现因人和部位的不同而多种多样，症状特征与月经周期密切相关。常见症状有痛经或持续下腹痛、月经失调等。

（3）宫颈癌

宫颈癌又称宫颈浸润癌，是妇科恶性肿瘤之一。患者的年龄分布呈双峰状，集中在30～35岁和50～55岁这两个年龄阶段。宫颈癌的发病因素多且复杂，其中**人乳头状瘤病毒**（human papilloma virus，HPV）过度感染是其最主要的发病因素。此外，不洁性行为和其他妇科疾病等因素也有可能诱发宫颈癌变。目前已经开发了多种效价的HPV疫苗，接种疫苗可有效降低宫颈癌和宫颈癌前病变的发病率。

（三）输卵管

1. 输卵管的结构

输卵管（uterine tube）（图1–25）左右各一，为一细长、弯曲的管状器官，位于子宫两侧。内侧端从子宫底外侧角穿过子宫壁，开口于子宫腔。外侧端邻近卵巢，膨大呈漏斗状，边缘有不规则的突起，称输卵管伞，开口对着卵巢。从卵巢排出的卵细胞，落入这个口内。输卵管外侧的膨大部分称壶腹部，卵细胞多在此处受精。卵细胞没有活动能力，由于输卵管的蠕动和管壁纤毛上皮细胞的纤毛摆动，才得以往子宫方向推进。

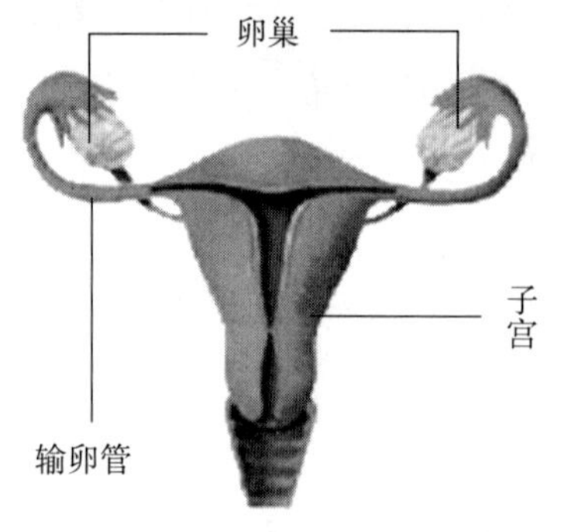

图1–25　子宫、输卵管与卵巢的位置关系

2. 输卵管阻塞与宫外孕

输卵管阻塞是女性不孕症中较常见的原因之一。引起输卵管阻塞的原因很多，最常见的病因是炎症。先天发育不良、生殖系统的其他疾病，如子宫内膜异位或盆腔肿块的压迫，都可使输卵管受损，严重时可使其闭锁。输卵管阻塞会引起不孕，但可通过消炎、手术等方法使其得到疏通。有严重输卵管疾病的不孕女性，可借助生殖技术，如试管婴儿，获得生育的机会。

宫外孕是指受精卵在子宫外着床的情况，医学上又称异位妊娠。90%以上的宫外孕发生在输卵管，因此宫外孕也叫输卵管怀孕。少数宫外孕发生在腹腔、卵巢或子宫颈。盆腔炎、输卵管感染、频繁人流等均是发生宫外孕的常见诱因。一般情况下，宫外孕症状在怀孕后第6～8周时出现。症状发生时，输卵管破裂导致的出血给孕妇带来极大痛苦，处理不当可能危及孕妇生命。

（四）卵巢

1. 卵巢的外形

卵巢（ovarium）（图 1–26）位于子宫两侧，左右各一，呈扁椭圆形。卵巢的大小和形状在女性一生中变化很大。幼年时体积较小，表面光滑。性成熟时体积最大，成年女性卵巢长 2～3.5 cm，宽 1～1.9 cm，厚 0.5～1 cm，质量为 5～6 g。由于卵泡的发育及排卵后结瘢，故而卵巢的表面变为凹凸不平。从 35～40 岁开始，卵巢即逐渐缩小，绝经期后渐趋萎缩，可缩至原来的一半。卵巢表面是一层生殖上皮，其下方是一层结缔组织膜，膜的下方是皮质，中央是髓质。皮质占卵巢的大部分，由许多处于不同发育阶段的**卵泡**（ovarian follicles）、少量**黄体**（corpus luteum）和结缔组织构成。髓质主要由结缔组织、血管和神经组成。卵巢的功能是产生和排出卵细胞，以及分泌性激素以维持性征和性功能。

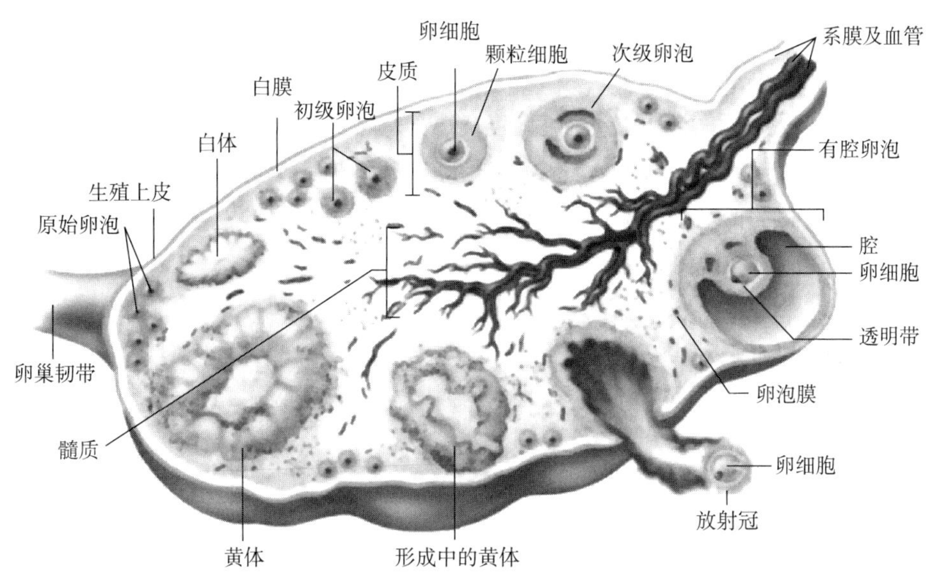

图 1–26　卵巢结构及排卵过程模式图

2. 卵泡和卵细胞的发育

卵细胞的发育过程与精子的发育过程大体相似，也需经两次分裂（图 1–27），但又有所不同。卵原细胞由初级卵母细胞经减数分裂形成一大一小两个细胞，大的称次级卵母细胞，小的称第一极体，其染色体数目是初级卵母细胞的一半，即为单倍体。次级卵母细胞和第一极体形成后，即开始第二次分裂，但第二次分裂进行至中期就停止。卵巢所排出的卵细胞，即为这种状态的次级卵母细胞（俗称“卵子”），其后的发育则与是否受精有关。

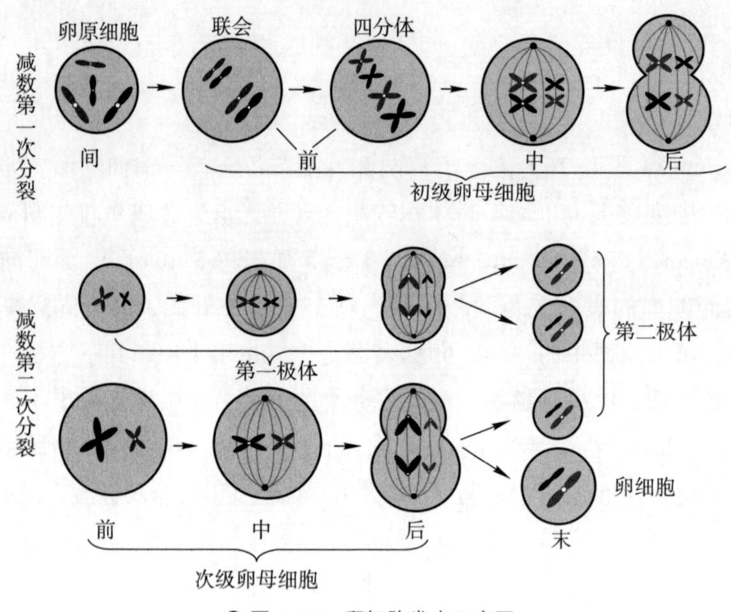

图 1-27　卵细胞发生示意图

若受精，则继续迅速完成分裂，产生一个卵细胞和一个第二极体，此时的卵细胞实际上已成为受精卵。若未受精，则第二次分裂停止，自行退化并为身体所吸收。故第二次分裂能否最终完成，取决于精子的刺激作用。第二次分裂是按普通的有丝分裂方式进行的，所形成的卵细胞和第二极体的染色体数目仍维持单倍体状态。可见，在卵细胞的形成过程中，经两次分裂所形成的 4 个细胞，只有 1 个大细胞是卵细胞，其余 3 个均为无功能的小细胞——极体，所有极体形成后都很快退化消失。

在卵巢中，卵细胞的发育是在卵泡中进行的。在胚胎早期，原始生殖细胞分裂增殖，形成许多细胞团。每一个细胞团均由中央一个较大的卵原细胞及其周围一层较小的卵泡细胞共同构成，称为原始卵泡。以后，原始卵泡有的发育为成熟卵泡（图 1-26），但多数在发育至初级卵泡阶段就停止。

在出生前，所有的卵原细胞都已长大并进入第一次分裂，成为初级卵母细胞，这种由初级卵母细胞及其周围的单层扁平卵泡细胞所组成的卵泡，称为初级卵泡。需要指出的是，出生前，初级卵泡中的初级卵母细胞虽已进入第一次减数分裂的阶段，但进行不久即停顿下来，呈休止状态。出生后，直至青春期以后，在一个月经周期中，卵巢中才有少数初级卵泡继续发育成为成熟卵泡。呈休止状态的初级卵泡在卵巢内可保持 10 ~ 15 年，但在出生后，许多卵泡将闭锁，卵母细胞死亡，卵泡变成纤维性瘢痕组织。

青春期后，在性激素的作用下，初级卵泡开始发育，此时，卵泡细胞迅速增殖，由单层变为多层。卵母细胞亦增大，并在细胞表面形成一层透明膜，称为透明带，而紧靠透明带的一层卵泡细胞呈柱状，作辐射状排列，称为放射冠。经过上述变化，初级卵泡逐渐发育成为次级卵泡。随着卵泡的生长，在卵泡细胞之间出现一些含有液体的小空隙，以后逐渐合并成为一个较大的卵泡腔，腔中的液体称卵泡液。同时，卵泡液把卵母细胞及其周围的一些卵泡细胞推向一侧，形成卵丘。这种有腔卵泡称为生长卵泡，换言之，生长卵泡是次级卵泡发育成为成熟卵泡的中间阶段。在卵泡生长过程中，卵泡周围形成卵泡膜包围着卵泡。卵泡细胞和卵泡生长后期的卵泡膜细胞，有分泌雌激素的功能。

在人类，生长卵泡一般经 12 ~ 14 天发育成熟，成为成熟卵泡。卵泡在成熟过程中逐渐移向卵巢表面。成熟卵泡由于卵泡内的卵泡液激增，故体积显著增大，向卵巢表面隆起。在排卵前，由于卵泡液迅速增加，使由卵泡细胞所组成的周壁变薄，随着卵泡液的不断增多，压力增高。此外，卵泡液中的纤维蛋白溶解酶和胶原蛋白酶等被激活，在它们的作用下，卵泡壁破裂。于是，次级卵母细胞与周围的透明带、放射冠（图 1–28）随同卵泡液由此处排出，再由输卵管伞上的纤毛把它们收集进输卵管口内，这个过程称为**排卵**（ovulation）。

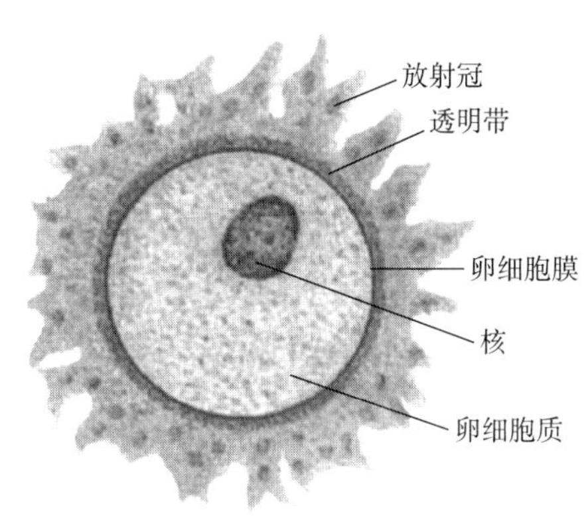

图 1–28　人类的卵细胞

在人类，原始卵泡最早见于 20 周左右的胎儿卵巢中。一般认为新生女婴卵巢中存在着大约 200 万个初级卵泡，随着年龄增长，绝大部分卵泡闭锁。青春期时卵泡有 30 万 ~ 40 万个，成年后只剩下 10 万多个，40 岁以后仅有 1 万个。女性一生中能发育成熟的卵泡只有 300 ~ 400 个。在 1 个月经周期，可以同时有 8 ~ 10 个卵泡发育，但通常只有 1 个卵泡的卵细胞能发育成熟及排卵。女性一生中所排出的卵，能真正存活、可受孕的，约为 25 个，而多数女性一生中仅有 2 ~ 4 次的自然妊娠机会。青春早期的女孩虽已有了月经来潮，但由于没有黄体的发育，因而受孕概率很低。只有在性成熟后，卵巢有形成黄体的能力，才有受孕的可能。

成熟卵泡在排卵后，卵泡壁塌陷。在激素作用下，卵泡细胞的胞体迅速增大，逐渐演化成能分泌孕激素的颗粒黄体细胞。卵泡膜内层细胞也演化成能分泌雌激素的泡膜黄体细胞。这两种细胞因细胞质内含脂色素而显黄色，故称黄体（图 1–26）。黄体的发育程度取决于排出的卵细胞是否受精，如果没有受精，黄体在排卵后第 7 ~ 8 天发育到最大，然后开始退化，在排卵后 12 ~ 14 天变成**白体**（corpus albicans）。黄体退化包括黄体细胞萎缩，性激素分泌停止，并逐渐为结缔组织所代替，形成白色的瘢痕组织，故称白体。如果排出的卵细胞已受精，则黄体继续发育，可增大 2 倍多，至妊娠第 3 个月，黄体逐渐退化。退化后，由于胎盘能产生孕激素和雌激素，故可代替黄体分泌性激素的功能。

3. 卵巢的内分泌功能

卵巢能分泌雌激素、**孕激素**（progestogen）和少量雄激素。

（1）雌激素

雌激素是由卵泡细胞分泌的，黄体的泡膜黄体细胞也能分泌雌激素。雌激素的作用是刺激女性青春期性器官的发育和第二性征的出现。雌激素还和孕激素共同调节月经周期，维持正常妊娠，刺激乳腺的发育。排卵前的卵泡主要分泌雌激素，包括雌酮和雌二醇，两者可相互转化，雌二醇的活性较强。排卵后的黄体分泌雌激素和孕激素，孕激素的主要成分是**孕酮**（progesterone）。

雌激素的主要作用包括：①促进女性生殖器的生长发育，如子宫内膜细胞增生与肥大，内膜增厚。月经周期中子宫内膜的变化，就是雌激素的作用所致。雌激素还能促进子宫肌层的增生，使子宫颈分泌大量稀薄的黏液，有利于精子通过子宫颈。②促使女性出现明显的第二性征，如刺激阴毛、腋毛的生长，促使乳房发育而隆起，促使皮下脂肪积聚，特别是在臀部和乳房。③促进长骨生长，因而青春期早期女孩生长较快。但它又能促进骨骺软骨的骨化，使骨骼不能再增长，导致女孩比男孩更早停止增长，因而成年女性身高一般比男性矮。此外，雌激素对女性性欲有一定的影响，因此性欲常和月经周期有一定关系。月经期前后数天内或排卵期附近，女性性欲容易唤起或自然产生，这是雌激素对中枢神经系统产生影响所致。

（2）孕激素

孕激素由黄体的颗粒黄体细胞分泌，其中最主要的成分是孕酮。孕酮主要作用于子宫，对受精卵的着床和妊娠的维持起到重要作用，表现为：①促进子宫内膜产生分泌期的变化，包括子宫内膜在雌激素作用的基础上继续增厚，腺体分泌；子宫内膜的血管增生；抑制子宫平滑肌的运动，降低子宫平滑肌对催产素的敏感性；子宫颈黏液变稠，阻止精子通过。②在雌激素的配合下，促进乳腺的腺泡发育，乳房增大。③提高机体的生热效应，故在女性的月经周期中，排卵后女性的基础体温略有升高。基础体温的这种变化可作为排卵的指标，但引起体温变化的因素很多，单纯以此判断安全期进行避孕并不准确。

（3）雄激素

雄激素由卵巢的门细胞分泌的，卵巢内的间质细胞也能分泌少量的雄激素。目前认为雄激素在女性体内有如下几个方面的作用：①与雌激素共同配合，控制女性阴毛和体毛的生长和分布。过量的雄激素可引起女性阴毛和体毛呈男性型分布。在体毛分布上，男性有胡须，胸部可生长明显的长毛，女性则没有。但女性头发浓密，男性则在额部呈现凹入形发际，该处头发不生长。②调节女性的性冲动和性欲。一般认为女性性欲与雄激素，特别是肾上腺皮质产生的雄激素有关。临床研究发现，肾上腺皮质功能低下及肾上腺切除的女性，性欲显著降低。当给予少量睾酮时，则可使性欲恢复。在性激素与性欲的调控关系上，女性比男性要复杂得多。

4. 卵巢的周期性变化

卵泡在激素的作用下发育、成熟，并不断向卵巢表面移行，向外突出。当卵泡接近卵巢表面时，该处表层细胞变薄，最后破裂，出现排卵。排卵后形成黄体，如未受精，在排卵后 12～14 天，黄体萎缩成白体。在性成熟期，除妊娠及哺乳外，卵巢不断地重复上述周期性变化，每月一次。

5. 卵巢常见的疾病

（1）卵巢囊肿

卵巢囊肿是卵巢内或其表面形成的囊状结构，囊内可含有液体或固态物质。其病因与遗传、内分泌、生活方式和环境因素有关。症状表现为出现中等大小以下的腹内包块，最大特点为可动性，能自盆腔推移至腹腔。一般建议采用手术治疗，目前常见的是使用腹腔镜手术治疗。

（2）卵巢功能早衰

遗传因素、免疫功能低下、病毒感染、压力过大、营养不良、不良的生活习惯等都可能成为卵巢功能早衰的诱因。卵巢功能早衰表现为潮热多汗、面部潮红、性欲低下、闭经、不孕等。良好的生活习惯，睡眠充足、健康饮食、适量运动可以预防卵巢的早衰。

（3）多囊卵巢综合征

临床症状表现为月经紊乱，雄激素含量高，卵巢多囊样改变，甚至出现如肥胖、不孕、阻塞性睡眠窒息、抑郁等症状。目前的治疗手段主要包括多种药物联合治疗、针灸治疗、手术治疗等。

（五）月经的形成

女性从青春期至生殖功能停止时（大约 50 岁），其卵巢、子宫和阴道等在结构和功能上都会出现有规律的周期性变化。最突出的现象是定期出现子宫内膜脱落、出血，并从阴道排出，一般每月（平均为 28 天）一次，故称为**月经**（menstruation 或 menses），此种生殖周期称为**月经周期**（menstrual cycle）（图 1–29）。

1. 月经与月经周期

（1）月经的产生

子宫内膜在青春期之前除随子宫长大而面积增大外，其他的变化很少。青春期之后，子宫内膜在卵巢激素的支配下，产生周期性的变化。在前一次月经之后，排卵之前，卵巢内卵泡迅速生长，在卵泡分泌的雌激素的作用下，子宫内膜增生，这一时期称**增殖期**（proliferative phase）。在排卵以后，卵巢内有黄体形成，黄体可分泌雌激素和孕激素，在孕激素的作用下，子宫内膜继续增生，腺体分泌旺盛，此期称为**分泌期**（secretory phase），为受精卵的植入做好准备。若卵细胞受精，胚胎就在子宫内膜中发育。若卵细胞没有受精，

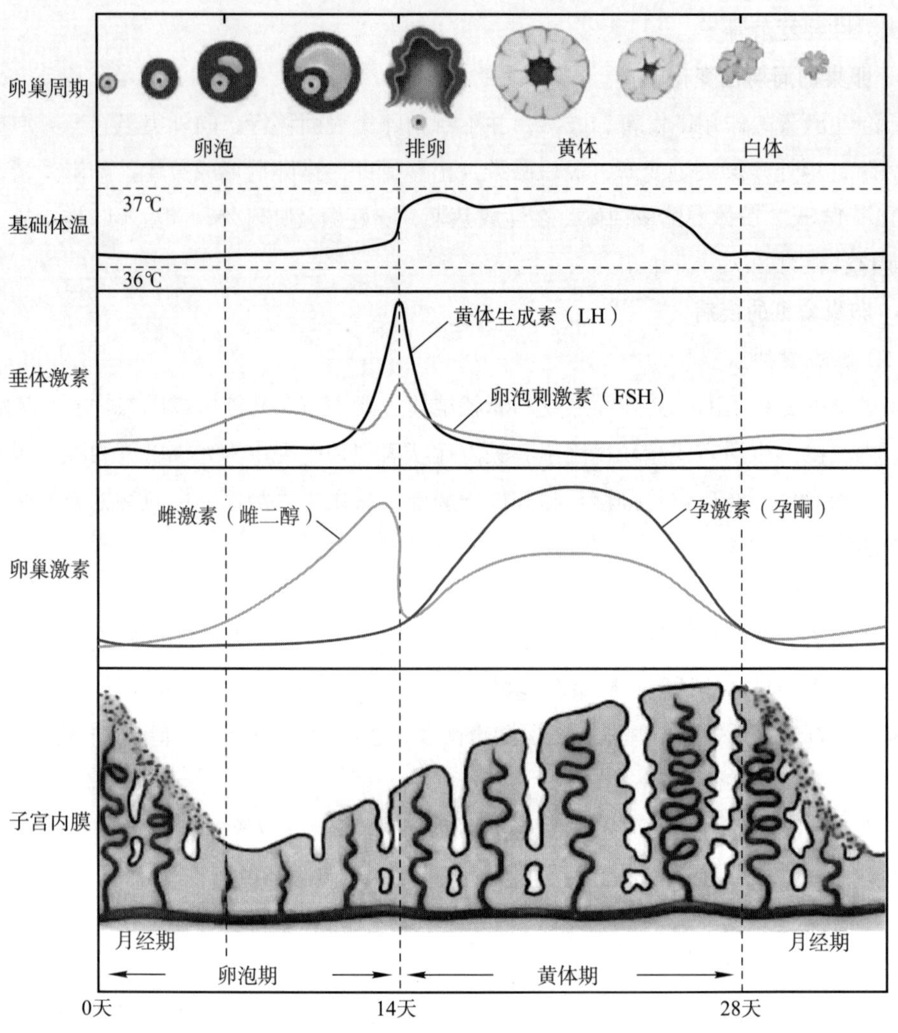

图 1–29　月经周期与激素分泌的关系

卵巢内所形成的黄体开始退化，孕激素与雌激素的分泌急剧减少，子宫内膜不再增生，继而日渐萎缩，使血管遭受挤压，血流减少，子宫内膜得不到营养而坏死，最后脱落、剥离、血管破裂。于是脱落的子宫内膜混着血液一起流入阴道，再由阴道流出，这就是月经，此期称为**月经期**（menstrual period）。从子宫开始出血至月经停止，一般 3～5 天。由于卵巢已有新的卵泡生长，雌激素分泌又逐渐增多，故月经后期，子宫内膜在脱落的创面上长出新的内膜，进入下一个增殖期，此后卵泡发育成熟排卵，子宫内膜进入分泌期，如排出的卵细胞未受精，就又产生月经期的变化，如此形成月经周期。

在月经周期中，**下丘脑**（hypothalamus）分泌**促性腺激素释放激素**（gonadotropin releasing hormone，GnRH），GnRH 可促进**腺垂体**（adenohypophysis）分泌**促性腺激素**

（gonadotropic hormone，GTH），如**促卵泡激素**（follicle-stimulating hormone，FSH）和**黄体生成素**（luteinizing hormone，LH）。促卵泡激素可以促进女性卵泡发育成熟及分泌雌激素，也可以促进男性精子的生成。黄体生成素可促进女性排卵和生成黄体，也可促进男性睾丸间质细胞的增生，分泌雄激素。在下丘脑－垂体－性腺轴的调控下，卵巢发生一系列的周期性变化，使卵泡成熟、排卵、生成黄体和黄体萎缩等，同时使雌激素和孕激素的分泌呈现周期性变化，从而导致子宫内膜出现上述的周期性变化，形成月经周期（图 1-29）。

健康女性卵巢功能正常，定期排卵，一般月经周期为 28～30 天。月经周期的长短因人而异，一般来说，25～35 天都是正常的。若月经周期短于 20 天或超过 35 天，且没有规律可循，则属异常情况，应就诊治疗。正常月经持续时间为 2～7 天，多数为 3～5 天。每次月经的出血量约为 50 mL，个别可超过 100 mL，以第 2～3 天出血量最多。女孩在月经初潮以后的半年至一年时间内，月经周期没有规律，这是卵巢功能尚未成熟所致。

（2）月经不调

月经不调是指月经周期、经量、色质上的改变而发生的病理变化。月经为子宫内膜周期性脱落引起的子宫出血，是卵巢激素对子宫内膜周期性作用的结果。对于月经不调，一定要找到病因，再对症治疗。保持愉快的心情，注意经期卫生，避免着凉，以利于气血通调，对缓解或治疗月经不调有辅助作用。一些全身性的有氧运动，如快走、慢跑、有氧体操等，可缓解精神压力，提高呼吸循环水平，有利于月经不调的防治。

2. 经前期紧张症

月经来潮时，一般没有特殊症状，但少数人有经前期紧张症。经前期紧张症有两种类型：一种类型是以精神症状为主，如神经过敏，烦躁易怒或忧郁，全身乏力、易疲劳、失眠和头痛；另一种类型是以躯体症状为主，常见的有手、足、颜面浮肿，腹部有膨胀的感觉，可出现腹泻或便秘、乳房胀痛等。

经前期紧张症多发生在年轻女性身上。这是由于月经前期体内雌激素和孕激素水平突然下降所引起的，通常于月经来潮前几天出现，行经后症状消失或减轻。若经前期紧张症症状较轻，不影响正常的学习和工作，一般不需治疗。少数人症状较重，在专业医生的指导下，可服谷维素或少量镇静剂。月经前期乳房胀痛，是由于此时孕激素和雌激素达最高水平，促进乳腺增长，加上与水盐代谢有关的激素分泌也增多，导致乳房结缔组织中水钠潴留，出现水肿，从而引起乳房胀满及疼痛。手、足、颜面浮肿，同样是水钠潴留所致。

3. 痛经

痛经（menorrhalgia）是指行经前后或月经期出现下腹部疼痛、坠胀，伴有腰酸或其他不适，分为功能性和器质性两类。

（1）功能性痛经

功能性痛经也称精神性痛经，指生殖器无器质性病变的痛经，占痛经 90% 以上。功能性痛经的发生主要与月经来潮时子宫内膜前列腺素含量增高有关。在月经周期中，子宫内膜前列腺素水平增高，引起子宫平滑肌过强收缩，血管痉挛，造成子宫内膜处于缺血缺氧状态，出现痛经。增多的前列腺素进入血液循环，还可引起心血管和消化管疾病。功能性痛经还受精神、神经因素影响，疼痛的主观感受也与个体痛阈有关。

功能性痛经的主要特点为：①在青春期多见，常在初潮后 1～2 年内发病。②疼痛多自月经来潮后开始，最早出现在经前 12 h，以行经第 1 日疼痛最为剧烈，持续 2～3 日后缓解，疼痛常呈痉挛性，通常位于下腹部耻骨上，可放射至腰骶部和大腿内侧。③可伴有恶心、呕吐、腹泻、头晕、乏力等症状，严重时面色发白、出冷汗。④妇科检查无异常发现。

对于痛经，应重视心理治疗，消除紧张和顾虑可缓解疼痛。足够的休息和睡眠、规律而适度的锻炼，均对缓解疼痛有一定的帮助。疼痛不能忍受时，在专业医生的指导下，可辅以药物治疗：①前列腺素合成酶抑制剂。通过抑制前列腺素合成酶的活性，减少前列腺素产生，防止子宫收缩过强和痉挛，从而减轻或消除痛经。②口服避孕药。通过抑制排卵减少月经血前列腺素含量，适用于要求避孕的痛经女性，临床上的疗效通常可达 90% 以上。

（2）器质性痛经

器质性痛经指由盆腔器质性疾病引起的痛经，最常见的是盆腔炎，其他如子宫黏膜下肌瘤等。已婚、有生育史的女性，若突然发生痛经，应及时到医院就诊。

4. 月经期的卫生保健

月经期由于子宫内膜脱落，盆腔充血，全身的神经体液调节功能也有较大的变化，故需注意经期卫生：①做好外生殖器的清洁。月经期间子宫内膜脱落，而且子宫颈口也微微张开，加上由于排血使阴道内酸性降低，这些都有利于细菌的入侵。建议淋浴，月经高峰时最好用温水擦身。②注意保暖，避免受凉。经期御寒能力下降，受凉易引起疾病。冷刺激会使子宫血管收缩，造成月经过少，甚至突然停止，故要注意避免淋雨、蹚水，少食或不食冰冻食物和饮料。③忌饮酒或食用辛辣等刺激性强的食物，以免引起腹腔、盆腔血管扩张，从而使月经过多或延长。多吃易消化食物，保持大便通畅，以防止便秘引起盆腔充血。避免过度紧张，防止情绪波动，以免影响机体的调节功能，导致月经失调。④劳逸适度，可从事日常的劳动和适当的体育活动，但不宜做重体力劳动和参加剧烈的体育活动。月经期间应禁止性交，以防性交造成感染。此外，性交会引起盆腔充血，影响月经。

三、乳房结构与卫生保健

（一）乳房外形与结构

女性的**乳房**（mamma）（图 1-30，图 1-31）是女性重要的第二性征之一，主要由**乳腺**（mammary gland）、脂肪和结缔组织构成。乳腺被脂肪组织和结缔组织分为 15～20 个乳腺叶，每个乳腺叶又分为若干个乳腺小叶。乳腺小叶由腺泡组成，腺泡的导管集合成较大的导管，最后每个乳腺叶汇合成一条更大的导管，称为输乳管。输乳管在乳头附近扩大成囊状，称输乳管窦。输乳管以乳头为中心呈轮状排列，开口于乳头。乳房中乳腺组织比例很小，脂肪则是构成乳房轮廓的主要基础，其间含丰富的血管和淋巴管。脂肪组织包绕在乳腺周围，乳房的大小与脂肪的多少、妊娠、哺乳等状态有关。

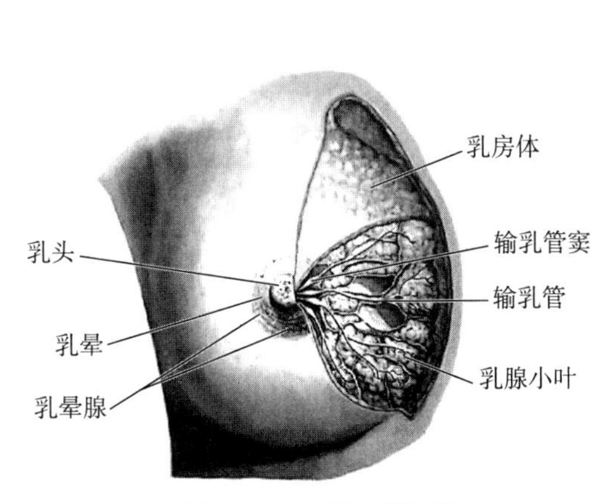

图 1-30　女性乳房模式图

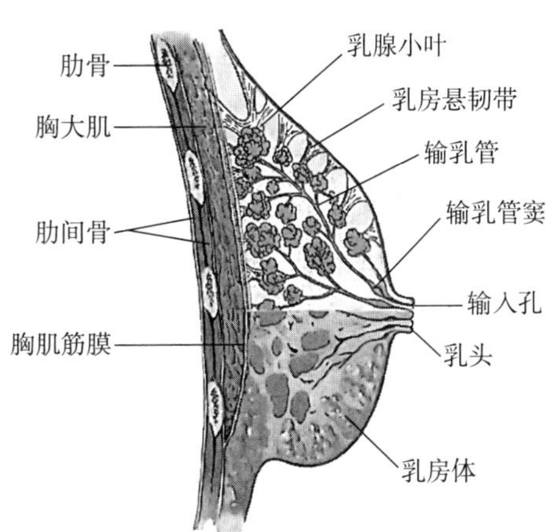

图 1-31　女性乳房矢状面

（二）乳房发育

乳房发育是少女进入青春期的最早标志，大约在月经初潮前，10～11 岁时，乳房便开始发育了。先是乳头突起，继之整个乳房隆起，形似小丘，摸上去有硬结，有时伴有隐约的胀痛感，并出现乳晕。12～13 岁时，乳晕增大，由淡褐色变成深棕色，乳房丰满。14～15 岁时，乳腺发育比较明显，乳房明显地高出胸部。16～17 岁时，乳房线条丰满清晰，乳晕略陷，乳头大而突出，与此同时，乳房内部结构也发育成熟。青春期前，只有乳腺直导管。青春期后，导管开始分支，结缔组织和脂肪也增加，使乳房整个轮廓突出于胸部。

发育成熟的女性，乳房呈半球形或圆锥形，双侧大小虽不全对等，但基本对称。乳房中央部分的皮肤为环形色素沉着的乳晕（mammary areola），乳晕中心为全部输乳管开口处的乳头，乳晕表面有多个散在的小结节，即乳晕腺。

激素在乳房的发育中起着重要的作用，雌激素使乳腺导管增长，孕激素使乳腺导管末端不断分支，形成乳腺小叶。此外，生长激素、肾上腺皮质激素、催乳素及甲状腺素等，都对乳房的充分发育起着重要作用。当然，乳房的发育还取决于乳腺组织对这些激素的敏感程度。卵巢的激素分泌不足，或乳腺对雌激素的敏感性较低，都会使乳房发育受阻。此外，营养不良、精神抑郁、体弱多病等因素，也会影响乳房的发育。

乳房的形状大小随月经的来潮而有所改变。行经之前，乳房会略微增大，乳腺内的导管及腺体上的细胞趋于活跃，使乳房出现肿胀，这就是有些女性来月经前感到乳房发硬、发胀的原因。只要月经来潮，这些不适感觉就会逐渐消退。乳房的发育也和女性的体态发育一样，有早晚、大小的个体差异，但没有绝对的标准，通常受体型、营养、遗传等多方面因素的影响。

（三）乳房异常与疾病

1. 乳房异常

一般来说，中国女性的乳房较欧美国家的女性的乳房小。身体瘦长的人，乳房大多是小而平坦，矮胖的人则比较丰满，这与体内脂肪的多少有关。但是，也有少数女性，由于种种原因，出现了乳房发育异常，一般可有下列情况。

（1）乳房发育不良

乳房偏小，胸部扁平。如果外阴发育正常，月经规律，其他发育也都正常，则不影响性生活和生育功能，不必过于焦虑。妊娠时，乳房有第二次发育的机会，可以增大。加强锻炼，补充营养，使脂肪适度增加，有利于乳房的发育。

（2）乳房不对称

导致两侧乳房大小不一的因素很多。如果是由于不正确的坐姿（读书、写字固定侧向一边）和卧姿（习惯睡向一侧）所造成的，则要纠正不良姿势和习惯。对较小的一侧乳房，可用按摩的方法使之增大。

2. 乳腺增生

乳腺增生与内分泌失调有关，一般临床表现有乳房胀痛和乳内肿块。可分为单纯性增生和不典型性增生两大类，前者为良性，后者与乳腺癌密切相关，是癌前期的病变。大多数乳腺增生都是良性的，只有少部分可能有发展成乳腺癌的危险。

3. 乳腺癌

乳腺癌是发生于乳腺的恶性肿瘤，发病机理复杂，目前认为与遗传、月经初潮过早、不孕或初次生育过晚、绝经年龄晚等因素有关。建议 20 岁以上的女性定期进行乳腺检查。

（四）乳房保健

乳房的保健，关键在于合理佩戴胸罩。胸罩的功能是支持乳房，防止下垂。若不佩戴胸罩以支持乳房，乳房容易受伤，尤其是在运动和劳动时。但胸罩的使用要合理，过早佩戴胸罩，会影响胸廓和肺的发育。胸罩大小、规格要合适，过大起不到支持和保护乳房的作用，过小则对胸廓发育和呼吸不利。睡觉时应将胸罩取下，以利于呼吸。

合适的胸罩材质既可以有效地给乳房足够的撑托，又能够实现体感舒适。不同年龄阶段的人群选择胸罩的材质也有所不同，少女和哺乳期的孕妇宜选择全棉的内衣，透性好，刺激性小，可以最大程度保护乳房的发育和减少对皮肤的刺激。

思 考 题

1. 简述射精的过程以及精子所经历的路径。
2. 简述女性月经周期的形成过程。

附 1-1　精子的前世今生

从 2023 年初，云南、山东、陕西、北京等省市陆续对社会发布捐精倡议书，邀请全体大学生响应社会招募，踊跃捐献精子。然而，当对志愿者们进行身体检测时，可通过捐精测试的大学生竟然不超过 20%。那么，大学生的捐精通过率真的有这么低吗？今天，我们来跟大家聊聊精子的前世今生。

1. 从哪里来

大家好！“我”叫精子。首先，给大家介绍一下“我”的“诞生地”——睾丸。睾丸是男性最重要的生殖器官，是“我”生命的摇篮。“我”在摇篮里需要经历 3 个阶段的变化，才拥有了精子的形象和称呼。

（1）第一阶段，蓄势待发　“我”的原始之身叫作精原细胞，通过有丝分裂形成初级精母细胞。

（2）第二阶段，超级变变变　初级精母细胞经过一次减数分裂形成次级精母细胞，进而经过一次有丝分裂，最终由 1 个二倍体变成 4 个单倍体的精子细胞。此时的“我”，身段比第一阶段苗条多了，从数量和形体上实现了超级变变变。

（3）第三阶段，华丽转身　精子细胞不再进行分裂，数量不再产生变化，而开始妆扮自己，注重内在修炼（术语：变态发育）。表现为：细胞核染色质高度浓缩，集中位于椭圆形的头部；头顶戴着一个叫“顶体”的帽子；除了大大的头部，还长出一根长长的尾巴。整个造型就像一只小蝌蚪，可以左右摆动尾巴向前运动。此时的“我”，叫作“精子”。

2. 蓄势待发

从精原细胞到“我”的诞生，历时 60～70 天。此时的“我”已经具备了成熟的外观，但还欠缺完整的功能。于是，“我”来到了第二站——附睾，在此地汲取养分，练就一身本领：获得运动和受精的能力，历时 12～21 天。至此，“我”不仅拥有成熟的外表，还拥有了闯荡江湖的“强大”功力。“我”养精蓄锐，随时待命出征。

男性在幼年时期，睾丸中只有精原细胞。只有到了青春期，“我”才有机会完成诞生的三部曲。因此，在此之前，尽管有精液溢出，但“我”并不在其中。一位成年男性每天可以产生 2 亿个精子。健康的男性，精子的形成可从青春期延续到老年期，但数量在 60 岁以后逐渐减少。

3. 到哪里去

“我”诞生之后，可以在男性的附睾中存活 21 天左右。除此之外，在输卵管中，“我”大概可以生存 3 天；在子宫中最多只存活 2 天；排卵期女性的阴道潮湿且温暖，“我”在此地最长可以存活5天。

我的归宿大概有以下三种：

（1）艰难闯关，获得新生　①假如“我”有机会闯进女性的生殖道，通常遇到的第一个关卡就是宫颈口。如果女性不处于排卵期，宫颈口则处于关闭状态，“我”很难闯过宫颈口。如果处于排卵期，“我”也会遇到宫颈口黏液的阻拦，在这一关卡会有数百万个“我”的同胞在穿越黏液中牺牲。②如果“我”幸运地闯过第一关，接下来也会遭到免疫细胞的追杀，这是因为女性身体会把“我”当成外来的入侵者，这就是致命的第二关：免疫排斥。免疫排斥导致几千个“我”的同胞被消灭掉。③第三关，就是选择正确的方向。女性有两条输卵管，一般来说，只有其中一条有发育成熟的卵细胞，“我”有50%的概率可以走向正确的输卵管中。当然啦，“我”的目标对象——卵细胞，会努力指引“我”向正确的方向前行。卵细胞会散发出一种指引精子前行的化学物质，越靠近卵细胞，这种化学物质浓度越高。而“我”就可以跟随这种指引到达正确的地点。此刻，“我”的同胞们只剩下几十个。④闯关之后，还有攻坚战：释放顶体酶，打开卵细胞的心扉。最终只有钻入卵细胞的那一个才是最后的赢家，能够孕育新生命。

（2）随波逐流，迷途难返　有时“我”会调皮捣蛋，随波逐流（遗精）离开男性的身体。离开人体后，“我”的生存就会变得很艰难，外界的温度、湿度、酸碱度都会影响“我”的寿命。尤其在高温和酸性环境中，“我”终将失去活力而死亡。

（3）鞠躬尽瘁，死而后已　“我”在男性体内度过自己的一生，当我老去时，身体启动细胞程序性死亡——凋亡，免疫细胞将“我”吞噬分解，释放各种养分，为后来的精子成熟提供能量和营养，化作春泥更护花。

“我”的一生波澜壮阔、跌宕起伏：先在睾丸经历了复杂的三阶段而诞生，又在附睾积攒力量，最后或是历经艰难，孕育新生命，或是为后来者贡献自身能量。除此之外，“我”还能为人类不孕不育事业作出贡献，下面我们将带大家了解“捐精”那些事儿。

附1-2　捐精这回事

人们对捐精的看法不一：有人表示“捐精就是献爱心”，也有人认为捐精会危害健康，还有的表示“捐精，咋回事？”我们今天就和大家聊一聊“捐精”这回事。

捐精是指“符合要求的志愿者自愿把精子捐到人类精子库”的一种行为，属于一种公益性的人道主义行为。捐献的精子主要用于帮助不孕不育患者实现生育愿望。

1. 门槛

我国对捐精者有着硬性的要求，虽然每个地区的具体要求不完全一样，但大多包含以下条件：

（1）年轻健康　年龄要求一般为 20～45 周岁。因为随着年龄增加，精子的数量和质量均呈现下降的趋势，畸形率增加。此外，还要求捐精者身体强健，无传染病和遗传病家族史。目的在于获得优质的精子，确保出生人口的质量。

（2）“才貌”双全　大多数省份要求捐精者身高在 165 cm 以上，大专及以上学历。学历的要求除了为下一代选择优良的基因，也有利于捐精者对捐精过程各事项的理解，确保捐精过程的顺利进行。

因此，在校大学生是捐精志愿者的良好人选，这就是各地向在校大学生发起捐精倡议的缘由。有些地区还要求捐精者“无大面积纹身或胎记”“无脱发斑秃”“无重度近视”和“无色盲色弱”。

2. 标准

满足上述条件，只是获得最基本的资格。此后，还要经过严格的体格检查和实验室筛查。2023 年初的数据显示，最终通过捐精测试的大学生不超过 20%。那么，健康的精子需要具备哪些标准呢？

（1）数量与质量　精子的数量取决于射精量和浓度，质量则与精液的 pH 息息相关。一般来说，健康成年男性每次射精 2～3 mL，精子数量 2 亿～3 亿，精液呈弱碱性。因此，当精液量＞1.5 mL、精子浓度＞1 500 万 /mL、pH 在 7.2～7.8 时，视为正常。

（2）速度与激情　按照世界卫生组织（World Health Organization，WHO）的标准，精子的活动能力分为四级：a 级，精子活动良好，可快速、活泼呈直线向前运动；b 级，精子能活动，但方向不定；c 级，精子活动不良，原地打转或旋转移动；d 级，精子不活动。如果在射精 1 h 内，精子的活力 a＋b＞50% 或 a 级精子＞25%，则视为正常。

（3）形态与比例　正常的精子有适当比例的头部和尾长，如图 1 所示。当正常形态的精子数量＞4% 时，才有可能克服艰难险阻，成功受精。

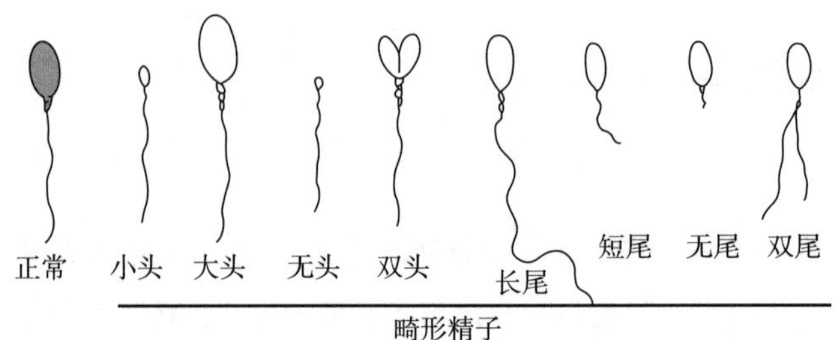

图 1　正常精子与畸形精子

3. 过程

捐精四部曲包括初筛、体检、取精和复查。①初筛合格，签署知情同意书。②详细具体的体检，以评估捐精者的健康状况和精子的质量。③取精时，捐精者在安静、私密的环境中，根据指引独自完成。一次完整的捐精历程，需要取精 5～8 次，一般要求在 3 个月内完成。④在完成最后一次取精之后的 6 个月，需要对冷冻的精液质量进行复查。至此，一个完整的捐精过程结束。

注意事项：①禁欲 3～7 天。精子的形成需要时间，且有一定的寿命限制。低于 3 天，数量可能不足；超过 7 天，活力可能不佳。因此，每次捐献前需要 3～7 天的禁欲限制。②间隔 5～7 天。5～7 天的取精间隔，除了保证精子的数量和质量，更重要的是保证捐精者的健康状态。短时间内多次取精，会引发潜在的风险，危害身体。③健康生活。捐精期间，戒烟戒酒，作息良好。暴饮暴食或饮食不佳、精神压力、熬夜等因素均会影响精子的质量，还可能给捐精者带来不必要的风险。

4. 释疑

（1）影响身体健康？ 精子的数量数以亿计，正常青壮年男性每周排精 2～3 次，一般不会对身体造成影响。即使不主动排精，满则溢，精液储备到一定程度也会自行流出，发生遗精。相反，有规律、适度的排精可促进新陈代谢，提高精子的质量。何况还有严格的筛查程序，层层把关。捐精，并非“想捐就可以捐”。

如果捐精过程出现身体不适，一定要及时终止，切忌硬撑。只有在保证自身安全和身体健康的前提下，才能更好地“献爱心”和“回馈社会”。

（2）泄漏个人信息？ 人类精子库有严格的保密制度，个人信息泄露的可能性非常低。除律师持有法院的委托书并经多级审批外，其他任何人不得查阅捐精者的相关信息。如果发生信息外泄，法律上可追究泄密者的责任。

（3）涉及社会伦理？ 中国法律规定 1 名捐精者一生只允许捐精 1 次（1 个完整的捐精流程），且只供不超过 5 名女性使用。当同 1 位供精者的精子使 5 名女性受孕时，第三代近亲婚配的概率约为 0.019%。然而，这一切均建立在有效监管的前提下。如果监管不到位，就有可能导致近亲繁殖、乱伦等社会问题，甚至有可能威胁到下一代的身心健康和人口质量。不违初衷，控制风险，有赖于政府部门的有效监管和捐精者的道德良知。捐精，与献血一样，是一种人道主义行为。爱心捐献，监管护航！

附 1-3　处女处男知多少?

1. 说文解字

（1）何谓处女？ 从生物学角度而言，处女是指未与男性发生过性交行为的女子。从社会心理学角度而言，处女不包括通过自慰 / 情趣用品或同性恋之间发生过性行为的女子。

（2）何谓处女膜　生殖前庭与阴道交界处的黏膜褶称为处女膜（hymen），又称为尿道瓣或阴道瓣，是阴道口一个不完全封闭的黏膜，1～2 mm 厚。处女膜是在女性胎儿发育形成完整阴道的过程中，阴道开口处的组织残留。由于人们习惯将处女膜的完整等同于处女，因此，有学者建议把“处女膜”与“处女”分开，将“处女膜”改名为“阴道口环形黏膜皱襞”。

2. 认识处女膜

青春前期的处女膜相对较厚，阴道比较狭窄，雌激素水平低，阴道黏膜薄，皱襞少，酸度低，抵抗力差。此时的处女膜对阻挡病菌入侵、保护内生殖器官、维护生育能力具有重要的作用。到了青春期，随着卵巢的发育，体内雌激素水平增高，阴道抵抗力有所增强，处女膜也就逐渐失去了作用。到了成年，女性的处女膜几乎没有任何生理意义。

正常情况下，处女膜中央有孔，呈单孔、隔形孔及筛状孔等，这是女性月经流出的必经之路。孔的大小因人而异，大至可容两指之多，小至不能通过一指。如果无孔 / 闭锁（石女）则需要手术切开。性行为之外的活动，如剧烈运动（爬树、体操、摔倒），有可能对处女膜造成损伤而使其破裂，也可能在不经意间不知什么原因弄破，甚至有人生来就没有处女膜。因此，“处女膜是否完整”与“是否处女”之间不存在必然的联系！

处女膜的韧性和弹性因人而异，个体差别较大：有的女性处女膜很厚，韧性好弹性佳，一两次的性交活动并不一定能够破坏处女膜，因此初夜“不落红”；有的处女膜虽破，但出血量甚微，几乎观察不到，或者是滞后略微出血。以初夜“落红”作为判断新娘是否“处女”，是对女性的不尊重和不信任，纯属愚昧之举！处女膜只是一层薄薄的结缔组织，不能也不该被用于评价生命的价值！“处”绝不是幸福的标配！

3. 处男也有标准?

一直以来，人们习惯于用处女膜是否完整作为衡量处女的标准，而对于处男，却缺乏衡量的标准。然而，美国印第安纳大学布鲁明顿分校生物系在《科学公共图书馆 · 综合》杂志上，发表了一篇关于如何鉴定“处男”的学术论文。在为期 4 个月的时间里，该团队追踪调查发现：在有过性经历的男性的冠状沟与尿液里，检测到含有纤毛菌、支原体等女性私处特有的菌群。讽刺的是，该团队后续在处男中也检测到所谓的女性私处特有菌群。

这就像性行为之外的因素也能够使处女膜破裂一样，这种检验“处男处女”的标准都很可能造成“冤假错案”！

爱一个人不应该过于纠结他/她是否“处”！应该直面自己的内心需要，切忌不愿放手又不能接受。真正的爱是“不管贫穷或是富贵，健康或是疾病，都愿意和对方至死不渝，一生一世”！

附 1-4　月经，告别羞耻

2021 年的全国两会，政协委员撰写了一份《关于加强我国中学生群体性健康教育》的提案。提案指出，我国是世界上青少年人口最多的国家之一，女孩青春期发育年龄平均为 9.2 岁，比 30 年前提前了 3.3 岁。也就是说，女孩子们越来越早地要面对身体发育的问题。古今中外的女性，随着青春期的到来，都必须面对一个生理问题——月经。

1. 月经，从神圣到污秽

具有生育能力的女性，每月子宫内膜发生一次自主增厚、血管增生、腺体分泌及内膜脱落的周期性变化，表现为子宫出血和阴道排血的现象，称为月经。

月经，曾经经历了“从神圣到污秽”的巨变。《论神圣》中指出，神圣是一种“令人畏惧的神秘”，女性定期从身体向外流血的能力让人敬畏，甚至被视为神圣。然而，不知从何时开始，经血逐渐被视为不祥之物，成为污秽和不洁的象征，人们形成对月经的避讳，甚至产生“月经羞耻”（period-shaming）。为了呼吁人们结束月经羞耻、月经禁忌等世俗观念，进而彻底破除月经污名化，2014 年 WASH（Water，Sanitation and Hygiene）组织将每年的 5 月 28 日定为“国际经期卫生日”（又称国际月经日），希望引起公众对于月经、健康与卫生的重视。

2.“难以启齿”的月经

月经，不仅仅被男性漠视，就连女性自己也不敢为月经正名。

（1）别称多多　人们羞于直呼月经的名字，不少女性在潜意识里对月经仍然有一种不可言说的“避讳”。提到月经的时候，少有女性敢于直呼其本名，多使用隐晦的名称来代替：大姨妈、倒霉、月事、例假、老朋友……月经避讳和月经羞耻已经深入到人们的骨髓里，成为一种普遍默认的现象。

（2）禁忌与污名　来月经时，女性被认为是不洁之身，不能进宗祠或庙堂，否则是对祖先神明的大不敬，会冲撞到祖宗和各路神仙。如果经期不小心把坐垫或裤子弄脏了，会很尴尬，会不吉利，甚至带来“霉运”。总之，在人们眼中，尤其是在老一辈的传统印象里，月经是污秽和“难以启齿”的。

（3）卫生巾羞于示人　卫生巾虽然是女性的贴身用品，但难以大大方方地登堂入室。“卫生巾”与卫生纸，虽一字之差，待遇却完全不同。不会有人因购买卫生纸而觉得尴尬，但购买卫生巾可就没那么坦然淡定了。除了用黑色包装袋，有些女性还担心挑选卫生巾时被人看到，甚至不敢到实体店购买。月经期间，多数女性上厕所时，也是躲躲闪闪的，甚至“鬼鬼祟祟”，生怕手中或包里的卫生巾被看到。

3.“月经羞耻”几时休？

（1）对于女性，月经不羞耻！　月经是女性生理成熟的标志，规律的月经周期是身体健康的信号！关于月经的意义，请关注《月经的告白》与《月经的告别》！月经，并不羞耻！请坦坦荡荡地称呼月经的名字，大大方方购买月经用品！这一切，从女性做起，好好爱自己，用特别的爱献给特别的自己！

（2）对于男性，月经不羞耻！　月经是灵长类动物和人类特有的现象，是物种进化与演变的结果，更是自然界中高等物种独一无二的生理现象！对于男性来说，每个生命的形成与诞生，均从月经开始。没有月经的到来，就没有人类的繁衍，更不可能有男性的存在！

（3）对于社会，月经不羞耻！有的女孩可能会痛经，有的可能因为贫困而用不上干净的月经用品，有时可能还会弄脏衣服。在女性的一生中，大约有 35 年的时间（大半辈子）要与月经打交道。女性，是社会的半边天！女性的智慧和健康与人类社会的发展和进步息息相关！换句话说，月经及月经现象占了“半边天”的“大半辈子”时间，如果人们依然羞于谈及月经和月经现象，相当于忽视或漠视半个社会。因此，破除“月经羞耻”，不仅仅需要女性自身的努力，更需要得到全人类乃至全社会的重视和支持！

4. 特别的爱

（1）卫生巾互助　2020 年 10 月 21 日，华东某大学女大学生发起了“卫生巾互助”行动，以备女同胞的不时之需。几乎所有女性都有过这样的体会：上卫生间时突然发现月经造访，自己没有准备卫生巾，购买还不方便，那种束手无策、心急火燎的滋味。卫生巾互助盒的出现，给那些月经周期不稳的女性提供了极大的方便，让她们可以避免尴尬，解燃眉之急！

（2）卫生棉条　时代在进步，月经用品也出现多样化。卫生棉条又称卫生栓，是一种棉质的圆柱体，在女性月经来潮时，可置入阴道吸收经血。卫生巾和卫生棉条，各有利弊。卫生巾更换简单快捷，但容易出现经血侧漏；卫生棉条更换相对麻烦复杂，但不容易出现侧漏现象。卫生巾适用于所有女性，而卫生棉条因为放置的位置比较特殊，以及人们的传统顾虑（可能导致处女膜破损），难以在未婚女性中普及。

（3）爱己及人　月经不羞耻，月经不污秽。我们在此善意提醒处于月经周期的女性朋友：①爱己及人！外出时可以准备一些湿纸巾，以备不时之需。如不小心发生侧漏，请把座椅擦干净。②用过的卫生巾，把它卷起来丢进垃圾桶中，不要让卫生巾“血淋淋”暴露在众目睽睽之下。这些行为既是女性自爱自尊的体现，也顾及了他人的感受。“知性”女生，从“我”做起！

附 1-5　“爱心捐卵”的伤与痛

1. “捐卵”广告随处见，学历相貌成卖点

在各大高校，捐卵广告不时可见，价格可以根据捐赠者的学历和样貌分不同的等级。“捐卵”的背后往往是一条从黑中介到黑机构的地下黑交易产业链。然而，在金钱的诱惑下，不谙世事的年轻女孩儿成为待捕的羔羊，屡屡上当，并为此付出惨痛的代价。

“每月排出的卵细胞白白流失，是一种资源的浪费，多可惜呀。若利用好了，可以帮助他人，也可以为自己获得相应的报酬。助人助己，两全其美！”于是，一场场“爱心捐赠”的骗局缓缓拉开序幕！

在某个私人诊所或不知名的公寓楼，没有正规的医疗设施，甚至连最基本的无菌操作都没有。一名“医生”给女孩连续注射十几天的促排卵针（美其名曰“营养针”）。取卵的时候通过简单的麻醉，在超声探头的引导下，用取卵针穿过阴道和卵巢，刺入卵泡，吸出卵细胞。打针和取卵时，中介和“医生”都会声称：“不疼，就像打针一样。”一般要刺将近 10 个创口才能取到足够多的卵细胞！整个过程大概 15 min，时间不长，但肯定是“终生难忘”。

卵细胞是人体最大的细胞。出生前，女性卵巢中已有数百万个卵母细胞，到成年只剩 10 万多个。到了青春期，卵母细胞在雌性激素的作用下开始发育，每个月经周期只有 1 个卵细胞发育成熟。在女性的一生中，能够发育成熟的卵细胞只有 400～500 个，其余的卵母细胞则自行消亡。一个成熟的卵细胞排出后可存活几十小时，在这几十小时内若与精子相遇、结合，则有机会发育成为新生命。若没有与精子结合受精，卵细胞即失去活性并消亡，后随月经排出体外，完成自己的使命。未受精卵细胞的另一种归宿就是被身体重吸收，化作春泥更护花。正是卵细胞上述一生的历程，被黑中介利用并大做文章：“帮助他人，成就自己”“废物利用，还可以获得报酬”“利人利己”……不谙世事的少女信以为真，于是就有了文章开头的一幕幕！

2. “爱心捐卵”惹的祸

（1）卵巢早衰　“爱心捐卵”并非像正常排卵那样，每月一个一个排出（双侧卵巢交替排卵），而是需要一次性大量取卵。正规渠道的捐卵一般取8～10个卵细胞，而非法买卖往往是“掠夺式”取卵，一次取卵20多甚至30多个。女性一生排出的卵细胞数量有限，并非“取之不尽用之不竭”。过度捐赠卵细胞，会提前耗竭卵细胞数量，可导致绝育。随意促排卵，需要注射大量的促排卵针，会扰乱体内的雌激素水平。此外过度刺激卵巢，易导致卵巢功能早衰。

（2）手术有风险　注射过量的排卵针，可引起胸腔积液、腹水、凝血功能障碍等情况，严重的还可能发生肾衰竭、血栓病而死亡。此外，非法取卵的医生大多是无资质的非专业医生，技术和经验无法保障。取卵手术通常是在私人诊所甚至是居民楼改造的手术室里进行，卫生条件堪忧。天时地利人和，三者全缺！如果手术引起感染、炎症或其他并发症，可能危及生命。

（3）手足相见不相识　正规医院的捐卵会有详细的资料记录，可以追溯到婴儿出生后的去向。而地下捐卵产业链只在乎目前卵细胞的来源和卖出的价格，根本不会在意卵细胞卖给什么人。因此，过多的地下捐卵还可能导致一个社会问题，那就是“手足相见不相识”！同母异父的兄弟姐妹，彼此却不知道对方的存在。尽管这些“手足”相遇、相爱的概率不大，但万一真的在茫茫人海里相遇并相恋了，则会引发社会伦理和优生优育问题。

3. 如何应对“爱心捐卵”的骗局

（1）普及性教育　加强对青少年的性教育，掌握一定的性生理知识，了解和爱护自己的身体，学会珍爱生命。所谓“爱心捐卵”，本质上是非法机构利用女孩儿的青春和健康在牟取暴利。在他们眼里，女孩儿只是一个供卵的挣钱工具。

（2）挣钱无捷径　纵观“爱心捐卵”事件，有的是为了挣钱创业，有的是为了买手机和健身卡，有的是为了还网贷。无论女孩儿们的出发点是“高档”的，还是“低级”的，其背后的根源如出一辙，即想通过“捷径”挣快钱。天上不会掉馅饼，只会掉陷阱！遇到“帮助他人，成就自己”的好事，多几分警惕。

（3）沟通无障碍　爱心捐卵受骗的往往是少女，尤其是未成年少女，心智尚不够成熟，对社会的诱惑缺乏辨别力和抵抗力。父母和子女之间要保持沟通无障碍，多一些精神上的关心和支持，提供正确的价值导向。女孩儿如果不小心进入了借贷的坑，要尽早跟家人、朋友坦诚沟通和商量，及时止损，避免入坑太深。

（4）消费需理性　适当地爱美和改善生活品质无可厚非，但要克制过度消费的欲望和虚荣心，回归理性消费，注重内在提升。赢得别人尊重和欣赏的，往往不是外在的东西，而是内在的价值。

第二章

性活动与性功能

第一节　性活动与卫生保健

狭义上的**性活动**（sexual activity），是指通过性交以满足性欲望并得到性快感的过程。而广义上的性活动，还包括接吻、拥抱、爱抚、挑逗、自慰等。人类的性活动是生物进化的产物，属于正常的生理活动范畴。

一、性活动

性活动包括性欲的产生、性交及性反应过程。

（一）性欲与性敏感区

1. 性欲

性欲（sexual desire）是指在一定刺激条件下产生的性交欲望，是人类及其他动物在进化过程中为了种族的延续和繁衍而形成的。**性交**（coitus）给人类和其他动物带来性兴奋与性满足，有利于种族的繁衍。人类的性交并不完全是为了生育。随着避孕方法的进步和发展，性交和生育两者之间并不存在必然的对应关系。

性欲的生物学基础是性腺的活动状态。男性的性欲与睾丸的生精功能及精液的胀满程度呈明显的正相关。精子的生成受下丘脑－垂体－睾丸轴的控制。一般认为，维持体内一定浓度的雄激素水平，是保证男性性功能良好的必要条件。研究表明，部分男性性功能障碍患者与体内雄激素水平过低有关。由于男性的生精功能和激素水平比较平稳，不存在周期性的变化，故性欲基本上表现为随意性。当然，当精液充盈时，性欲会更强烈些。女性性欲与性激素的关系要比男性复杂得多，在月经周期中，女性各种性激素的水平呈周期性变化，女性的性欲高峰最可能出现在排卵期前后。必须指出的是，大脑皮质对性欲有很强的控制作用，故性欲除与性激素水平有关外，还受心理因素和社会因素的影响。强烈的心理变化，如忧郁、悲伤、恐惧等会抑制性激素的分泌。

人类的性具有社会属性，因此，人们应遵循法律及性道德的要求，掌控自己的性欲。而夫妻间的性活动是人类的正常行为。合理、规律的性行为，是确保身心健康的重要条件。否认性欲的产生，拒绝正常的性活动，是违反客观规律的。

2. 性敏感区

性敏感区是指身体上某些性的特殊敏感部位，当该部位受到适当刺激时，可以引起性兴奋。男性的性敏感区比较集中，最敏感的区域是阴茎头及阴茎体部的皮肤，其次是肛门与阴囊之间的皮肤、阴囊及大腿内侧的皮肤，再其次是乳头、嘴唇、颈及臂内侧的皮肤。女性的性敏感区分布广泛，包括外生殖器、胸部、嘴唇、耳垂、脖子等皮肤感受器密集的地方。其中最敏感的区域是阴蒂及其周围，以及小阴唇的内表面和阴道口的周缘。但阴道内部对触摸、摩擦并不敏感，以前误认为阴道对触觉敏感，其实只不过是阴茎在阴道内抽送时牵拉到小阴唇，继而通过阴蒂包皮牵拉阴蒂，从而刺激阴蒂所致。女性的其他性敏感区有大腿内侧皮肤、嘴唇和乳房，但嘴唇和乳房的性敏感程度主要是由心理状态决定的。例如，有的人对乳房刺激缺乏反应，但约 10% 的女性却非常敏感，仅仅通过乳房刺激就可达性高潮。此外，有的女性，在有足够兴奋的情况下，单靠接吻即可达性高潮。

（二）性刺激与性唤起

1. 性刺激

性刺激（sexual stimulation）不只限于对性敏感区的刺激，一切性感的视觉刺激（性感图片、性感影视作品）和听觉刺激（性感音乐、性感语言）汇集之后，通过大脑的整合，可引起初级中枢的兴奋，从而产生性欲。除了这些外在的刺激，还有许多内在的因素也能引起性欲的产生，如想象、回忆、幻想等。

性敏感程度的个体差异很大，它和每个人的身体状态，尤其是体内的激素水平、疲劳程度，以及意识、观念、感情、环境等都有极大的关系。有的人只要微弱的性刺激即能引起强烈的反应，有的人则需相当强的性刺激方能引起。

2. 性唤起

性唤起（sexual arousal）是指在适当刺激条件下性器官兴奋的产生。如上所述，它虽可由心理和生理因素共同诱导产生，但直接刺激性敏感区最容易产生性唤起。个体产生性唤起所需的时间也有很大的差异，有的仅需几分钟，有的则需几小时。

（三）性反应与性反应周期

从性唤起到性高潮，再回复至初始的生理状态，生殖器和身体其他方面产生一系列变化，称为**性反应**（sexual response）。玛斯特斯（Masters）和约翰逊（Johnson）通过大量实验研究揭示了性反应的过程，他们将性反应过程分为兴奋期、持续期、高潮期和消退期，称为**性反应周期**（sexual response cycle）。性反应周期中除生殖器的变化外，还有身体的其他变化，下面是性反应周期中各期的主要变化。

1. 兴奋期

男性的特点是能迅速地进入兴奋状态，女性的“启动”则比较缓慢。

男性的性兴奋期以阴茎勃起为主要特征。如果不及时向性反应的下一阶段发展，阴茎勃起状态会暂时消退，但经刺激后又可重复出现。同时，阴囊皮肤变厚，精索缩短，睾丸上移。身体的其他反应表现为全身肌肉紧张有力，心率增加，血压上升。

女性的性兴奋期最重要的变化是阴道高度润滑，这是由阴道壁血管大量充血产生渗出液所致。前庭大腺虽在性兴奋时能分泌黏液，但尚不足以引起阴道的高度润滑。阴道上 2/3 扩张，可明显伸长 1/4 并呈球状膨胀，这些变化都利于容纳阴茎及适应阴茎的抽送。生殖器的变化还表现为子宫充血，体积增大。子宫体和子宫颈在盆腔的位置有所提升。阴蒂由于充血而增大，大阴唇变扁平，小阴唇因充血而增厚（可比平时增厚 2～3 倍）。此外，乳头勃起，乳房也由于充血而出现体积增加、坚挺、发胀、发热。身体的其他反应主要有：肌肉紧张，心率增加，血压上升，出现全身发软、发麻等快感，产生性交欲望。

2. 持续期

持续期又称平台期、高涨期。此时期内，男性的性兴奋和性紧张程度维持在性兴奋期后期的水平或持续提升。由于阴茎海绵体的进一步充血使阴茎的周径增大、坚硬，尿道球腺分泌黏液由尿道流出。其他的反应表现为面肌、腹肌和肋间肌等出现轻度痉挛性收缩。在持续期末期，出现过度呼吸，呼吸急促；血压进一步上升，心率加快。在性持续期内，阴茎由可受意识控制的缓慢抽送，逐渐发展到无法自主控制的、快速猛烈的抽送，此后进入高潮期。

在女性的性持续期，性兴奋和性紧张强度都维持在较高水平。在此期内，阴道的下 1/3 由于显著充血，加上环绕其外的肌肉收缩，使阴道口和该区段缩窄，因而对插入的阴茎起着“紧握”作用，增加双方的性快感。阴道的上 2/3 则进一步扩张，子宫也同时进一步提升。对于无授乳史的女性，乳房的反应为继续增大，但有授乳史的女性则变化不显著，乳晕开始充血并胀大，呼吸加深加快，心率也进一步加快，血压进一步升高。

性红晕的出现是持续期的重要特征，它是一种皮肤反应，是由血液分配的骤然改变所致。体内血液流向身体表面，导致皮下浅表血管充血，出现皮肤潮红。性红晕出现的范围、程度均存在个体差异，通常产生的部位是上腹部、乳房表面和前胸部，亦可出现在身体其他部位，如臀部、背部、四肢和颜面部。性红晕主要见于女性，极少数的男性在此期也可发生。

3. 高潮期

性高潮期是性反应的过程中兴奋程度最高的时期。**性高潮**（orgasm）存在一个高潮阈值，一旦性兴奋达到或超过此阈值，就通过神经反射作用引发性高潮的出现。而性高潮持续的时间，一般不超过 30 s，此时期产生极强的快感。

在男性，随着性高潮的出现，经 1 ~ 3 s 后，即发生射精。射精过程一般分为两个阶段：第一阶段是射精中枢兴奋，使输精管、前列腺的平滑肌收缩，使输精管内的液体及精囊腺、前列腺的分泌物汇入尿道的前列腺部，也称移精。第二阶段是阴茎尿道和阴茎根部的肌肉及会阴的肌肉发生节律性收缩，使精液作连续冲击状射出，也称排精。从阴茎插入阴道到达射精所需的时间，个体差异很大，与年龄亦有一定关系。同一个人在不同时间、不同身体状态下也有所不同。性高潮还伴有身体的其他生理变化，如呼吸加深加快，一直延续到消退期初期；心率进一步增加，血压升高。

在女性，阴道下 1/3 肌肉的节律性收缩是性高潮的主要表现。肛门括约肌也同时收缩，并伴有子宫收缩，但没有节律性。阴道的这种节律性收缩，每次性高潮一般发生 3 ~ 15 次。阴道节律性收缩次数的多少和收缩力的强度是衡量性高潮程度的决定性指标，强烈的性高潮可有 10 多次节律性收缩，且收缩力较强。此外，女性性高潮期呼吸加深加快，心率进一步加快，血压进一步增高，肌肉不随意收缩，主要在手足和颜面部，部分女性会不自主地发生颤抖。

4. 消退期

在高潮期后，生殖器及身体其他部位的变化便恢复到性唤起发生前的功能状态，此过程称为消退期。在此时期内，肌肉紧张现象急剧下降，生殖器充血逐渐消退，心率、血压、呼吸等恢复正常。

男性在射精后，阴茎还有部分勃起，不久即变小、疲软。男性在消退期最显著的特点是存在“**不应期**”（refractory period），即在性高潮后的一段时间内，刺激生殖器不再产生性唤起。不应期的长短因人而异，而同一个人也会因时而异。不应期的长短和年龄的关系最为密切，在青年期，不应期可短至几分钟，而在老年期则长达数小时。

女性的消退速度比男性慢，表现在生殖器的充血逐渐消退，阴道及大、小阴唇缩小至原来大小，子宫移回原来位置。女性与男性最大的不同在于，性高潮后不存在不应期。多数女性，尤其是性欲较强的女性，在性高潮后，仍可接受再刺激，可再次达到性高潮，有的甚至可以连续出现几次性高潮。有的女性在一次性交过程中只获得一次性高潮，然后快速进入消退期。还有的女性，无性高潮的出现，但持续期持续时间长，然后缓慢进入消退期（图 2-1）。女性这种多次获得性高潮的潜在能力因人而异，也与年龄及情绪有密切关系。在对我国年轻女性（平均为 26 岁）的一项调查中发现，大约有 40% 女性只有一次性高潮，40% ~ 50% 有多重性高潮，10% ~ 20% 的人则达不到性高潮。而达不到性高潮的主要原因，除了与女性自身的敏感性有关，另一个更主要的原因可能是男性的射精潜伏期过短。

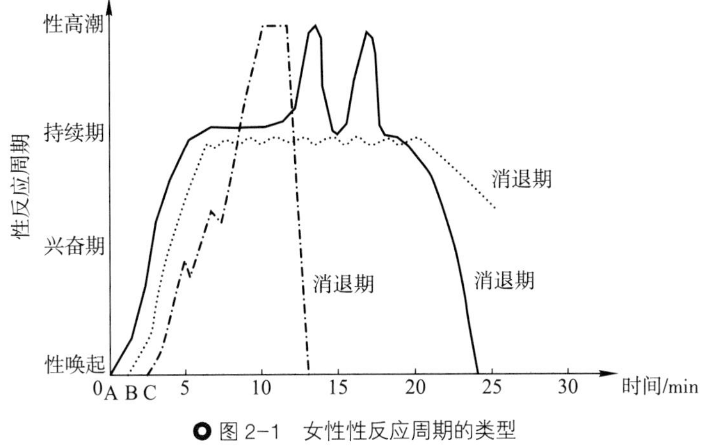

图 2-1　女性性反应周期的类型

A. 出现多次性高潮；B. 没出现性高潮；C. 出现一次性高潮

必须指出的是，女性若是在非自愿或暴力的情况下，即使受到性刺激，甚至发生生殖器的接触，但由于受到惊吓、侮辱和侵害，不但不会产生上述正常的性反应过程，还会带来心理和生理上的极大痛苦。例如，由于阴道干涩、紧缩，阴茎的强行插入必然引起疼痛。遭受过强迫性性行为的女性，特别是遭受过性暴力者，有的会导致长期的性厌恶和阴道痉挛，须经较长时间后才恢复正常。

5. **两性性反应的特点与差异**

男女两性在性反应上存在不同的特点和差异，了解这种差异，有针对性地给以调适，方可使男女双方在性活动中获得性快感，达到性和谐。

男性的性兴奋发展速度较快，而女性的性兴奋发展速度慢。具体表现在以下方面：第一，男性达到性高潮的时间短，一般需要 2 ~ 6 min，少数只需要 1 ~ 2 min，而一般女性到达性高潮的时间长，需 8 ~ 10 min，甚至更长（图 2-2）。第二，通常，男性性交出现性高

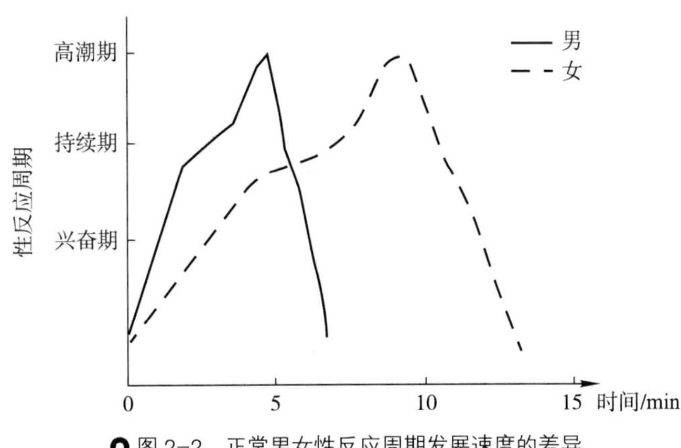

图 2-2　正常男女性反应周期发展速度的差异

潮的频率较高，并伴随射精现象，而大多数女性并非每次性交都出现性高潮，有的甚至一生中从未出现过性高潮。第三，在两性性活动中（自慰除外），男性必须通过性交、射精才能出现性高潮，而女性并不一定通过性交才出现性高潮，有时仅仅刺激嘴唇、乳房、阴蒂也能出现性高潮，得到性满足。

从上可见，两性性反应的发展是不同步的。因此，在性活动中，针对男女两性性反应的不同特点，男性一方面可通过对性敏感区的广泛刺激（俗称“前戏”），加快女方性兴奋的发展速度，另一方面要适当降低阴茎的性兴奋，控制自己性兴奋的速度，从而缩小两性之间的差距，获得同步性高潮或通过增加阴茎插入阴道的持续时间而使女性获得愉悦感（图 2-3）。同时，女性由于性消退期较慢，因而在性高潮后需要有一段时间的爱抚和温存，方可得到性的满足（俗称“后戏”）。如果女性长时间没有获得性满足，则有可能发展成性冷淡。

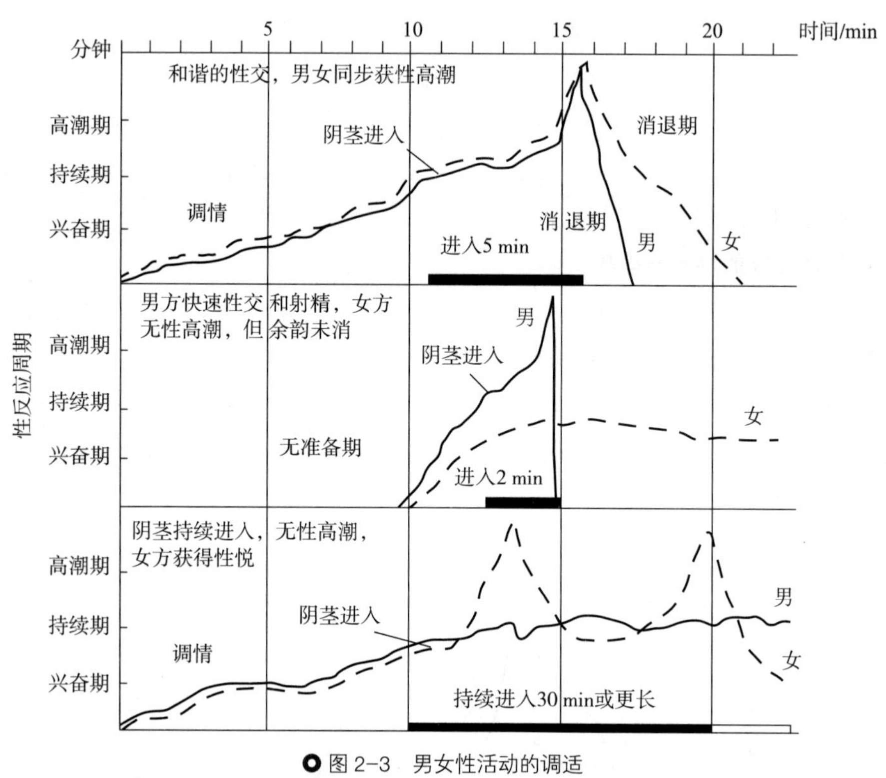

图 2-3　男女性活动的调适

（四）性度

性度（degree of sexuality）包括性欲和**性能力**（sexual ability），两者之间既有一定的联系又有所不同。一般来说，性交频率的高低基本上可以反映出性欲的强弱，而性交时的兴奋程度和持续时间的长短，则反映着性能力的高低。

性能力和性欲的个体差异很大，受性激素水平、健康状态、精神状态，心理因素，乃至环境因素等的影响。性能力和性欲，并非完全是生理上的能力的反映，两者也并非完全同步。例如，一个体魄强健的运动员，虽然可能由于专注于训练而表现得性欲低下，但性欲一旦被唤起，可能表现出较强的性能力。而体魄比他差的人，却有可能表现出较强的性欲和较低的性能力。

男女性交次数没有一定的标准数据，身体健康，营养良好，性激素分泌正常，性生活就比较频繁。反之，性生活则本能地减少。但性生活的频率常常受自然环境、季节气候、居住条件、夫妻感情、文化程度、科学知识、生活习惯和心理因素的影响而变化。一般来说，20～30 岁的人性生活处于旺盛时期，每周可有 3～4 次；30～40 岁的人每周有 2～3 次：40～50 岁每周有 1～2 次；50 岁以上每周有 1 次或每月有 2 次。60 岁以后，每月可保持有 1 次性生活。如果长期不过性生活，性腺分泌激素的作用就会减弱。所以性生活也是刺激性腺激素分泌的一种生理反应，进入老年期不等于不需要性生活。

一般来说，如图 2-4 所示，男性的一生有 3 个性的活跃期，但不同地方不同年代的人有所不同。

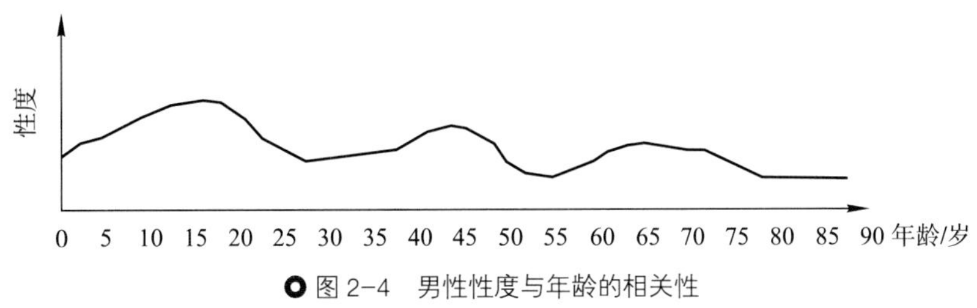

图 2-4　男性性度与年龄的相关性

第一个活跃期在 15 岁左右。男性的性冲动十分强烈，稍有性刺激，立即出现性器官的充血挺举和性心理的兴奋冲动。此时如果自制力差，容易出现性罪错，故有人称此为“第一危险期”。女性在此时期的生理逐渐发育成熟，有与异性接触的欲望，但含蓄，呈被动型，有性欲但并未达到性欲高峰。

第二个活跃期在 45 岁左右。男性在此期性欲虽强，但体力毕竟有限，性活动增多，不应期延长。此时期的女性性欲比较旺盛，常有主动的性要求，因此也称女主动性活跃期。

第三个活跃期在 65 岁左右。此时期的老年男性性生活表现活跃。由于每个人的健康状况不同，对性的要求也不一样，体健者性活动次数多，体弱者则相应减少。但此时期的老年女性由于绝经而导致性欲低下，性活动减少。因此，此时期的老年夫妻需要了解彼此生理上的变化，互相适应，互相协调，共同营造和谐的夫妻生活。

性生活的频率需根据每个人的实际体质及精神状况而定。性交后如感到情绪愉快，精力充沛，不影响次日的工作和学习，那就是合适的。若性交后出现身体疲乏倦怠，嗜睡，气短头昏，腰酸腿痛，影响第二天的工作，这就是过度了。如果身体患有旧疾，性生活过度容易引起复发。中医常说的“挟色伤寒”，即有房事后发病或病后因房事而加重的病例，症状为寒热相兼、头晕目眩、四肢软乏、精神恍惚。

二、性活动的卫生与禁忌

（一）生理卫生

性活动的生理卫生主要包括以下方面：

1. 外生殖器的清洁

性活动前后应清洗外生殖器。性活动本身是无菌的，但不洁的性交会把阴茎上和阴道口的污物带到阴道内，引起感染。男性如果包皮过长，容易积存包皮垢，引起包皮和阴茎头感染、发炎，甚至尿路感染，可增加女性宫颈癌的发病率。女性尿道短而宽，男性的精液为碱性，中和了阴道原来的酸性环境，如果加上男性生殖器或女性阴部不卫生，尿道口与阴道口的距离很近，性交时容易将周围的病菌带入尿道，引起尿路感染。如果不及时治疗，尿道上行感染容易诱发膀胱炎、肾炎、败血症和尿毒症等。因此，性活动前应清洗外生殖器。性交后通过排尿可以冲走尿道中部分病菌，避免感染，性交后也应对外生殖器进行清洗。

2. 杜绝不洁性行为，防止性传播疾病。

性传播疾病可通过性行为进行传播。多个性伴侣、一夜情等性行为可增加感染性传播疾病的风险。因此，洁身自好，杜绝不洁性行为是预防性传播疾病的关键。

（二）心理卫生

性活动心理卫生的一般原则包括以下方面：

1. 男女平等，杜绝婚内强奸

男女都有表达性爱的权利，男性可以有主动的性要求，女性也应该拥有支配自己性行为的权利。女性在性活动中的主动积极可以使性高潮出现得更快些，更能激发性情趣。夫妻之间如果违背女性的意愿，强行进行性生活的，则视为婚内强奸。

2. 规律、适度的性生活

正常、规律的性活动有利于身心健康。纵欲与禁欲，均有损健康。纵欲导致过度消耗体力，影响机体代谢，降低免疫力。长期没有性行为的女性，阴道的自洁作用相对衰退。男性长期没有性活动，容易发生惰性反应，造成阴茎肌肉的失用性萎缩。

3. 偶然出现不正常属正常现象

即使是一对性生活十分协调的夫妻，偶尔也会出现暂时的不满意，这与体力、环境、心情等有密切的关系。克服这方面的不利因素后，满意的性活动可以得到恢复，还有可能得到进一步的发展。若一方出现偶发性的性功能障碍，切忌抱怨、指责，甚至辱骂对方，这样一来会增加心理负担，导致感情淡化、分离和破裂。

（三）性活动的禁忌

在某些情况下，人们有必要适当减少和停止性活动，以避免引起不良后果。

1. 患病期

不论患何种疾病都可使体力下降，免疫功能降低。因此，在疾病期暂时停止性活动是必要的，否则会使病情加重，延长康复时间。尤其是患有生殖器的炎症和传染性疾病时更应注意，因为性活动会直接使这些器官产生疼痛或使症状加重，这时应完全停止性活动。

2. 月经期

月经来潮，子宫内膜脱落，子宫内壁有新鲜创伤面，子宫颈口微开，倘若此时进行性活动，细菌侵入，容易引起子宫内膜炎或盆腔炎。经期性交还可加重子宫出血，使经期血量增加，有时还会延长经期，加重月经期的不适症状。在经期性交，对男性身体也有不良影响，可发生尿道刺激的症状，这是月经中异物进入男性尿道所致。

3. 妊娠期

在妊娠期的前三个月和后两个月，性活动会刺激子宫，加之女性产生性高潮，可使子宫收缩，故妊娠前期性生活容易发生流产，后期则容易引发早产，并可发生羊水感染，影响胎儿正常发育。妊娠中期偶可进行性活动，但动作应轻柔，不能重压。

4. 产褥期

女性分娩后的一个半月到两个月内，生殖器未恢复到产前状态，身体也未恢复到正常健康水平，加之母乳喂养，身体消耗较大，所以应尽量避免性活动。此外，子宫腔内的分泌物以恶露形式从阴道排出体外，局部抵抗力低下，如果进行性活动容易引起细菌感染。产褥期感染是妇产科中比较严重的疾病，如治疗不当，容易发生脓毒败血症，可危及生命。

5. 哺乳期

女性在哺乳期间由于体内雌激素水平的降低及身体劳累，一般对性的要求减少。此外，对于顺产者，阴道壁的功能尚未恢复到正常状态，一旦遇到强力，有发生破裂的可能，所以哺乳期性活动次数要减少，力度也要适中。

6. 人工流产期

人工流产手术中对宫颈的牵拉、扩张吸管或刮匙对子宫壁的刺激均给女性带来某些不适，术后四周内应禁止房事，以免造成生殖器的感染。如果在此期间发生性活动，带入阴道的致病微生物容易通过血液加速逆行感染。如炎症进一步加重，可能引起输卵管水肿、出血、坏死，肉芽组织增生或输卵管增粗，发生输卵管堵塞或输卵管周围组织粘连，最终可能引起继发性不孕。

第二节　性功能的调节

人类性功能的调节主要有两大途径，一是可以迅速做出反应的神经调节途径，二是缓慢而持续起作用的激素调节途径。

一、性功能的神经调节

人类的性功能受大脑皮质及边缘系统、下丘脑和脊髓这三级神经中枢的调控，各级中枢均与大脑皮质产生联系并互相作用，构成心理作用的生理基础。大脑皮质为所有高级中枢的集中地，是性行为、性心理的最高控制中心。与性行为有关的脑区可见表 2-1。

表 2-1　与人类性行为有关的脑区

脑区	性相关功能
奖赏系统	触发性动机，择偶，调节性欲
丘脑	传递性刺激信号
下丘脑	协调性行为中的自主事件，如择偶
杏仁核	接受性刺激，择偶，调节性欲
隔区	调节性欲
前额叶皮质	抑制性行为的启动，调节性欲
扣带回	在冲突环境下处理性刺激，调节性欲
岛叶	勃起，调节性欲

（一）性功能的三级神经调控

1. 第一级（初级中枢）——脊髓

脊髓（骶段）是控制性功能的初级神经中枢，执行上传下达的功能。上行传导感觉性刺激信息经过丘脑到达皮质中枢，再经过信息整合，产生性兴奋，下行至性器官，引起相关的性反应，如勃起。

2. 第二级（高级中枢）——下丘脑

下丘脑是间脑的一部分，可以通过下丘脑 - 垂体 - 性腺轴进行调节。它通过分泌促性腺激素释放激素，刺激腺垂体分泌促性腺激素（促卵泡激素和黄体生成素），从而调节性腺的功能。

3. 第三级（最高中枢）——大脑皮质及边缘系统

大脑皮质及边缘系统是控制性生理活动的最高级神经中枢，**边缘系统**包括杏仁核、海马、乳头体、纹状体等，如图2-5所示。边缘系统支持多种功能，如行为、情绪及长期记忆等，也是与人类性生理活动最为相关的神经控制中枢。边缘系统控制性生理活动的机制相当复杂。

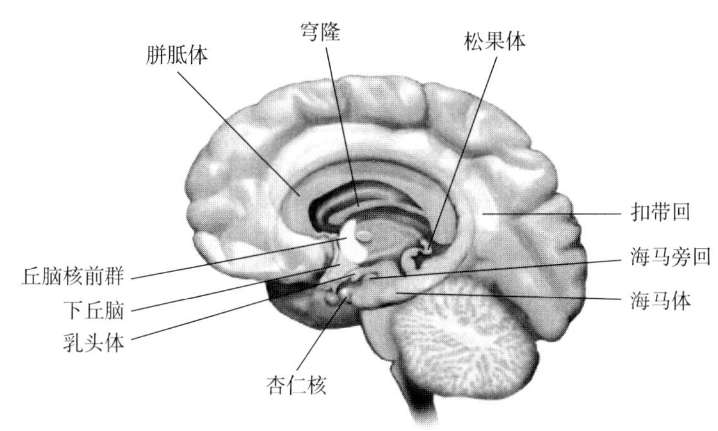

图2-5 大脑、间脑及边缘系统示意图

（二）性中枢与其他中枢的相互作用

正常情况下，性反应是兴奋和抑制平衡之后的反映。当性兴奋因素超过抑制因素时，就会出现性兴奋；当性兴奋太低或抑制性影响（如厌恶感）太强时，可能会出现性抑制。

1. 其他中枢对性中枢的兴奋作用

视觉中枢能刺激性唤起。研究证明，视觉色情内容很容易吸引大脑的注意力。人类观看的情色画面传入视觉中枢，兴奋扩散至性中枢，激发性欲。

听觉中枢在唤起性欲的过程中也有重要的作用，仅次于视觉中枢，如在诊断男性勃起障碍时，有一种称为“视听性刺激反应”的诊断手段，即通过色情画面和声音来刺激男性的性欲，以观察阴茎勃起状态。

嗅觉和味觉中枢也能刺激性欲，气味和味道可以作为潜在影响性欲的途径，如生活中有些香水具有促进性欲的作用。研究发现女性气味会增加男性血液中的睾酮和皮质醇水平，而男性的汗液气味也同样可以影响女性的月经周期。

2. 其他中枢对性中枢的抑制作用

性刺激可以引起性兴奋，也可以引起负面情绪，从而成为性抑制因素。某些刺激会使人产生厌恶、羞耻、痛苦、惊吓等不良情绪，从而削弱性唤起和性欲，直接影响性行为。具体表现为：性交时强迫性非意愿的触觉刺激，只能增加厌恶情绪，降低性欲并阻止性行为。与之相似的还有视觉和听觉，某些听觉信息和视觉信息能引起人不适的情绪，使性欲减退甚至产生性厌恶。如性行为发生时突如其来的敲门声可能会引起惊吓等负面情绪，对性中枢起抑制作用，导致性欲减退，性行为中断。

（三）与性功能相关的神经递质

神经系统对性功能的调节离不开神经递质的作用，神经元之间、神经元与性器官之间的信号传递都需要神经递质的参与。参与性功能调节的神经递质，可分为兴奋性神经递质和抑制性神经递质。兴奋性神经递质如去甲肾上腺素、乙酰胆碱、组胺等。其中的去甲肾上腺素由交感神经末梢释放，通过自主神经可以刺激阴茎勃起，并可以解除性疲劳后的性抑制。而抑制性神经递质，如 5 －羟色胺是最具代表性的抑制性行为的中枢性神经递质，主要作用于生殖器与其他性器官的血管系统和平滑肌，产生收缩作用。

此外，还有许多中枢性神经递质也会驱动或抑制性腺轴的活动，包括γ- 氨基丁酸、谷氨酸、催产素、促黑素、血管活性肠多肽、前列腺素等。

二、性功能的激素调节

（一）下丘脑－垂体－性腺轴（hypothalamic-pituitary-gonad axis）

下丘脑－垂体－性腺轴在激素调节中起主导作用。性腺的活动、性激素的产生和分泌都受到下丘脑及垂体的调节，性激素可通过反馈机制调节下丘脑和垂体的活动，同时也对性腺自身活动进行反馈调节。

性腺通过分泌性激素，控制附属生殖器的正常发育并维持其正常的功能状态，激发和维持第二性征。垂体中控制性腺活动的是腺垂体。腺垂体分泌两种促性腺激素：促卵泡激素和黄体生成素（作用详见本书第一章第二节）。腺垂体的分泌功能受下丘脑中具有神经内分泌功能的神经细胞所调控，神经细胞分泌的促性腺激素释放激素进入血管（垂体门脉系统），运送到腺垂体而起作用，可同时刺激腺垂体释放促卵泡激素与黄体生成素（图 2-6）。

1. 下丘脑－垂体－睾丸轴

睾丸精子的产生主要受雄激素的调控，在正常情况下，下丘脑、腺垂体及睾丸的内分泌激素形成完整的反馈调控系统，促进和调控精子的发生、成熟，这就是下丘脑－垂体－睾丸轴。此系统中的任一部位异常，都将影响精子的产生。

下丘脑产生的促性腺激素释放激素，作用于腺垂体的促性腺细胞，使其分泌促卵泡激素和黄体生成素。黄体生成素主要作用于睾丸间质细胞，促进其合成和分泌雄激素。雄激素对下丘脑和腺垂体发挥**负反馈**（negative feedback）调节作用，通过作用于下丘脑，抑制促性腺激素释放激素的分泌，并抑制腺垂体分泌黄体生成素，但并不影响促卵泡激素的分泌。而促卵泡激素主要作用于生精细胞和支持细胞，使其分泌雄激素结合蛋白，雄激素

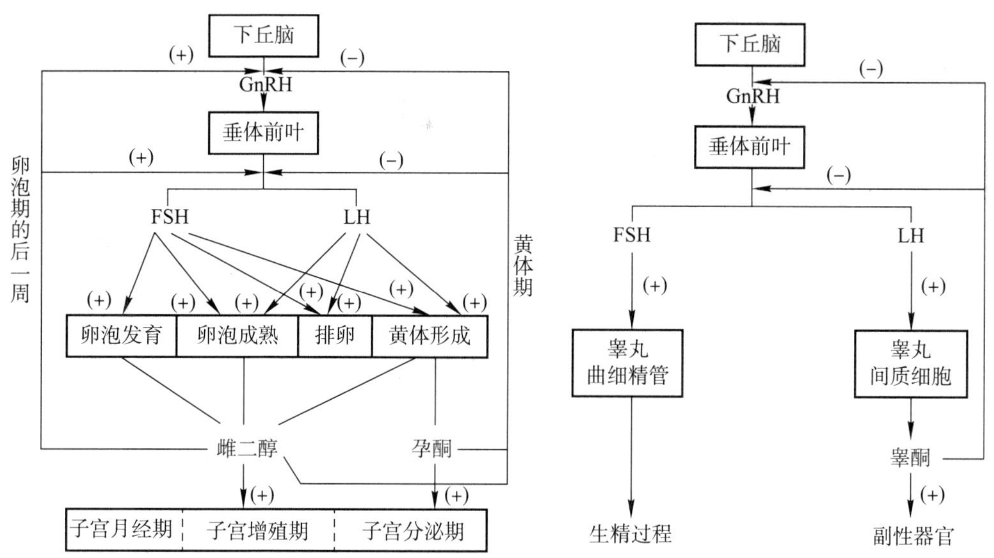

图 2-6　下丘脑 - 垂体 - 性腺轴的正 / 负反馈通路

GnRH：促性腺激素释放激素；FSH：促卵泡激素；LH：黄体生成素
"+"表示"兴奋"；"-"表示"抑制"

结合蛋白与雄激素结合，使睾丸组织内局部形成高浓度的雄激素微环境，与促卵泡激素刺激支持细胞产生的细胞因子协同作用，共同诱发和维持正常精子的生成。由上可见，下丘脑 – 垂体可以调节睾丸的功能，睾丸分泌的雄激素也能调节下丘脑和垂体的分泌活动。

2. 下丘脑 – 垂体 – 卵巢轴

与下丘脑 – 垂体 – 睾丸轴相似，女性卵巢分泌激素的活动受下丘脑 – 垂体的调节，但性激素反过来对下丘脑分泌的促性腺激素释放激素和腺垂体分泌的促性腺激素的活动进行负反馈调节。促卵泡激素和黄体生成素通过刺激卵巢分泌雌激素（主要是雌二醇）和孕激素（主要是孕酮）来调控月经和排卵。

卵泡期（相当于子宫内膜变化的增殖期）的早期，雌激素可抑制腺垂体分泌促卵泡激素和黄体生成素；黄体期（相当于子宫内膜变化的分泌期），雌激素和孕激素的分泌逐渐增加。上述二者共同作用，抑制腺垂体分泌促卵泡激素和黄体生成素。中等量的雌激素，以及中等及大量的孕酮持久作用，也可抑制下丘脑分泌促性腺激素释放激素，即起着负反馈调节作用。但在卵泡期的后期（后 1 周内），排卵前，雌激素分泌大量增加，对下丘脑促性腺激素释放激素的分泌有**正反馈**（positive feedback）作用，即促进它的分泌。不过，这种正反馈效应主要取决于雌激素增加的变化速率，而不是其绝对量。

（二）其他激素的调节

1. 肾上腺皮质激素

肾上腺皮质球状带分泌以醛固酮为代表的盐皮质激素，束状带分泌以可的松为代表的糖皮质激素，网状带分泌性激素。三种激素对于性生理活动都有一定的影响。当罹患肾上腺皮质功能亢进症或肾上腺皮质功能减退症时，上述这些**肾上腺皮质激素**（adrenal cortical hormone）的代谢会出现明显的紊乱，性生理活动也会受到干扰，导致性欲减退及发生各类性功能障碍。

2. 甲状腺激素

甲状腺分泌的**甲状腺激素**（thyroid hormone）包括甲状腺素和三碘甲状腺原氨酸等。甲状腺功能亢进时，甲状腺激素分泌量骤然增加；甲状腺功能减退时，甲状腺激素分泌量明显减少，均会影响性生理活动，多表现为性欲减退和（或）勃起障碍等性功能障碍。

3. 胰岛素

胰岛素本身不会引起性功能的减退，但它可通过调节血糖水平影响性激素的分泌，从而间接影响性功能。高血糖可抑制下丘脑分泌促性腺激素释放激素，或抑制腺垂体分泌黄体生成素和促卵泡激素，通过上述提到的下丘脑－垂体－性腺轴间接影响性激素的分泌和性行为。

第三节　性功能障碍

性功能障碍是指性生活过程中，在性欲、性唤起、性兴奋、性高潮和性满足等的某一方面或某几方面发生改变，从而影响性生活。从病因上区分，若是由生殖系统、神经系统、内分泌系统的器质性病变所引起的，称为器质性性功能障碍；若是由心理因素所引起的，则称为精神性（亦称功能性）性功能障碍。如果没有明确的病因，多数情况下是由于遗传因素或者先天因素所导致的，称为原发性性功能障碍；如果是由于某一种疾病而引起的性功能障碍，则称为继发性性功能障碍。大多数的性功能障碍属于继发性，而在继发性性功能障碍中，大多数又是由心理因素引起的。由于先天结构缺陷导致的性功能障碍属于原发性性功能障碍，也属于器质性性功能障碍。

一、男性性功能障碍

男性性功能的障碍体现在性欲、勃起和射精的异常，见表 2-2。其中，最常见的有阳痿、早泄、不射精和逆行射精。

（一）阳痿

阳痿（impotence）也称勃起功能障碍，在成年男性中较常见，是指不能持续获得并维

◎ 表 2-2　男性性功能障碍的类型

障碍类型	异常情况	表现
性欲改变	低下（减退）	无性欲
	亢进（旺盛）	
勃起异常	障碍	阳痿
	过盛	异常勃起
射精异常	过早	早泄
	过迟	迟泄
	不能	不射精（无快感）
射精异常	力量不够	射精无力
	路径	逆行射精（有快感）
	痛 / 出血等	射精疼痛、血精

持足够的阴茎勃起以完成满意的性生活。表现为以下情况：阴茎勃起能力的完全丧失或者虽能部分勃起，但其硬度不足以插入阴道进行正常的性交活动，或者虽能进入阴道，但勃起的时间太短不足以完成正常的性交活动，持续时间超过 6 个月。导致阳痿的因素众多，涉及年龄、身体状态、生活方式及遗传等多个方面。根据病因，阳痿可分为精神性阳痿和器质性阳痿。绝大多数阳痿患者属于精神性阳痿，占阳痿患者的 85%～90%，而器质性阳痿只占 10%～15%（表 2-3）。

◎ 表 2-3　精神性阳痿与器质性阳痿的区别

类型	精神性阳痿	器质性阳痿
发病	突然发生，常与某次精神创伤有关	通常逐渐发生，逐渐加重
勃起情况	时可时不可，夜间睡眠或初醒时常有勃起	无论什么时候都不可
治疗情况	心理治疗，治疗较难，疗效较差	药物或手术治疗，治疗较易，疗效较好

精神性阳痿也称功能性阳痿，往往与精神创伤有关。常是突然发生，但夜间睡眠或初醒时常有勃起。精神性阳痿患者有的在手淫等情况下可以勃起，而性交时又不能勃起；有的在刚接触女方身体时可以勃起，但在企图插入阴道时又立即萎软。精神性阳痿的主要病因为：

① 心理方面　性知识缺乏，性生活疑虑、恐惧，过度自责，害怕使女方怀孕等。

② 感情方面　夫妻不和，对女方不信任、无好感，性要求与女方不协调。

③ 家庭及社会影响　父母控制过严，宗教影响，儿童时期精神创伤，工作、经济及人

际关系等社会问题上的挫折造成严重的思想负担。

器质性阳痿通常是逐渐发生、逐渐加重。由于手术、外伤或药物引起的器质性阳痿，也可突然发生。器质性阳痿无论在什么情况下都无法勃起，其病因很多，包括泌尿生殖器炎症、手术创伤、血管病变、神经系统疾病、内分泌系统疾病等，也可由某些药物（如安眠药、酒精）引起。其中有相当一部分患者，是在患器质性病变后引起精神上的负担而发生阳痿。

绝大多数阳痿患者属于非器质性的，多与精神和心理因素有关，可通过心理治疗治愈。而对于病因不确定者或器质性患者，可采用药物或手术治疗。

（二）早泄

早泄（premature ejaculation）是指在性交时勃起的阴茎在未进入阴道前或刚进入阴道即发生不能随意控制的射精行为。国际性医学会（ISSM）于 2013 年制定了《ISSM2014 年版早泄诊治指南》，明确了原发性和继发性早泄的标准：①从初次性交开始，往往或总是在插入阴道后 1 min 左右射精（原发性早泄），或者阴道内射精潜伏期有显著缩短，通常 < 3 min（继发性早泄）。②总是或几乎总是不能延迟射精。③消极的身心影响，如苦恼、忧虑、沮丧和（或）躲避性生活等。

早泄的病因，绝大多数是由控制性活动的大脑和脊髓的有关神经中枢兴奋性过高所致，可由长期手淫和纵欲过度而引起。有的是由于性生活的环境不佳导致精神紧张，因而形成了难以控制的过早射精习惯。早泄是较常见的男性性功能障碍疾病，患者不必过分紧张，保持良好心态及时就医，耐心治疗，常能收到较好的效果。

（三）射精障碍

射精障碍是指阴茎能正常勃起和性交，但不能射出精液，或是在其他情况下可射出精液，而在阴道内无法射精，因此无法达到性高潮和获得性快感。按病因分为功能性（也称精神性）射精障碍和器质性射精障碍。功能性射精障碍较为多见，以精神心理因素为主，如躁狂、抑郁、性唤起障碍、夫妻关系不和、性技巧缺失、性生活环境不佳等。器质性射精障碍较为少见，脊髓损伤、脊髓炎性或肿瘤病变等可引起射精障碍。

（四）逆行射精

逆行射精被定义为高潮时精液不是顺流排出而是逆行流入膀胱。这通常是由于膀胱颈在排出期不能闭合，可能是特发性的，也可能是继发于膀胱颈手术、药物或神经损伤所致。逆行射精是唯一机制明确的射精障碍，有射精动作发生，但没有精液或仅有极少量液体射出，表现为干射。射精后即刻取尿液标本进行检验，若离心沉淀后观察发现大量精子，考虑存在逆行射精的情况。

二、女性性功能障碍

女性性功能障碍常见的有性交困难、性交疼痛、性欲低下和性高潮缺失。

（一）性欲低下与性厌恶

性欲低下是女性最常见的性功能障碍，且发生率随着年龄的增长而增加。目前对性欲低下的最新描述为“对性的欲望和兴趣缺乏或下降，缺乏性期望或性幻想，以及缺乏反应性性欲，这种性欲的缺乏已经超出了年龄增长和关系持续带来的正常降低，并导致本人的精神痛苦。性欲低下大多是由精神因素所致。

性厌恶以往被视为性欲低下的亚型，常与性欲低下混淆。很多学者认为尽管性厌恶作为性功能障碍的一种类型，但实际上属于恐惧症或焦虑症。性厌恶是指持续或反复地极度厌恶和回避所有（或几乎所有）与性伴侣的生殖器性接触，结果引起极度的个人痛苦和人际交往困难，但应排除其他的精神疾患（不包括其他性功能障碍）。目前仅知性厌恶是一种原发性或继发性的条件反射，多数患者有性创伤历史或被性虐待的经历，也有观点认为存在天然性厌恶的现象，目前仍缺乏对性厌恶的病因和流行病学资料的研究。

（二）性高潮障碍

性高潮障碍是指尽管自我感受的性唤起或性兴奋水平很高，但经过各种足够且有效的性刺激后仍缺乏性高潮，以及性高潮感觉的强度明显降低或性高潮出现明显推迟。导致性高潮障碍的相关因素有：人际关系和婚姻冲突、心理障碍、精神失调、服用抗抑郁药（尤其是选择性 5- 羟色胺再摄取抑制剂）、其他性功能障碍。

根据发生的时间，性高潮障碍可分为原发和继发两类。根据性高潮障碍的程度，可分为完全性和境遇性。完全性性高潮障碍是指女性在任何场合或任何状况下都不能获得性高潮，而境遇性性高潮障碍是指女性在和不同的性伴侣或通过不同的性刺激方式时，有时可获得性高潮，有时无法达到性高潮，随环境和情绪的变化而变化。

性欲低下与性高潮障碍有一定联系，两者互为因果，互相加重。性高潮障碍会造成性欲低下。而性欲低下，性兴奋性下降，自然很难出现性高潮。

（三）性交疼痛与性交困难

性交疼痛是指勃起的阴茎能够插入阴道，但性交时或性交结束后，阴道口或阴道深部及下腹部感到轻重程度不等的疼痛。性交疼痛与初次性交处女膜破裂而出现的暂时性疼痛不同，也与女性有时因准备不足而出现的暂时性性交不适有所区别。一般来说，只有疼痛程度较重并且反复发生的才能视为性交疼痛。性交疼痛往往导致性交难以完成。

性交困难最常见的情况是阴道痉挛。阴道痉挛是指性交前阴茎即将插入时，或性交时阴茎接触阴道口时，环绕阴道口和阴道下 1/3 的肌肉发生非自主性的痉挛和缩窄，使勃起的阴茎无法插入。产生性交疼痛与阴道痉挛的原因，可以是器质性因素，也可以是精神性因素，但绝大多数是由心理因素造成的。

三、性功能障碍的诱因与治疗

（一）性功能障碍的诱因

从病因上区分，性功能障碍可分为器质性和功能性两大类，其中功能性障碍与心理和社会因素密切相关，也称精神性性功能障碍。

1. 器质性因素

常见的器质性病变如下：

（1）内分泌系统病变　下丘脑－垂体－性腺轴控制着生殖活动、性行为和性功能的产生和完成。内分泌系统的疾病（如甲状腺问题、肾上腺功能异常、垂体瘤等）可能通过影响机体的激素水平而影响性功能。

（2）神经系统疾病　神经系统直接调节性行为，包括交感神经、副交感神经、阴部神经和大脑皮质等。神经系统疾病（如多发性硬化、脑卒中、帕金森病等）可能导致性功能障碍。

（3）生殖系统疾病　生殖系统包含着机体执行性活动的器官。生殖系统疾病，如各种炎症、先天缺陷、器质性病变等可以直接导致性功能障碍。

（4）全身性疾病和心血管疾病　如冠心病、高血压、肾功能不全、肝功能不全、糖尿病、动脉粥样硬化，可能通过不同机制影响性功能。

2. 精神性因素

精神性的性功能障碍通常由患者的个性特点、生活经历、应激事件、心理社会因素等相互作用所致。曾经的经历给患者带来不良情绪，干扰其正常性生活。性生活的障碍加深患者原有对性生活的畏惧和忧虑心理，形成恶性循环，进一步加重了性功能障碍。

（二）性功能障碍的治疗

1. 器质性病变的治疗

（1）药物治疗　器质性病变引起的性功能障碍，应先积极治疗原发病。原发病治愈后，性功能障碍也可以得到相关缓解甚至解除。同时，可以服用相应的治疗性功能障碍的药物进行治疗。

（2）手术治疗　大多数性功能障碍患者可以通过药物治疗达到理想的治疗效果，但某些疾病无法通过药物治疗达到治疗效果的，可以考虑手术。男性性功能障碍常见的手术方法有三种：①外膜缩短术。②皮膜延长术。③阴茎假体植入。

除了药物和手术治疗，还有物理治疗、食疗、基因治疗等多种治疗方法，如物理治疗勃起障碍可采用真空负压勃起装置，促使阴茎增大并勃起。

2. 心理治疗

目前，国际上流行的心理治疗方法包括认知疗法、行为疗法、认知行为疗法、正念疗法等。心理治疗的最终目的是解决患者的心理问题，以此改善躯体的功能表现。

思 考 题

1. 论述性功能的调节过程。
2. 从性反应周期的角度，简单介绍男性和女性性功能障碍的类型。
3. 你了解无性婚姻吗？对于无性婚姻，你有何看法？
4. 和谐的夫妻性活动有助于婚姻的维系，简述哪些措施有利于夫妻性活动的和谐。

附 2-1　如何科学看待性欲?

2020 年 9 月，北京某大学发生学生因性欲过强而选择自宫的事件，2018 年广州大学生自宫，2015 年威海大学生自宫……性欲，有那么可怕吗？为何这些“天之骄子”还会做出如此极端的行为？呜呼！性欲过强，何须自宫！

1. 食色，性也

性是人类的一种本能，对物种的生存和繁衍有着重要的意义。性欲是指在一定刺激条件下产生的性交欲望，是人类基本的生理需求。胎儿出生后，性的发育暂时处于“停滞”的状态。到了青春期，随着性腺（睾丸 / 卵巢）的发育，体内性激素水平升高，性欲增强。性欲增强的程度具有明显的性别差异，一般来说，男性比女性强。即使在男性之间，性欲也存在显著的个体差异。对于血气方刚、处于求学阶段的大学生来说，此刻尚未婚配，自慰便成了解决生理需求的普遍方法。

自慰是指在没有异性参与下，用手或外物刺激生殖器（或其他动情区）而获得性快感的一种自我激励和自我安慰的行为。自慰在青少年中是一种普遍现象，调查表明，超过 90% 的健康男性有过自慰行为。事实上，各个年龄段的男女都可以有自慰行为，只不过由于生理上的特征，男性比女性更为常见。正如《自慰的解放》中所说的：“自慰不是疾病，是我们首要的性活动，是性的基础。”适当地自慰是一种既不伤害他人，又能合理释放性欲的方式。

2. 万恶“淫”为首?

（1）罪错论　自慰，俗称手淫。虽然“手淫”的叫法广为流传，但由于“淫”在中文为贬义词，容易产生偏见，学术界更愿意用中性词“自慰”来描述这一行为。长久以来，社会上认为自慰有害，并有意无意丑化“自慰”行为：有的中医认为，自慰“抽干骨髓”“元气大伤”；民间也有“一滴精，十滴血”的说法。加上传统观念认为自慰是“道德败坏”“羞于见人、难以启齿”的不堪行为，使得许多有自慰行为的青少年产生严重的心理负担。在“欲罢不能”和“内疚自责”中形成恶性循环，严重者发展成精神障碍或抑郁症。此外，“戒色吧”、古侠小说、电视剧中的自宫情节往往暗示着“摆脱性欲、回归洁净”的寓意，甚至传递“割以永治”的观点。所以，便有了文章开篇的种种自宫行为。

（2）无害论　无害论认为：男性在性发育成熟后，睾丸产生精子储存于附睾中，精子有一定的寿命。射精时，精子经附睾、输精管、射精管，与来自前列腺、精囊腺和尿道球腺分泌的碱性液体（精浆）汇合，形成精液，由尿道排出体外。精浆仅仅是人体体液中的一种，没有任何特殊成分。睾丸和附睾自身具有新陈代谢作用，“精满则溢”。合理适当的排泄可以解除性紧张，释放性能量，对身体不仅无害，反而有利于健康，促进新陈代谢。

3. 化解干戈，“性欲”与“求知”可以并存

性欲有性别之差与个体之别，对于男性来讲，一生中性欲最旺盛的阶段，莫过于“血气方刚”“精力旺盛”“年轻力壮”的青少年时期。更何况，男性在性行为方面，属于“积极主动”型和“无师自通”类。此时若见到裸体画面、接吻镜头、异性身体，甚至见到异性用品都可产生性冲动。强烈的欲望如同熊熊火焰，难以抑制，使人焦灼又兴奋。然而，“三更灯火五更鸡，正是男儿读书时”，此时性欲过强，必然影响求知与学习；过度频繁地自慰，必然影响身心健康。因此，如何化解“性欲”与“求知”之间的矛盾与冲突？我们来支招：

（1）正视听 “饮食男女，人之大欲存焉。”性，何罪之有？性欲，无需“除之而后安”！学习科学的性知识，正确认识性与性欲的合理存在，才是解决“性欲”与“求知”矛盾的正道！性教育的普遍缺失，是导致青少年“恐性”“性无知”的根本原因！所幸，2020年10月17日，性教育正式被纳入《未成年人保护法》，成为法律保护的教育内容：规定学校、幼儿园应当对未成年人开展适合其年龄的性教育。性教育，总算师出有名！传播科学的性知识，以正视听，消除“性无知”，是我们努力的方向！

（2）去杂念 当今网络信息良莠不齐、鱼龙混杂。有些网络平台充斥着色情和暴力的画面和文字，大有“性教唆”和“性诱惑”之嫌。因此，建议处于激素高分泌期的年轻男子少接触具有煽动性和刺激性的书刊、视频网站，消除杂念。培养业余兴趣与爱好，充分安排时间；参加体育锻炼，合理分散精力和转移注意力，使自己“无暇”顾及性欲。

（3）不赖床 男性勃起和射精的基本中枢在脊髓（兴奋），脊髓接受大脑皮质的控制（抑制）。夜晚至清晨（睡眠时间），大脑皮质处于休息状态，减弱对脊髓的控制，性欲增强。因此，男性清晨容易处于勃起状态。此时，如果赖床或被子过暖，容易产生或增强性欲，自慰的发生率随之增高。因此，建议青年男子（大学生们）早睡早起，不贪睡不赖床；尽量选择棉质平角较为宽松的内裤，把控和调适自己的性欲，做性欲的主人。“我”的性欲我做主！

附 2-2 “Sex”，不缺席

11 月是残疾人（也称残障人）发声月（Month of Disability Voice）。据中国残疾人联合会的统计，目前中国的残障人总数高达 8 500 万以上。提起残障人，人们首先想到的是

“悲惨”与“艰难”。那么，除了“关爱”“励志”和“温暖”，人们还能为残障人士做些什么呢？

“饮食男女，人之大欲存焉”，同样适用于残障人士。残障人的性需求，一直被有意无意地忽略。人们质疑，一个连手脚都动不了的人还能有性欲？还想要行使性功能？正是这种“天生无性”的观念，成为压抑残障人士欲望的道德枷锁。

1. 残障人的“性”

（1）性需求

在“性”这件事情上，残障人与健全人没有太大的区别。人类性欲的产生，是基于性腺（睾丸/卵巢）的发育，进而导致体内性激素水平升高。在性成熟过程中，残障人不仅与普通人一样具有亲密交往的性心理需求，也同样具有渴望性实践的性生理需求。

长久以来，人们形成了一种固化的偏见，认为残障群体没有性需求，也不该有性生活，甚至认为身体缺陷会导致先天无性需求。也有人误认为残障人的婚恋会生下带有残障基因的后代。而残障人自身也无法摆脱社会上的偏见，不敢或羞于表达自己的需求和欲望。此外，无“性”观念的产生，还在于残障人在现实生活中往往没有条件和环境表达自己的性生理需求。

（2）性权利

随着社会的进步和国家的重视，残障人的权益越来越受到重视，以往残障人不平等的就业和人权待遇已经得到一定程度的改善。然而，社会上对成年残障人的性权利依然存在着不认可和不重视的情况。人们常以优生为名对残障人进行限制，甚至采取各种措施制止达到婚恋和生育年龄的残障人的性活动。

在家庭中，成年的残障群体被当作无欲无求的“儿童”，常常与“关怀、保护”等字眼联系在一起。过度关爱和“特别”对待的成长环境，弱化了残障人士对自身性需求的表达和对性权利的追求。

2. 性义工组织（sexual volunteer organization，SVO）

（1）性义工组织

性义工，顾名思义，就是指专门为残障人提供“性”服务的义工。全球范围内，为残障人提供“性”服务的义工组织有：荷兰SAR、法国Appas、日本“白手套”、西班牙Tandem、中国台湾“SVO”。这些组织均以正视残障人的性权利为理念，呼吁人们关注残障者的性需求，并努力通过各种方式，让残障人有权享受自己的人生。然而，这些组织的做法，是否触及法律和道德的底线？甚至对于组织本身的存在，人们从未停止过质疑。

（2）SVO之“善”

为有重度残障者提供性服务——用手帮他们完成自慰。SVO的性义工们，主要工作是帮助申请者做自慰的动作，用手的抚摸来达到高潮。大概的工作流程如下：①申请。申请人必须获得政府的重度残疾认可，无精神残疾。以申请3次为上限。②访谈。了解申请者的性观念、性经验、个人喜好和精神状态等。③服务。行政义工负责寻找合适的地点，性义工进行自慰服务。④分享和追踪。SVO的义工们切实地感受到残障人接受性服务之后带来的变化：增强自信，走出家门去认识新朋友；培养自己的兴趣爱好，开始新的人生。

（3）人性之“恶”

SVO的初衷是为了解决重度残障者的性需求，但人们认为SVO是游走在法律边缘的组织，容易给社会的安定带来不确定因素，如：①在服务对象上，如何界定被服务者？如何规避动机不纯的慕残者、扮残者和自残者？②服务的次数最多为3次，而欲望是一个无底洞。对于残障人来说，接受了SVO的服务之后，很可能会被推向欲望的深渊而不能自拔，这是帮了还是毁了残障人？③性需求毕竟不同于其他的生理需求，带有私密性。SVO的做法是对残障人的不尊重，类似于揭人伤疤的行为，是不道德的。④服务场所比较隐蔽，加上人性的复杂和不可控，如果SVO的义工心生恶念，是否会给残障人士带来安全隐患？

3. 未来之路

残障人在求得三餐温饱和性命无虞之外，应该有权利享受云雨之乐。这个特殊群体除了可以借助SVO行使性权力和享受性快乐之外，是否还有其他的途径，既可以降低安全隐患，也可以规避道德和法律带来的风险？

（1）专属辅助器具

科技发达的今天，对于失明、失聪或肢体缺乏的成年残障人士，可以使用类似于眼镜、助听器、假肢等的辅助器具来弥补生理的不完美，甚至可以替代残缺部分的生理功能（例如，安上假肢，使手脚动作尽可能接近自然状态），从而获得性快乐。

（2）智能成人用品

身体健全的成年人，对于成人用品并不陌生。成人用品可以缓解人们的性压力，如独身、长期分居的夫妻。那么，能否借用科学技术，把常规成人用品加以改进和升级，开发出残障人专用的智能成人用品？从而提高残障人士的生活质量，也可以规避SVO带来伦理道德和法律上的风险。研发针对残障人群的智能成人用品，或许是未来的一个趋势！

残障人，并非“性”的局外人，我们呼吁人们正视残障人的性需求，让“Sex”不缺席。然而，在帮助残障群体追求性快乐的路上，人们应采取“平视”的态度，即：约束正常人的伦理道德和社会规范，同样适用于残障群体。“性”需求的满足，毕竟不同于公交车上的“残障人专座”或专门为残障群体特设的“无障碍”通道。SVO之于正常人，有违社会伦理；SVO之于残障人，同样触碰道德底线。走“正”道，“性福”方能长久！

附 2-3 酒与性，欲说还休

在成年人的餐桌上，酒是必备之物。朋友小聚，以酒怡情；工作交际，以酒为媒。适量的饮酒有助于调动气氛，调节情绪。人们常说酒品如人品，而酒后放纵和酒后乱性，能让酒来背锅吗?

1. 酒，令人欢喜令人忧

饮酒后，酒精经消化管上皮吸收进入循环系统，血液中的酒精浓度在饮酒后30～60 min可达到最高点。饮酒后的表现，因性别、修养、遗传和代谢等因素而不同。随着饮酒量的增多，大多数人遵循先兴奋后抑制的规律，也有少数人饮酒后即进入抑制状态。

醉酒，医学上称为酒精中毒，指由于一次性饮入过量的酒精引起中枢神经系统由兴奋转为抑制、导致机体机能异常的状态，一般可分为兴奋期、共济失调期和昏迷期，如表1所示。

表1 酒精剂量与机体机能表现的相关性

分期	酒精浓度 / ($mg \cdot dL^{-1}$)	表现
兴奋期	50～100	兴奋、健谈、自负、个别鲁莽行为
共济失调期	100～200	步态不稳、言语不清、视力模糊，伴有恶心呕吐
昏迷期	＞200	困倦、昏睡，严重者可因呼吸麻痹而危及生命

2. 酒与“性”的故事

（1）小酌怡情

小剂量（大约每100 mL血液中含50 mg酒精）的酒精具有兴奋的作用，因为酒精可以解除大脑皮质对低级中枢的抑制。此外，酒精还可促进脑内多巴胺的分泌，多巴胺是一种与愉快情绪有关的神经递质。因此，血液中低浓度的酒精使人兴奋，产生愉悦的感觉。何以解忧，唯有杜康!

对于两情相悦的成年男女，小剂量的酒精的确具有助“性”的作用，可激发性欲。适量饮酒还能消除紧张、疲劳、焦虑和约束感，使饮酒者进入安逸、轻松和快乐的境界。如果饮酒的场合具备适宜的性环境，更会促使饮酒者进入性兴奋状态，即所谓“酒是色媒人”!

（2）借酒壮胆

中等剂量的酒精（每100 mL血液中含75～100 mg酒精）会降低大脑皮质的新陈代谢，

进一步解除大脑皮质对低级中枢的控制和抑制，减弱饮酒者的认知判断和自我约束的能力。此外，中剂量的酒精还会激活大脑中涉及奖赏的区域，导致不顾后果的“寻求奖励行为”，从而增加冒险行为。

成年人的思维、判断和行为均依赖大脑皮质高级中枢对低级中枢的控制和约束，酒精解除了大脑皮质的抑制作用，阻断了大脑和身体之间的神经冲动和信息交流。此刻，对于饮酒者来说，平常敢想不敢做、“心动未行动”的某些事情，在酒精的作用下，都可以暴发出来，这就是老话常说的“酒壮怂人胆”。在具备了“色心 + 色胆”的情况下，酒后乱性的剧情便上演了。

（3）索然无味

当血液中的酒精浓度继续升高，酒精对中枢神经系统的抑制作用进一步加强。高剂量的酒精（每 100 mL 血液中含 150～200 mg 的酒精）不仅抑制大脑皮质，还会抑制其他的低级中枢和神经末梢的敏感性，进而导致性欲下降。男性可导致勃起功能障碍。即便饮酒者能够产生性欲，阴茎也能勉强勃起，但酒精的抑制作用也使性功能难以正常发挥，“心有余而力不足”！虽然也有个别存在性欲和性功能均相对接近正常的现象，但由于酒精导致神经末梢的“脱敏”和阈值升高，性快感降低，导致男性射精延迟或不能，难以达到性高潮。

（4）无欲无能

当酒精浓度达到人体的极限时（每 100 mL 血液中酒精含量大于 200 mg），酒精使全身各器官的功能都处于抑制状态，小脑也由于被抑制而产生共济失调，导致站立不稳，甚至意识模糊、不省人事。此时的饮酒者是不会有性欲的，性功能也同样处于严重抑制的状态，即“无欲无能”。

3. 酒后乱“性”的真相

如果真的存在酒后乱“性”，那么，由于男女两性的生理差异，男性一般是借酒乱性的主动方，而女性多数为被动方。

（1）男性的性行为

男性性行为的过程，包括勃起到射精，均受中枢神经系统（包括大脑皮质高级中枢和脊髓低级中枢）的控制。勃起过程受生理和心理的共同调控。外生殖器受到刺激，如触摸、摩擦，可以引起反射性勃起；而与性相关的信息，如声音、图片或者想象等刺激，作用于大脑皮质，可以使阴茎产生心理性勃起。阴茎勃起的关键在于海绵体，海绵体受脊髓交感神经和副交感神经的共同控制。副交感神经兴奋，海绵体充血胀大，阴茎勃起；交感神经兴奋，静脉开放，阴茎疲软。

射精往往伴随着性高潮的到来，也是男性性高潮的直接体现。性高潮是由大脑皮质、脊髓及躯体运动通路共同调节、高度整合的结果。大脑皮质负责感知、调控和整合形成性高潮的神经冲动，形成指令传递至皮质下各神经核团，而脊髓负责执行来自上述高级中枢的指令，通过精密调控，把指令进一步传递至腺体和肌肉，最终产生一系列的生理反应，如射精、血管充血、肌肉收缩。

（2）酒后乱性？

从本质上说，酒精对神经系统的基本作用是抑制。只不过随着酒精含量的增加，抑制的区域从大脑皮质扩展至皮质下其他神经核团和脊髓低级中枢。低剂量酒精导致的性兴奋，除了部分是解除大脑皮质对低级中枢的抑制，更多的是来自饮酒所带来的心理变化。

如果醉酒之后还能发生性行为，说明此刻的饮酒者是有意识的，知道自己在做什么，很有可能是借酒壮胆！如果说饮酒者已经烂醉如泥，不记得发生了什么，即处于“共济失调期”，甚至是“昏迷期”，此刻是不会有性欲、性趣和性能力的，更加不可能完成“性行为”如此高难度的动作。

所谓酒后乱“性”，不过是饮酒者狡辩的借口！酒后乱的是“人性”和“心性”！当然，每个人的酒量不同，具体情况也因人而异，接不接受对方“酒后乱性”的说法还需成年人自己掂量！

第三章

性发育与性衰老

第一节　孕育与优生

一、受孕

生命始于受精卵，受孕包括受精和着床。**受精**（fertilization）是精子和卵细胞相互融合、形成受精卵的复杂而严格有序的生理过程（图 3-1）。受精过程包括：精子获能、精卵识别、顶体反应、精卵膜融合和精卵核融合。精子要获得受精的能力，还需要在女性生殖道内经过获能与激活的过程。

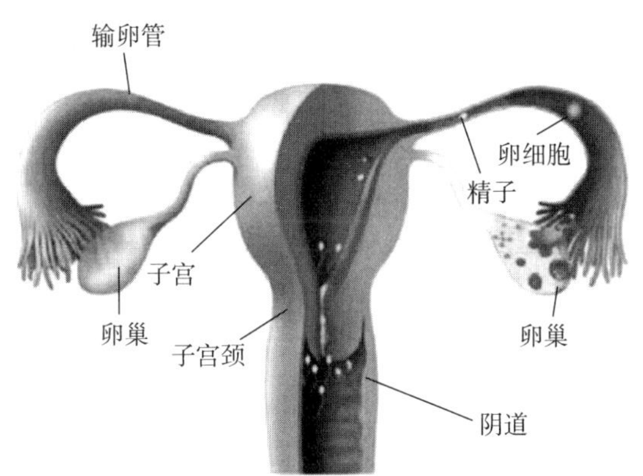

图 3-1　受精过程模式图

（一）精子的运行、获能与受精

1. 精子在女性生殖道内的运行

受精部位多发生在输卵管的壶腹部。一般认为，受精不能延迟到卵细胞到达子宫时，因为此时的卵细胞已老化了，超过了最佳的成熟阶段。在自然受精过程中，精液只是射入阴道内，精子必须运行至受精部位，方可进行受精。

精子首先进入阴道。由于阴道环境呈酸性，大部分精子在阴道的酸性环境中死亡，只有少数能够进入子宫颈。在排卵前后，子宫颈外口直径可由平时的 1 mm 扩大为 3 mm，宫颈黏液变得多而稀，pH 呈碱性，这些变化均有利于精子穿过子宫颈。活动能力强的精子可很快（2 ~ 3 min）穿过子宫颈到达子宫腔。精子运行的动力，除来自精子的尾部摆动，还有其他因素可促使精子的运行。精液中的前列腺素可引起子宫收缩，紧随其后的舒张可使子宫腔产生负压，进而将精子吸入子宫腔中。精子进入子宫腔后，活力强的则继续上行到输卵管，活力差的被子宫内的白细胞吞噬杀死。

精子进入输卵管必须通过子宫 – 输卵管的交接处。交接处是精子进入输卵管的屏障，因为只有活动能力强的精子才能顺利进入输卵管。精子在输卵管中的运行，除依靠自身的游动能力，还与输卵管的运动有关，包括输卵管壁上纤毛细胞的摆动、输卵管的肌肉收缩和蠕动、输卵管内的压力差等。输卵管峡部的分泌细胞一般在排卵期分泌增多，加上峡部管腔小，造成峡部的压力高于壶腹部，有利于精子向壶腹部运行。虽然射入阴道的精子数以亿计，但经过上述几个阶段的运行，最终能抵达受精部位（输卵管壶腹部）的精子一般不超过 200 个。射精后约 1 h 精子方可达到受精部位。

2. 精子的获能

精子经过运行到达输卵管，与卵细胞结合之前，还需经过一系列变化，才获得受精的能力。精子获得受精能力的过程称为**获能**（capacitation）。

男性体内射出的成熟精子，仍无受精能力，需要在女性生殖道中经历一个获能的过程，才具备受精的能力。人类精子获能的部位是子宫和输卵管。为何体内射出的精子仍无受精能力？一般认为是由于精子在经过生殖管道，以及与附属性腺所分泌的精浆混合时，其表面形成了一层糖蛋白胞衣。胞衣是精子膜表面的遮盖物，有抑制精子释放顶体酶的作用。精子在女性生殖道中运行并停留一段时间之后，子宫和输卵管的分泌物可去除精子表面的胞衣，使精子获得受精能力。这个过程就是获能。

获能后的精子，还需经过激活才能使卵细胞受精。在激活过程中，精子产生**顶体反应**（acrosome reaction）。顶体反应是指精子前端的细胞膜和顶体膜发生融合、破裂，最终释放出顶体酶的一系列过程。顶体酶是多种酶的总称，作用也是多方面的。例如，其中的透明质酸酶可降解卵细胞放射冠细胞之间的透明质酸，从而使精子得以穿过放射冠到达透明带；顶体素则可使透明带分解，有助于精子穿过透明带。因此，在顶体酶的作用下，精子即可穿过放射冠、透明带而进入卵细胞周围间隙，为精卵融合创造条件。激活过程还包括精子其他部分的细胞膜由原来不能与卵细胞表面膜相融合变得可以融合。

3. 受精

当精子穿越卵细胞的透明带时，便开启正式的受精过程（图 3–2）。精子经顶体反应后，释放出顶体酶将透明带酶解，形成一条通道，使精子可以穿过透明带。当穿过透明带

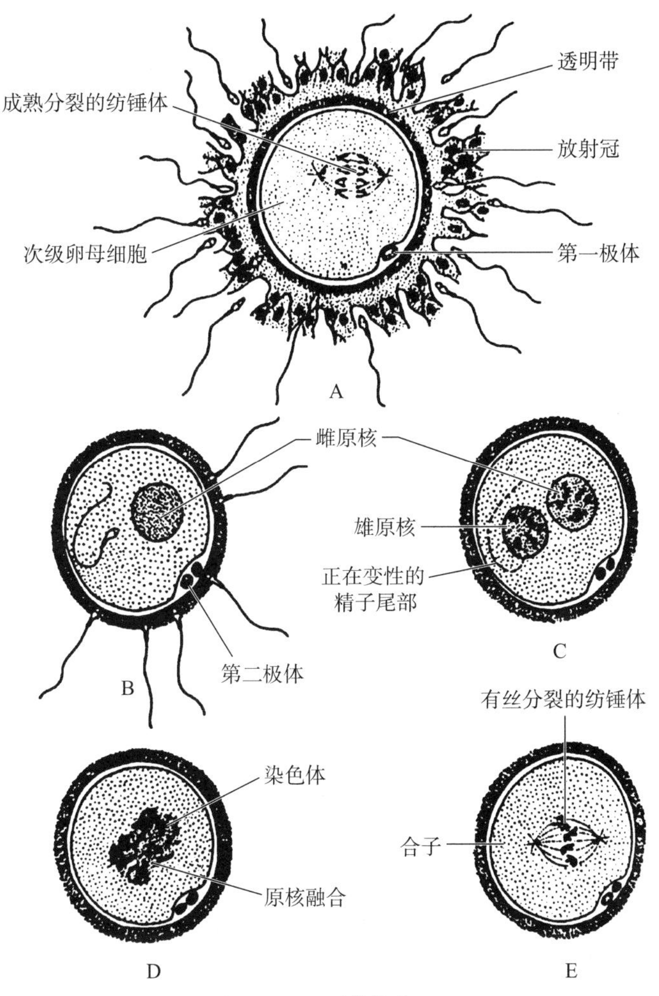

图 3-2　受精模式图

A. 即将受精的次级卵母细胞；B. 一个精子已穿入卵内，第二次成熟分裂已完成；C. 精子头部膨大为雄原核；D. 两个原核已经融合；E. 合子染色体排列在准备第一次卵的有丝分裂纺锤体上

的精子的头部与卵细胞膜（即卵黄膜）接触时，卵细胞与精子的细胞膜就互相融合。其后，精子的头和尾部的内容物进入卵细胞内。这是受精的第一步。

在精子进入卵细胞后，紧接着，一方面启动制止其他精子再进入卵细胞内的反应，阻止多精受精。另一方面，精子所进入的卵细胞是一个休止于减数分裂中期的次级卵母细胞，当精子进入后，可激活卵细胞，使之继续完成第二次分裂。阻止多精受精的机制，可能是精子接触卵黄膜后，可立即诱发卵细胞释放一些物质，封住透明带，防止其他精子的穿入。此外，精子与卵黄膜融合后，卵黄膜的成分和性质都发生改变，可以阻止第二个精子黏附到卵细胞表面与卵黄膜融合，从而制止多精受精的发生。

精子一旦进入卵细胞的细胞质中，其尾部很快退化消失，细胞核膨大，此细胞核称雄原核。完成第二次分裂后的卵细胞，其细胞核称雌原核。雄原核和雌原核移向卵细胞的中心部位，互相接近、接触，核膜消失。染色体同为单倍体的精子和卵细胞，此时就形成一个细胞核染色体为双倍体的受精卵，受精过程至此结束。此后经有丝分裂形成多细胞胚胎。

（二）着床与胚胎形成

卵细胞在输卵管内受精形成受精卵后，一边向子宫方向缓慢移动，一边迅速进行细胞分裂。大约在受精 24 h 后，受精卵开始第一次分裂，由一分为二、二分为四、四分为八……受精卵早期的细胞分裂过程称为卵裂，其特点是分裂速度快。约在 72 h 后，已分裂成一个大约由 16 个细胞组成的实心细胞团块，形似桑椹，称为桑椹胚。大约在受精后第 4 天，桑椹胚进入子宫（图 3-3）。

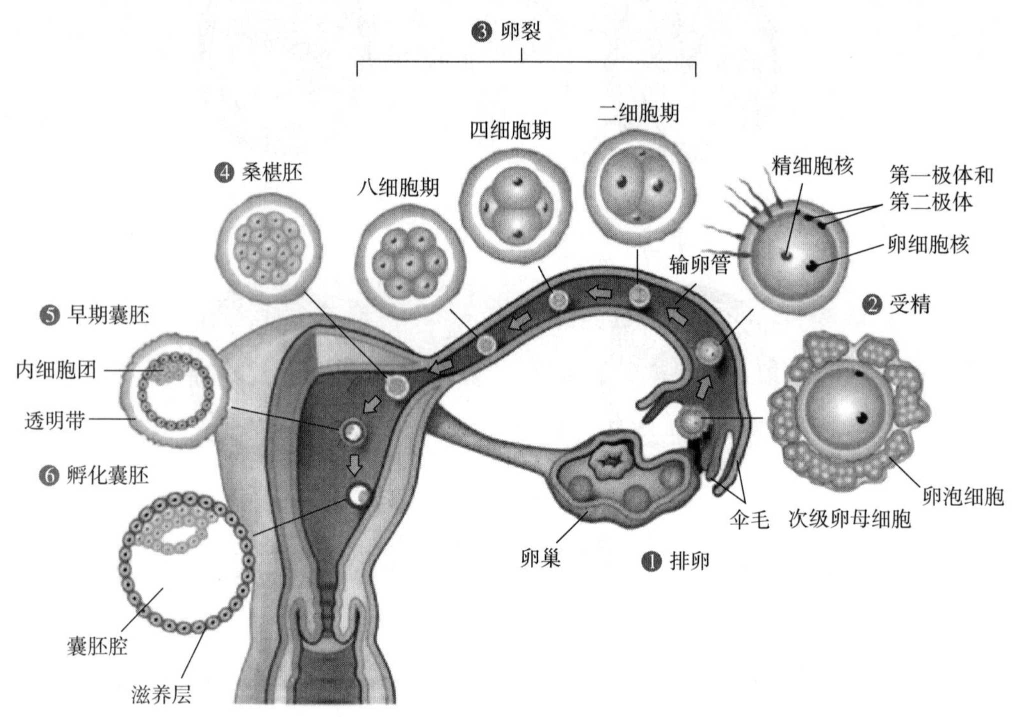

图 3-3　受精、卵裂与着床模式图

一个受精卵经过分裂、分化和发育，最终形成一个完整的生命个体。生物学上把一个细胞能最终发育成为生命个体的现象，称为具有发育的全能性。从这个角度上讲，受精卵具有发育的全能性。研究发现，机体内除了受精卵，还有其他的细胞具有发育的全能性，如桑椹胚的细胞。由此可见，在受精后的桑椹胚阶段，如果体内出现适宜的条件，使细胞分开，并各自发育，就可出现多个胚胎同时发育的结果，即同卵双胞胎或多胞胎。

桑椹胚进入子宫腔后，随着细胞的继续分裂，体积增大，细胞之间出现一些小腔隙，腔隙逐渐融合并扩大成一个大腔，腔内充满液体。此时，整个幼胚在结构上呈囊泡状，受精卵发育至此阶段的结构称为囊胚，也称为胚泡。囊胚的细胞在发育过程中分化为两部分：滋养层和内细胞层。囊胚的外层（表面）是单层扁平细胞，它与囊胚的营养有关，称为滋养层。滋养层是囊胚接触母体的部分，能吸收母体的营养，促使透明带解体消失，使囊胚固定于子宫内膜上。滋养层最后发展成为胎盘及其他胚外结构。囊胚腔内的一端，细胞聚集，附在滋养层内面，称内细胞层，胚胎即由此发育而成。

内细胞层的细胞也具有发育的全能性，与桑椹胚的细胞一样，均具有分化、发育成各种器官乃至个体的特性。从发育全能性的角度来看，这些细胞被称为**胚胎干细胞**（embryonic stem cell）。所谓干细胞，是指在生长和发育中起“主干”作用的细胞，具有自我更新、高度增殖和多向分化的潜能。依据分化潜能的不同，干细胞又可分为全能干细胞、多能干细胞和单能干细胞，而胚胎干细胞属于全能干细胞。在现代的克隆技术中，利用体细胞克隆技术来获得囊胚，并从中提取胚胎干细胞，其实质就是获得能够发育成为用于治疗疾病所需的细胞。

囊胚进入子宫腔后，在受精后的第6～8天植入子宫内膜，此过程称为**着床**（implantation）。植入是由于胚泡与子宫内膜接触后，滋养层分泌蛋白水解酶，使局部的子宫内膜被破坏，形成约1 mm的缺口，使囊胚嵌入此缺口内而着床，即日常生活所说的“怀孕了”。

二、妊娠与胚胎发育

（一）怀孕的先兆

妊娠（pregnancy）是**胚胎**（embryo）和**胎儿**（fetus）在母体内发育成长的过程。卵细胞受精是妊娠的开始，胎儿及其附属物自母体排出是妊娠的终止。囊胚着床后，新生命就开始在子宫内生长发育，这就是怀孕了。怀孕早期一般有以下的生理现象或征兆发生。

1. 月经停止

已婚的育龄女性，如果平时的月经周期是规律的，若有过性生活，却突然发生停经，首先考虑的是可能怀孕了。停经是女性怀孕的第一个征兆。一般情况下，左右卵巢交替排卵，卵巢中每月只有一个优势卵泡可发育成熟，排出一个卵细胞。之后，破裂卵泡中剩下的细胞继续长大，成为有生理功能的黄体。如果排出的卵细胞未受精，黄体维持半个月左右就自行萎缩，最终形成月经。此时卵巢中另一个卵泡又开始发育，周而复始形成了月经周期。如果排出的卵细胞受精并成功在子宫内膜着床，黄体则继续发育成为妊娠黄体，分泌孕激素以维持子宫内膜的持续增生。因此，月经停止。

2. **基础体温轻微持续上升**

排卵后，黄体形成并分泌孕激素。孕激素对血管有轻微的收缩作用，可使机体的散热变得相对少些，因而使基础体温轻微上升，大约上升 0.5℃。在卵细胞受精并着床后，由于黄体的持续存在，基础体温维持在轻微上升的状态。因此，基础体温从理论上也可以作为一个监测是否怀孕的参数。

3. **早孕反应**

在妊娠早期，有些孕妇可由于大脑皮质的抑制与皮质下神经中枢的兴奋，导致自主神经系统活动的不平衡，进而出现早孕反应。约半数女性在停经 6 周后，可出现早孕反应，表现为头晕、乏力、嗜睡、恶心、呕吐、食欲不振等，一般在怀孕 12 周后可自行消退。可见，早孕反应也是怀孕的一个征兆。

4. **乳房发胀**

妊娠早期，有些孕妇还可感到乳房发胀，甚至挤压时有疼痛的感觉。出现这种状况可能是孕激素持续增加所致。孕激素刺激乳腺小叶的增生与扩张，使乳房增大，因而有发胀的感觉。

5. **尿频**

胚胎发育使子宫逐渐增大，继而压迫膀胱，出现小便次数增多，即尿频。

（二）胚胎的发育

受精卵从形成到出生的不同发育阶段，有不同的称呼。受精后的 2 周内，一般称为胚前期；2 周至 8 周之间，称为胚期；从第 9 周开始直至出生前，则称为胎儿期。当囊胚植入子宫内膜，完成着床后，内细胞层和滋养层均继续不断地演变。囊胚的内细胞层进一步分化，靠近泡腔的内细胞层细胞分化为内胚层，靠近滋养层的细胞则分化成为外胚层，此时称为二胚层阶段，这一过程的特点是细胞分裂快。此后，外胚层又再进一步分化出中胚层，中胚层处于内胚层与外胚层之间。这一时期的胚胎称为三胚层阶段，其特点是进行各组织、器官的分化和发生。外胚层将演化成神经系统、表皮、毛发等，中胚层将演化成肌肉、骨骼、结缔组织、循环系统、泌尿生殖系统等，内胚层将演化成消化系统、呼吸系统的上皮和有关腺体等，如图 3-4 所示。

在遗传及其他因素（代谢产物、激素等）作用下，三个胚层逐渐演化成胎儿身体的各部分。受精后第 3 个月开始，胎儿已具人形，到第 3 个月末期，胚胎的所有主要器官和系统已初步形成，外生殖器已开始发育。因此，性别可分辨。第 5 个月开始出现毛发。第 6 个月已成婴儿形，可辨眉毛和睫毛，但胎儿仍不够成熟，还不能独立生存。第 10 个月，胎儿体形更为丰满，胎毛大部分脱落，头发已长出 2 ~ 3 cm，头骨已骨化（图 3-4）。

综上所述，囊胚着床后，一部分发育为胚胎，一部分发育为胎盘及羊膜。胚胎的发育顺序是：先形成内、中、外三个胚层，再由不同胚层分别形成不同的器官和系统，进而形

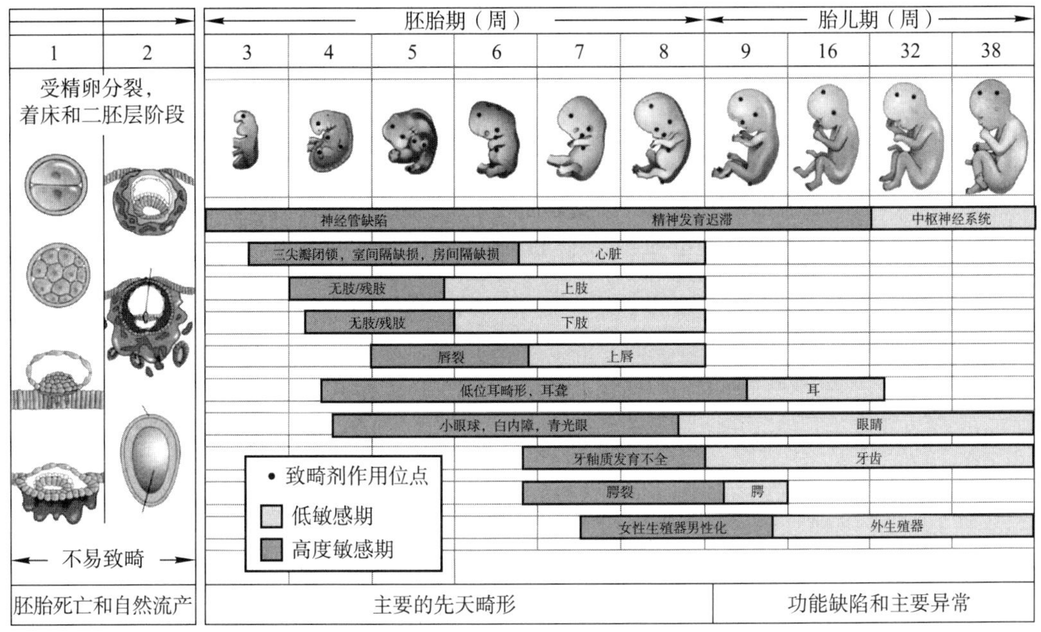

图 3-4　胚胎发育与器官分化

成胎儿。胎盘是从胎儿和母体两者的连接处发育而来的，是维持胎儿生长发育的重要器官，具有物质交换、防御、合成及免疫等功能。母体通过胎盘给胎儿输送营养物质和氧气，并带走胎儿的代谢产物，以此维持胎儿的生命。胎盘同时也有内分泌的功能，可合成多种激素、酶和细胞因子等，以维持正常妊娠。

胎盘主要由羊膜、绒毛膜和底蜕膜三部分组成（图 3-5）：①羊膜位于胎盘的胎儿面，是胎盘的最内层，表面光滑，无血管、神经及淋巴，具有一定的弹性。②绒毛膜是胎盘的主要组成部分，构成胎盘的胎儿部分。胚胎发育至 13～21 日时，绒毛逐渐形成。约在受精后第 3 周，当绒毛内血管形成时，建立起胎儿胎盘循环。③底蜕膜位于胎盘的母体面，构

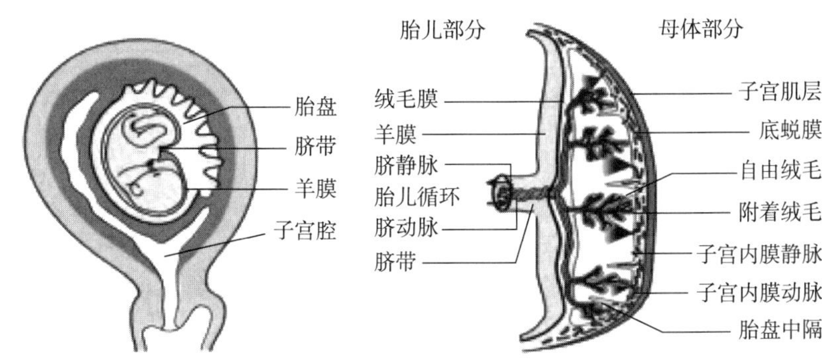

图 3-5　胎盘结构模式图

成胎盘的母体部分，是胎盘的最外层，表面粗糙。

（三）分娩和哺乳

1. 分娩

胎儿及其附属物由母体产道娩出的过程，称为**分娩**（parturition）（图3-6）。从受精卵到胎儿出生，妊娠的全过程一般为280天，以7天为1周，共有40周。妊娠在38～42周之间的分娩，称为足月产；如果在28～37周之间分娩，称为早产；超过42周分娩，称为过期产。从孕妇末次月经的第一天算起，其后的第280天，就是孩子出生的预产期。为了方便起见，民间常用“减3（月）加7（日）”来推算。例如，上一次来月经的第一天是8月21日，那么，预产期应该在8-3=5（月），21+7=28（日），即预产期是在第二年5月28日。预产期是统计学的平均数字，对每个孕妇并非绝对准确。

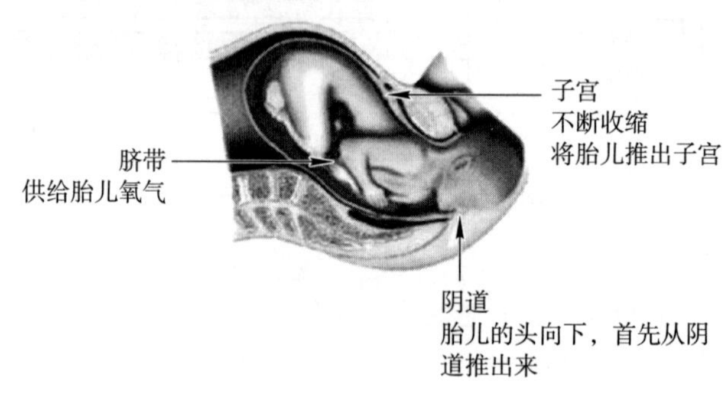

图3-6　胎儿的分娩过程

（1）分娩的征兆

了解预产期的推算，有利于分娩时的从容准备。那么，有什么征兆可以表明孕妇已临近生产呢？一般来说，产妇在预产期的前后如果出现以下情况，就意味着接近分娩了。分娩的征兆包括以下方面：

① 规则的子宫收缩

临近预产期，孕妇一般会先感到腹部有不规则的子宫收缩，其特点是收缩力弱，持续时间短而不规则。这种不规则的子宫收缩，称为“假临产”的信号。如果子宫收缩出现规律性的变化，每隔10～20 min收缩一次，每次收缩持续几十秒，而且收缩间隔逐渐缩短，收缩时间逐渐加长，收缩强度不断加强，这是真正的临产信号，应马上到医院待产。

② 阴道“见红”，胎膜“破水”

分娩开始之前的24 h内，阴道会排出一些血性的黏液，俗称“见红”。当孕妇“见红”时，就表示24 h内即将生产。在这一期间，由于子宫收缩不断增强，宫内羊水压力不断升高，可挤破羊膜使羊水流出（100～200 mL），俗称“破水”。

（2）分娩的过程

分娩的全过程包括从有规律的子宫收缩到胎儿和胎盘的娩出。目前，对分娩的机制尚不十分明了，推测可能是孕激素和雌激素的急速下降与催产素分泌增多所致。分娩过程经历以下 3 个阶段：

① 第一阶段　从有规律的子宫收缩到宫颈口开全。在这一阶段中，子宫颈口随产程进展而逐渐扩张、开大，当开大至 10 cm 时称为“宫颈口开全”。初产妇由于宫颈较紧、扩张较慢，需 12 ~ 16 h。经产妇由于子宫颈较松弛、扩张较易，需 6 ~ 8 h。

② 第二阶段　从宫颈口开全到胎儿娩出。初产妇需 1 ~ 2 h，经产妇约在 1 h 内，有的只有几分钟。

③ 第三阶段　胎盘的娩出，包括胎盘与子宫壁剥离，胎盘、羊膜的娩出。所需时间较短，为 5 ~ 15 min，大致不超过 30 min。

在分娩过程中，会阴裂伤是一种常见的并发症。临床上为预防产妇会阴撕裂，避免胎儿缺氧窒息和保护盆底组织，一般在阴道分娩第二产程时切开会阴组织从而扩大会阴口，称为会阴切开术。会阴切开是初产妇经阴道分娩时常见的产科手术。在分娩过程中，可根据产妇会阴的情况、胎儿大小、胎位及助产方式等选择合适的会阴切开方式，目的在于降低会阴重度撕裂的发生率，避免肛门括约肌及肛管的损伤。

2. 哺乳

母乳是新生儿最佳的食品，婴儿 4 个月内可以纯母乳喂养，4 ~ 6 个月可在添加辅食的基础上继续母乳喂养到 1 岁，甚至更长时间。

母乳喂养有益母婴健康，可以促进婴儿体格和大脑发育，增强婴儿免疫力，减少感冒、腹泻、肺炎等患病风险。母乳喂养还可促进母体的产后恢复，减少母亲产后出血、乳腺癌、卵巢癌的发生风险。母乳喂养不仅给婴儿提供了营养，喂奶时婴儿与母亲有皮肤的接触，还能听到母亲的讲话声、呼吸声及心跳声，因此母乳喂养也是母婴间的感情交流过程。

另外，哺乳期间，乳母要注意平衡膳食、补充营养和大量的水分，保证母乳质量。可适当使用哺乳内衣支撑乳房，防止乳房下垂。

三、优生

优生已发展为一门综合性的学科——优生学。优生学是以遗传学为基础，研究改善和提高人类自身的遗传素质的科学。

（一）近亲结婚与遗传病

遗传病是指生殖细胞或受精卵的遗传物质在结构或功能上发生改变而引起的疾病。遗传病的种类繁多，目前所知已达 4 000 多种，其中绝大多数是单基因遗传病，即只有一对基因控制。若遗传病的致病基因位于常染色体上，则是常染色体遗传病；若致病基因位于性染色体上，则遗传的疾病与性别关联，称为伴性遗传病，也称性连锁遗传病。

1. 常染色体遗传病

单基因遗传病中的致病基因属于等位基因，遗传学上常用大写英文字母表示显性基因，如 *A*。与之成对的等位基因为隐性基因，用小写英文字母表示，如 *a*。个体的一对基因，可有如下基因型：*AA*，*aa*，*Aa*。与显性基因有关的遗传病就称显性遗传病，与隐性基因有关的遗传病就称隐性遗传病。

（1）显性遗传病　在显性遗传病中，基因型为 *AA* 和 *Aa* 的个体会出现该病；而基因型为 *aa* 的个体是正常人。在常染色体显性遗传病中，纯合基因型 *AA* 的患者很少见，多为杂合的基因型 *Aa*。这些患者与正常人婚配后，其子代将有 50% 的个体出现该遗传病，男、女机会均等。常染色体显性遗传病，常见的有并指、短指、多指、先天性肌强直、软骨发育不全、牛皮癣、遗传性耳聋及地中海贫血等。

（2）隐性遗传病　在隐性遗传病中，只有基因型为 *bb* 的个体是患者，基因型为 *BB* 和 *Bb* 的个体都不是患者。患者的双亲往往无病，但一定都是致病隐性基因的携带者，基因型为 *Bb*。两个基因型为 *Bb* 的男女婚配，其子女中有 25% 是正常人（基因型为 *BB*），25% 为患者（基因型为 *bb*），50% 为携带者（基因型为 *Bb*），男女机会均等。近亲婚配的后代，患者显著增多。常染色体隐性遗传病，常见的有白化病、先天性聋哑、先天性青光眼、先天性全色盲、垂体性侏儒症、早衰症、半乳糖血症及原发性甲状旁腺功能亢进等。

2. 伴性遗传病

伴性遗传病包括 X 连锁显性遗传病、X 连锁隐性遗传病及 Y 连锁遗传病。

（1）X 连锁显性遗传病　X 连锁显性遗传病的致病基因存在于 X 染色体上，无论男女，只要一个 X 染色体上有致病基因，病症便会表现。由于女性有两条 X 染色体，只要其中一条 X 染色体上有此基因，都会发病。而男性只有一条 X 染色体，所以女性发病频率高于男性。常见的 X 连锁显性遗传病有抗维生素 D 佝偻病、遗传性慢性肾炎、牙釉质发育不良、脂肪瘤等。

（2）X 连锁隐性遗传病　X 连锁隐性遗传病的致病基因位于 X 染色体上。因男性只有一条 X 染色体，只要有致病基因存在就会发病。女性因有两条 X 染色体，只有同时具备两个致病基因时，才会发病。因此，男性患者多于女性患者。近亲结婚后代中发病率高。已知 X 连锁隐性遗传病，常见的如肛门闭锁、血友病、缺丙种球蛋白症、红绿色盲、脑积水、血管瘤及假性肥大型进行性肌营养不良等。

（3）Y 连锁遗传病　Y 连锁遗传病的致病基因位于 Y 染色体上。由于只有男性有 Y 染色体，故只能由父亲传给儿子，再传给孙子，患者全是男性。外耳道多毛症及某些视网膜色素变性均属此类遗传病。

3. 近亲结婚与遗传病

近亲结婚可使后代中隐性遗传病的发生率大大提高。《中华人民共和国婚姻法》第七条第一项规定："直系血亲和三代以内的旁系血亲"禁止结婚。

按照遗传学原理，有血缘关系的后代，具有相同等位基因的概率，比没有血缘关系的高。血缘愈近，概率愈大，隐性遗传病的发病率也就愈高。此外，近亲结婚还使子代多基因遗传病及先天畸形的发生率升高，如脊柱裂、无脑儿、脑积水、腭裂、马蹄内翻足、原发性高血压、哮喘及精神分裂症等都是多基因遗传病。

（二）优生的措施

优生的主要措施，除避免近亲结婚外，还应开展婚前检查、产前诊断，做好孕期和围生期的保健，从医学和生理学角度，提倡在合适育龄内生育。

1. 婚前检查

婚前检查简称婚检，是对准备结婚的男女双方可能患影响婚育和生殖健康的疾病进行的医学检查，对需经过治疗后方可结婚的生育者进行及早治疗，给予优生指导。婚检是健康婚姻和优生的第一道防护屏障，对于确保家庭幸福和下一代健康非常重要。自2003年10月1日起，根据《婚姻登记条例》的实施，我国取消了强制婚检的要求，婚姻当事人是否进行婚检完全取决于自愿。伴随强制婚检的取消，全国婚检率下降，孕期传染病及新生儿出生缺陷发生率却明显升高。婚检的普及工作再次成为各级妇幼保健机构乃至全社会关注和讨论的焦点。

2. 产前诊断

产前诊断是指在女性妊娠15～20周内，用各种方法了解胎儿的情况，对胎儿是否有遗传病或先天畸形做出诊断。因此，产前诊断是优生的一项重要措施。

对于以下高危人群，产前诊断的意义更为重大：①年龄在35岁以上的高龄孕妇。②曾生育过一个先天性缺陷及遗传病患儿的孕妇。③有不良生育史的孕妇，即有3次以上流产、死胎，生育过多发畸形儿的孕妇。④妊娠早期接触过明显的致畸因子（电离辐射、致畸药物，以及病毒感染等）的孕妇。⑤有畸形儿、痴呆儿家族史的孕妇。⑥本人或丈夫为某种伴性遗传病致病基因携带者或患者的孕妇。

3. 孕期和围生期的保健

孕期和围生期保健是保证胎儿正常发育、顺利分娩的重要措施。包括：①合理安排孕妇的营养。②防止病毒感染。特别是风疹病毒，对孕妇本身虽不构成威胁，但可使胎儿出现严重的先天缺陷。③孕期慎重用药。如巴比妥类可使胎儿出现畸形；抗生素类有的可致畸（四环素类），有的可引起胎儿听力受损而导致先天性耳聋（链霉素），有的可引起胎儿听神经损害及前庭器官功能障碍（卡那霉素、庆大霉素）；激素类的睾酮、孕酮、己烯雌酚、肾上腺皮质激素也有致畸作用。④防止环境不良因素的影响。大气、水体的有害物质可致胎儿死亡、畸形、生长发育迟缓，使新生儿视力、听力、智力低下。放射线照射可引起流产、死胎、胎儿畸形、脑积水、发育迟缓，甚至发生白血病、恶性肿瘤等。⑤忌烟酒。烟草中的尼古丁等有害物质影响胎儿发育，尤其影响脑的发育，导致新生儿体重轻，体质弱，智力差。大量饮酒、长期饮酒，会使胎儿发生“胎儿酒精综合征”，主要表现为发育迟缓、体重不足、中枢神经系统发育障碍、智力低下、小头畸形、颜面部畸形，严重时可导致死胎、流产。

4. 最佳生育年龄的选择

女性虽然在 18～20 岁时性发育成熟，但并非全身所有器官系统都发育成熟、完善。2021 年 1 月 1 日起，《中华人民共和国民法典》施行，其中第一千零四十七条规定：“结婚年龄，男不得早于 22 周岁，女不得早于 20 周岁”。这里的“不得早于”，并不是指理想的婚龄和生育年龄。从医学和生理学角度，结合优生、工作、学习和生活等方面综合考虑，一般认为女性生育年龄为 25～29 岁比较合适。

（三）终止妊娠

终止妊娠是指胚胎在母体内发育过程的终止，即停止怀孕。终止妊娠的方式为流产和引产，其中流产又可分为自发性流产与人工流产。自发性流产通常是由胚胎异常所致，90% 以上的先天性异常胎儿不能存活至出生，通过自发性流产而终止妊娠。因此，自发性流产在某种程度上也是优生的体现。也有部分女性可能由于其他原因，容易出现流产，甚至是习惯性流产，需就医治疗。

人工流产则是指人为地在胚胎未发育到成熟阶段之前终止妊娠。一般而言，人工流产只能在妊娠 10～12 周之前进行，通过药物、负压吸宫术把胚胎取出。如果妊娠超过 12 周，就只能通过引产的方法，即通过药物刺激子宫促使胎儿排出。引产手术会增加孕妇的痛苦和危险性，因此如果需要人为终止妊娠，应及早为好。人工流产的合法性取决于各国的法律规定。

四、避孕

避孕（contraception）的方法有多种，其原理包括使生殖细胞不能正常生长成熟、阻止精子与卵细胞适时相遇，以及阻止胚泡在子宫着床。

（一）生理避孕法

生理避孕法即安全期法，即性交限定在“安全期”内进行。对于月经周期较为规律的女性，可根据体温变化监控排卵，在排卵前 5 天至后 4 天的 10 天内避免性交，可以避开精子与卵细胞相遇的时机，从而达到避孕的目的。也就是说，除上述 10 天外，其余时间为性交的“安全期”。然而，由于受身体健康状态、情绪、环境等因素的影响，排卵期会有所改变，故安全期法的成功率往往不高。

（二）工具避孕法

工具避孕法是指通过设置一种物理或化学屏障阻断精子和卵细胞相遇而达到避孕目的的方法。

1. 安全套

工具避孕法是古老的避孕方法之一，是目前世界范围内使用最广泛的避孕方法，其中最具代表性的是男用安全套。安全套由优质天然乳胶薄膜制成，使用方便，无副作用，还能预防性传播疾病，是一种良好的避孕工具。

2. 阴道隔膜

阴道隔膜也称子宫帽，边缘有一圈细金属环，用优质的天然乳胶覆盖。金属环可以弯曲，从而可按压变形进出阴道。将阴道隔膜放置于阴道顶端可覆盖子宫颈口。使用时在其两面及边缘涂上杀精子的避孕药膏。这样，既可封闭子宫颈，阻止精子进入子宫腔，也可在精液沉积处杀灭精子。它是一种效果较好的女用避孕工具，但患有阴道炎及子宫颈糜烂者不宜使用。

3. 宫内节育环

宫内节育器是放置在子宫腔内的避孕装置，通常以不锈钢、塑料或硅胶等材料制成，有的还带有铜、锌或孕激素等活性物质。通过改变宫颈液的生化特性、杀伤精子和受精卵、干扰胚胎着床等途径达到避孕效果。使用宫内节育器常见的并发症有：月经量增多、不规则子宫出血、子宫痛。现在已不提倡使用。

（三）药物避孕法

药物避孕指运用药物的手段达成避孕的效果。避孕药有口服和外用之分，也有长期、短期和紧急使用之分，更有男用和女用之分。女性避孕药的主要机制是阻止或延迟排卵，干扰受精或阻止着床。男性避孕药的主要机制是影响精子的生成，使精子数量减少，甚至无精子生成。不管何种避孕药，均建议在医生的指导下使用，切勿滥用避孕药。

（四）手术避孕法

手术避孕法是指所有与人为控制正常生育有关的手术，主要包括以下几种：

1. 输精管结扎术

这是一种比较简单、安全的男性节育手术。手术可在阴囊体表进行，仅将输精管结扎即可，对性生活和身体健康没有影响。该结扎有复通的可能，是男性有效的节育方法之一。

2. 输卵管结扎术

将输卵管的某一部分切除并予结扎，使精子与卵细胞不能相遇，从而达到避孕的目的。这种避孕方法在术后可以立即见效，但因为需要进入女性的腹腔进行操作，技术难度高于输精管结扎，术后有发生并发症的风险。

3. **皮下埋植手术**

将一定剂量的孕激素放在硅胶囊管中，然后将此管埋藏于皮下，使其缓慢地释放少量的孕激素，改变子宫颈黏液的黏稠度，阻止精子进入子宫腔，抑制子宫内膜生长，不利于受精卵着床，从而起到避孕作用。

五、生育力

生育力（fertility）除取决于生物学因素外，还受社会和环境因素的影响。社会因素对生育力的影响是显而易见的。例如，人们对婚配的价值观和对家庭经济利益的理解，对家庭规模的取向，乃至宗教信仰等，都对生育力产生重要的影响。

（一）生育力与年龄

女性的生育力随年龄而变化。青春期开始，月经初潮出现，标志着女性已具有潜在的生育力。不过，早期的月经周期还不规则，有些周期内并不排卵。女性在 20 岁左右生育力最强。就维持妊娠和顺利分娩的能力来说，女性从 35 岁之后开始缓慢下降。45 岁以后的女性，月经开始不规则，进入更年期后，这个变化过程可持续 10 年以上。在此期间，卵巢逐渐萎缩，卵泡数量逐渐减少，性激素分泌减少，子宫内膜的周期性变化停止，进入绝经期。青春期至绝经期是女性的生育期。

男性从青春期起，睾丸开始发育成熟，具有生成精子的功能，即具有生育力。男性生育力随年龄增长而减退，但不像女性那么明显。男性 40 岁以后，生精作用依旧良好。70 岁以上的男性依然具备生育力。然而，男性性欲减退，性高潮减弱，勃起困难等现象，则从 40 岁以后时有发生。

（二）生育力与受孕

对有生育力和性欲，且有生育意愿的女性来说，在不避孕的前提下，20%～30% 的女性可在 1 个月后受孕，50%～70% 在 6 个月后受孕，80% 可在一年内受孕。个别极端的情况是，有的女性在第一次性交后即发生受孕，而有的则可能要结婚多年才能受孕。

六、不孕不育症

对于不孕不育，有不同的定义。一般来说，具备正常生殖功能的男女，婚后有正常的性生活，未采取任何避孕措施两年未孕，称为**不孕不育症**（infertility）。世界卫生组织对于不孕症的定义时间为 1 年，目的是早诊断、早治疗。也有文献把不孕不育症分开定义，女性称为不孕症，男性称为不育症。

不孕不育症是一种由多种病因导致的生育障碍。造成不孕不育的原因有很多，除生殖器结构上的缺陷、性功能障碍之外，其他如饮食不当或新陈代谢障碍引起营养不良或过度肥胖，精神方面的原因引起性生活不正常，或影响精子的生成、卵细胞的成熟与排卵、精卵相遇等，都可造成不孕。在不孕不育患者中，近 8 成病例是由于输卵管阻塞、排卵障碍、自发性流产和精子质量问题引起的。建议及早诊断，及时治疗。

第二节　性器官的分化与发育

一、性决定与性分化

在胚胎早期，生殖系统尚无两性的区别。到胚胎第 7 周，才有性别的形态特征，第 14 周才出现明显的性别差异。那么，是什么决定了性别差异呢？简单地讲，是性染色体和性激素的共同作用，决定和促使生殖系统分化成男性或女性。性染色体是性决定的关键因子，决定胎儿的性别，决定性腺的分化与形成。性激素是性分化的控制因素，控制着生殖管道和外生殖器的分化与形成。

（一）性腺的分化

1. 性染色体与性别决定基因

人类每个细胞中的染色体共有 46 条，成 23 对。其中，22 对为常染色体，即男女都有的；另一对为性染色体，在男性为 XY，在女性为 XX（图 3-7）。在形成生殖细胞时，男

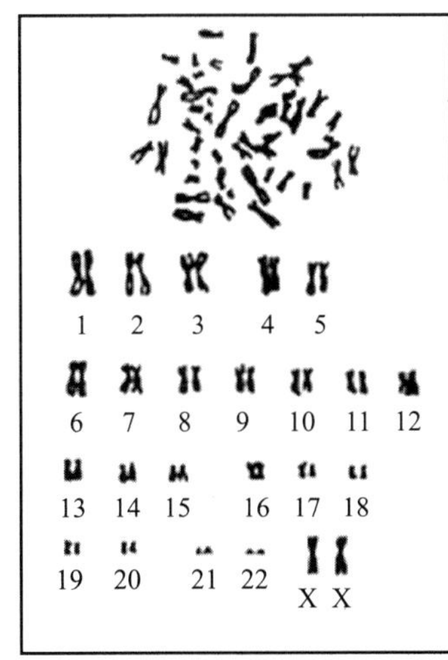

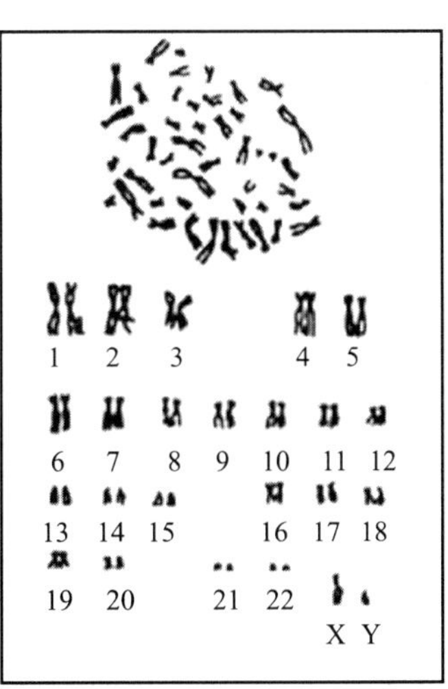

图 3-7　两种人体细胞的染色体组型示意图

性形成了含有Y染色体或X染色体的两类精子，而女性形成均为含X染色体的卵细胞。因此，在卵细胞受精的一瞬间就已确定了胎儿的性别。如果受精精子携带的性染色体是Y染色体，胚胎将发育成男婴；若是X染色体，则发育成女婴。研究表明，决定性别的遗传基因载于染色体上。带有Y染色体，体内就有睾丸的形成。如果缺乏Y染色体，就形成卵巢。也就是说，Y染色体可单独决定着性腺的分化，只要受精卵缺乏Y染色体，原始生殖腺就会自然演变为卵巢，只不过此过程比演变为睾丸要晚些。演变为睾丸约在胚胎第8周，而演变为卵巢约在胚胎第12周。因此，Y染色体是男性性别的决定因素。

决定性别的基因位于Y染色体上，称为**雄性的性别决定**（sex-determining region of Y，*SRY*）**基因**或睾丸决定基因，它决定着性腺是否发育成睾丸。在形成精子时，在减数分裂阶段，如果Y染色体上载有*SRY*基因的片段发生断裂丢失，那么，虽然受精卵的性染色体仍然是XY，但由于Y染色体上缺乏*SRY*基因，则形成一个XY女性。如果该染色体片段断裂后不是丢失，而是发生易位，粘接到X染色体或常染色体上，那么受精后会形成一个XX男性。可见，*SRY*基因起着决定性作用。

胚胎的性决定与性分化是一个不可分割的连续过程，包括三个彼此独立又密切相关的过程：染色体性别（XY或XX）、性腺性别（睾丸或卵巢）和表型性别（内、外生殖器）。在正常情况下，染色体性别决定原始性腺的分化方向，性腺性别又调节了表型性别的分化。性决定是染色体性别的形成和对原始性腺的发育控制。现在已知染色体性别调节原始性腺的分化有多个基因的参与，但主要是*SRY*基因的作用。未分化的原始性腺如果没有*SRY*基因的主动诱导，有分化为卵巢的固有倾向。

性分化是性腺及性器官的形成过程，目前知道的有50个以上的基因参与，包括细胞因子、肽类激素、类固醇合成酶和受体基因等。由此可见，人类的表型性别分化或内、外生殖器的形成受众多因素的调控与影响。除了上述的*SRY*基因，还需要睾丸分泌的激素来介导，包括睾丸分泌激素的正常性、睾丸自体激素产生细胞的反应性、靶细胞（组织）的敏感性、睾丸激素受体的反应性及睾丸激素合成酶的功能等。换句话说，性别的分化除了基因的决定或参与，还受到内分泌及代谢因素的调控。

2. 性腺的发生与分化

睾丸与卵巢均起源于原始生殖腺（生殖嵴）。原始生殖腺在胚胎6～8周时，在Y染色体*SRY*基因的存在下，分化成为睾丸。如果不存在*SRY*基因，则原始生殖腺向卵巢的固有倾向分化（图3-8）。

（二）生殖管道的分化

原始生殖管道有两套：一套是中肾管（将发育为男性），另一套是副中肾管（将发育为女性）（图3-9）。其后进行分化，如果是男性，则中肾管发育，副中肾管退化；若是女性，则副中肾管发育，中肾管退化。睾丸对生殖管道分化发育的调控作用是由它分泌的两种激

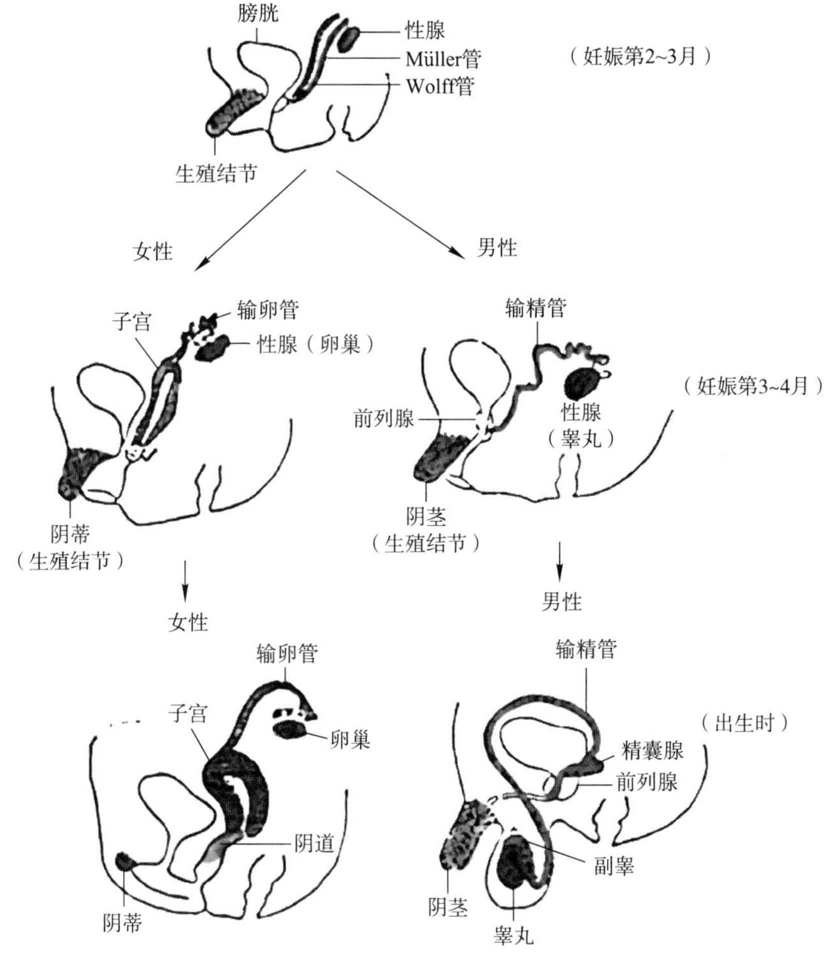

图 3-8　生殖器官的分化模式图

素来进行的：一种是雄激素，它使中肾管发育成为附睾、输精管、射精管和精囊腺；另一种是副中肾管抑制素，它抑制副中肾管的分化、发育，使之退化。如果缺乏这两种激素，中肾管即退化，副中肾管则自然分化发育成输卵管、子宫和阴道上段。至于阴道下 1/3，以及男、女两性的尿道球腺、尿道和男性的前列腺，则是由胚胎期泌尿系统的尿生殖窦（图 3-10）演变而来的。

由上述可见，生殖管道的分化，首先是依赖于 Y 染色体，使原始生殖腺分化为睾丸，然后是睾丸激素的作用。否则，未分化的生殖系统将演化成女性性器官。因此，无论其基因组成如何，如果在胚胎早期将其性腺除去，生殖管道将发育成女性型。

（三）外生殖器的分化

外生殖器是由胚胎未分化前的生殖结节、生殖隆突、尿生殖褶等结构演化而来的（图 3-10）。外生殖器的分化也受雄激素的影响。在睾丸分泌的雄激素的作用下，生殖结

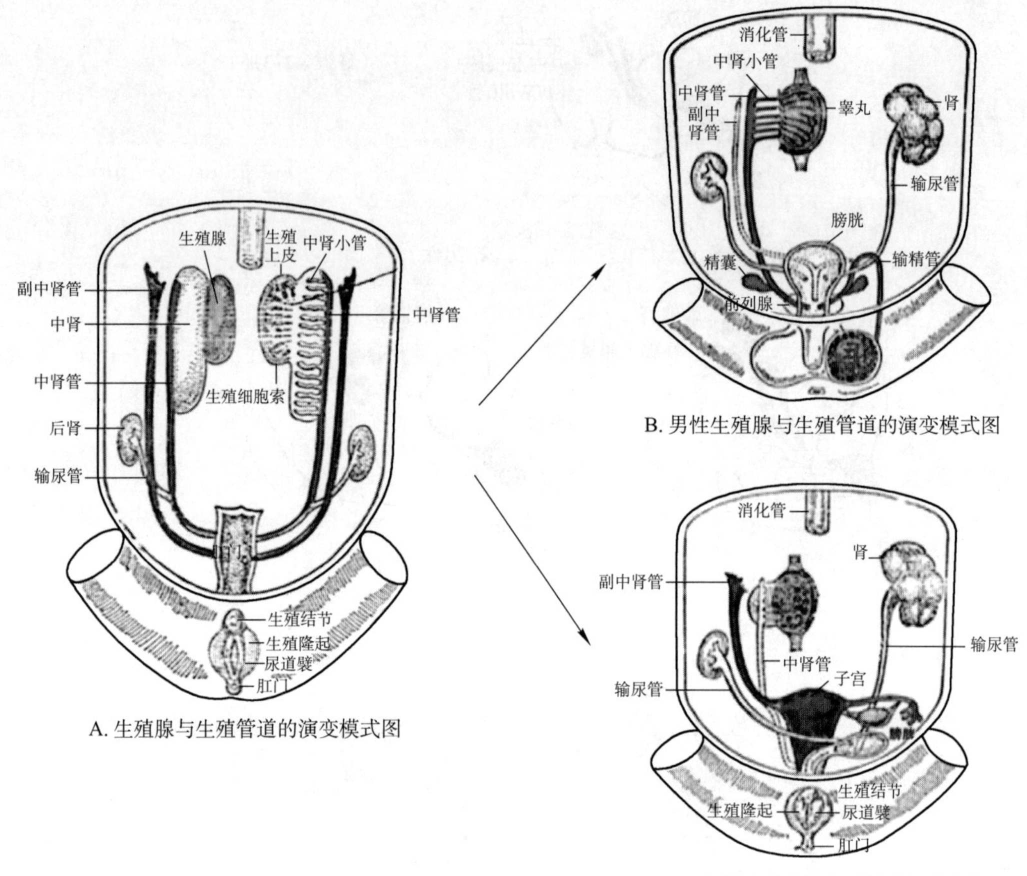

图 3-9　生殖腺与生殖管道演变模式图

节、生殖隆突和尿生殖褶，分别演化成阴茎头、阴茎体、尿道和阴囊。如无雄激素的作用，则向女性类型演变，分别演化为阴蒂、小阴唇和大阴唇。

二、性分化异常与性畸形

性分化的方向首先是由性染色体决定，再由性激素所控制。因此，如果在这一过程中有任何环节出现异常，例如，在生殖细胞的形成或受精过程中性染色体出现异常，或由于某种原因造成体内性激素水平或受体活性的异常，都将导致性分化异常，出现性畸形。

临床上，一般根据性腺和外生殖器的状态，将性畸形分为真两性畸形和假两性畸形。

（一）真两性畸形

真两性畸形患者，体内生殖器兼有睾丸和卵巢，两者既可以分开并存，亦可结合在一起，形成既有卵巢组织又有睾丸组织的“卵睾”。其外生殖器可呈男性型、女性型或男女混

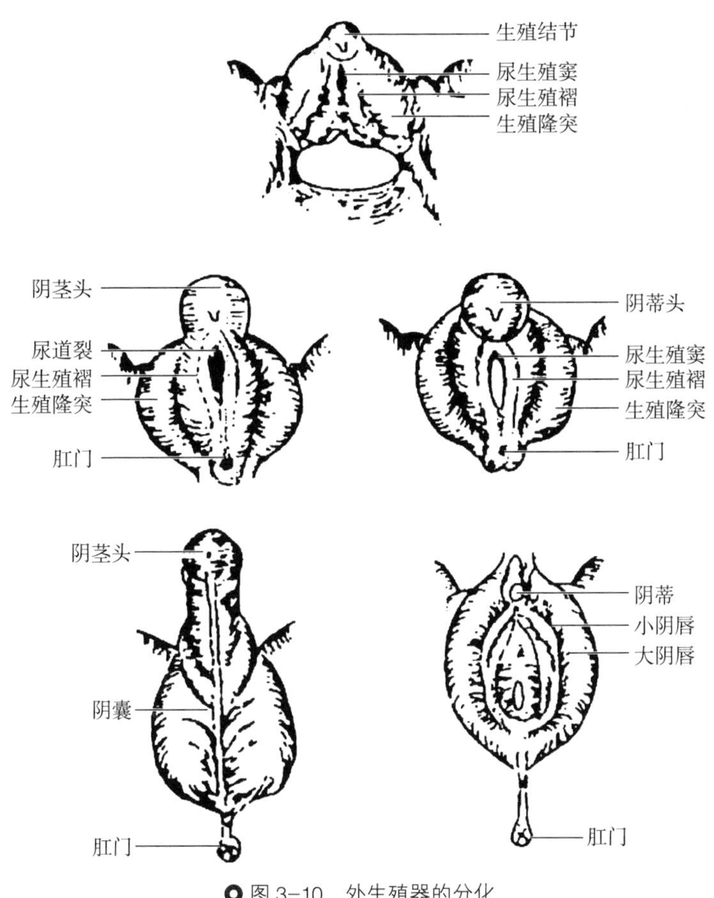

图 3-10　外生殖器的分化

合型。染色体核型有几种嵌合型，一种为 46,XX/47,XXY（多了一条 X 染色体，睾丸发育不全）；一种为 46,XY/45,XO（少了一条 X 染色体）；还有一部分是 46,XX/46,XY。真两性畸形较为罕见，多见者为假两性畸形。

（二）假两性畸形

假两性畸形又可分为女性假两性畸形和男性假两性畸形。

1. 女性假两性畸形

女性假两性畸形患者，性腺为卵巢，染色体核型为 46,XX。患者性染色体正常，但性激素功能失调，从而造成性分化异常。通常是由于胎儿有遗传缺陷，造成先天性肾上腺增生，肾上腺皮质产生过多的雄激素，使胎儿生殖器向男性方向发展。此外，母亲在妊娠期服用较大剂量的雄激素，也可出现同样的畸变。患者出现程度不等的外生殖器男性化。多数为阴蒂肥大，形似小阴茎，左右大阴唇融合，极似阴囊，常被误认为男性。这种畸形早期发现，可及早治疗，包括进行阴蒂切除和外阴矫形术，以及针对肾上腺皮质功能失调进行治疗，治疗后可生育。如果不及早治疗，男性化将持续到成年期，出现乳房不发育、多毛、肌肉发达、皮肤粗糙等。

2. 男性假两性畸形

男性假两性畸形患者，染色体核型正常，为 46,XY，具有正常的睾丸，能产生雄激素，但外观为女性，具女性型外生殖器和乳房。患者是由于遗传上的缺陷，导致对雄激素不敏感，中肾管不能发育而退化。又由于睾丸正常，故仍有副中肾管抑制素分泌。它使副中肾管退化。这样一来，患者既无男性型的生殖管道，也无女性型的生殖管道，只具有女性外生殖器（阴蒂、阴唇、阴道）。出生时，从外表看来与正常女婴一样（除非能在腹股沟摸到睾丸）。常常到青春期后，由于没有月经初潮，经检查才诊断出来。患者即使早期诊断也要作为女性抚养，因为用手术或激素治疗都无法使之发育出有效的男性生殖器。此外，由于体内睾丸发生癌变的概率较高，应及早将睾丸切除。

性畸形会给患者造成严重的心理压力，也给社会学和法律学带来不少难题。若发现婴儿生殖器异常，应及早（最好在 3 岁以前）做性别鉴定，并加以矫正。

第三节　青春期的性发育

青春期是由儿童向成年过渡的发育阶段，是每一个成年人的必经阶段。青春期的开始年龄、发育速度及发育程度等方面有很大的个体差异。一般女孩比男孩早两年发育。影响青春期发育的因素很多，如种族、遗传、社会、经济、文化、卫生、营养、体质等。近一二百年的记录表明，青春期有明显的提前现象，表现为月经初潮和遗精年龄的提前。同时还可以看到一代比一代人的身高、体重增加了，称为生长发育的长期加速。这种现象的出现是由于科学和工业发展，导致人类生活环境的改善而使发育水平有所提高。

按世界卫生组织的规定，青春期的年龄是 10～20 岁。这样一个比较大的年龄幅度包括了不同国家和地区的差别。按照发育特点，青春期还可分为青春前期、青春中期及青春后期。青春前期是指女孩月经初潮或男孩首次遗精出现之前的生长突增阶段，一般持续 2～3 年，此期男性在 11～13 岁，女性在 10～12 岁。青春中期也称性征发育期，是指性发育后的 3～4 年内，以性征发育为特点，同时出现月经或遗精。此期男性在 14～17 岁，女性在 13～16 岁。青春晚期指第二性征已发育如成人，以及体格、形态发育停止，这一阶段一般持续约 3 年，男性在 18～21 岁，女性在 17～19 岁。

总之，青春期发育是指以**性发育**（sexual development）、**性成熟**（sexual maturity）为特征表现，身心全面发育的一个重要时期。性发育和身心的全面发育是不可分割的。如果年龄、身心发育水平和性发育水平不一致，则将引起性早熟、性晚熟等各种异常。当前，由于生长长期加速现象导致生物学发育年龄提前，而高度工业化、社会生活的日趋复杂化，造成青少年社会心理成熟年龄推迟，这种身体发育与心理发育不匹配的矛盾是引起青少年犯罪、少女怀孕、青春期非疾病死亡率上升和性传播疾病流行的主要原因。所以，青春期发育应该是包括性成熟在内的身心全面发展过程，性成熟是青春期发育的核心，而非唯一方面。

一、女性性发育

女性性发育包括女性生殖器的形态发育、功能发育和第二性征发育。

（一）生殖器的发育

女性生殖器在青春期前发育缓慢，基本上处于幼稚状态。进入青春期后，在促卵泡激素、黄体生成素及性激素作用下，内、外生殖器迅速发育，并与其他系统一起进入成熟阶段。

卵巢在 8 岁以前极小，表面光滑；8～10 岁开始发育较快，以后直线上升。月经初潮时，卵巢发育并未成熟，质量仅为发育成熟时卵巢质量的 30%（表 3–1）。此后，卵巢继续发育增大，皮质内出现发育程度不同的卵泡，表面也因排卵而逐渐变得凹凸不平。成熟卵巢具有周期性的排卵功能，并在卵泡成熟和黄体生成的过程中不断分泌雌激素、孕激素和少量雄激素，使其他副性器官得以迅速发育。

◎ 表 3–1　不同年龄女性卵巢大小的变化

年龄	新生儿（双侧平均值）	5~6 岁（双侧平均值）	6~11 岁		13~15 岁		19~35 岁	
			右侧	左侧	右侧	左侧	右侧	左侧
长 /mm	20	25	26.7	24	29.6	25	36.5	35
宽 /mm	5	8	9	8.4	15	14	18	16.7
厚 /mm	2.5	4	4.4	4.5	10	9.3	13.7	13.1

由于卵巢的发育及性激素分泌的增加，内、外生殖器均发生明显的变化。子宫的发育在 10～18 岁呈直线上升趋势，长度增加约 1 倍，子宫体明显增大，子宫颈相对变短。儿童时子宫体与子宫颈之比为 1∶2～1∶3，青春期两者之比约为 1∶1，发育成熟后的成人，则两者之比变为 3∶1～2∶1。子宫壁也增厚，子宫内腔扩大（表 3–2）。青春期开始后，受卵巢激素的影响，子宫内膜呈周期性改变并出现月经。阴道增长、增宽，黏膜层增厚，并有较多的分泌物排出，阴道环境由碱性变为酸性（表 3–3）。与此同时，外生殖器也从幼稚型

表 3-2　不同年龄女性子宫质量与长度的变化

年龄 / 岁	质量 /g	长度 /mm		
		总长度	体长	颈长
妊娠终	4.16	35	10	25
1	2.3	27.3	9	18
3	2.5	29.5	11	18.2
10	4.2	37.5	18	19.5
13	5.4 ~ 26.5	43 ~ 58	16 ~ 35	18 ~ 23
16	43	66	36	30
23(未产)	48	66	32	34

表 3-3　不同年龄女性阴道长度的变化

年龄	新生儿	1 个月	10 岁	13 岁	成年人
前壁长 /mm	中间长	28	43.5	60	55~75
后壁长 /mm	25~35	32	51	70	70~85

变为成人型，阴阜隆起，阴毛出现，大阴唇变肥厚，小阴唇变大，并出现色素沉着。

月经初潮（简称**初潮**，menarche）是女性青春期的重要标志之一，但初潮时卵巢功能并不稳定，故初潮后月经周期并不规律，约在此后的 1 年时间内才逐步按月来潮。我国女子初潮年龄大多数在 10 ~ 13 岁之间，但也可能早至 8 岁，晚至 15 ~ 18 岁，初潮早晚和个人体质、营养状况、地理环境及社会经济水平有关。一般来说，居住在城市的孩子，初潮早于农村的孩子。随着社会经济水平的发展，近几十年的初潮年龄也有提前的趋势。初潮与第一次排卵之间有一定的间隔期，初潮后 1 ~ 3 年无排卵均属正常。无排卵的月经，出血仅为雌激素停止产生之故，子宫内膜仍处于增殖期。有排卵的月经，子宫内膜呈现出增殖期及分泌期的改变。大多数女生初潮发生在乳房发育过程的中间阶段，也有部分女生乳房虽已完全发育，但仍未发生初潮。

（二）第二性征的发育

女性第二性征的发育顺序依次是：乳房增大，阴毛出现，月经初潮，腋毛出现并伴有明显的乳房突出，臀部丰满。第二性征发育的年龄和顺序有明显的个体差异。

1. 乳房

女性乳房的发育分为 5 个阶段（图 3-11）：第一阶段为青春期前，乳房未开始发育；第二阶段为蓓蕾期，乳头和乳房隆起如小丘状，乳晕直径增大，是青春期乳房发育的第一个象征；第三阶段，乳房和乳晕进一步增大，隆起的圆形轮廓颇似小型的成年乳房；第四阶段，乳晕和乳头进一步增大，并在乳房上形成一个继发的丘状突起；第五阶段为典型的成年期，具有光滑的圆形轮廓，第四阶段中出现的继发丘状突起消失。乳房开始发育的年龄最早是 8 岁，多数在 13 岁以前开始。

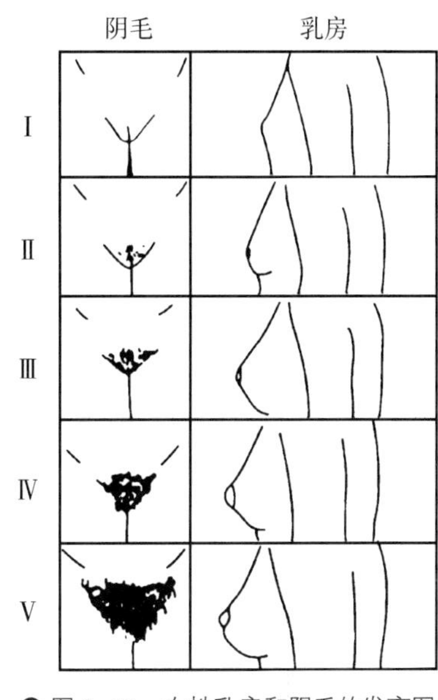

图 3-11　女性乳房和阴毛的发育图（Ⅰ~Ⅴ为发育阶段）

2. 阴毛

阴毛出现的年龄，多数与乳房开始发育的时间相近。有些女孩阴毛出现时间和乳房发育时间间隔很长，甚至在乳房发育的第四阶段才出现阴毛。阴毛的发育程度个体差异极大，少数女性阴毛稀少。

3. 腋毛

腋毛通常在乳房发育的第三、四阶段出现，极少数女孩可早于乳房发育。腋毛出现一般在阴毛出现半年至 1 年以后。大多数女性的腋毛短而稀，且仅限于腋窝外侧部。

第二性征的各项指标（乳房、阴毛、腋毛）之间，以及这些指标与初潮的间隔期个体差异较大，故以第二性征发育情况来预测初潮发生时间的价值不大。目前应结合骨龄（以骨骺钙化程度为指标）来预测初潮。研究表明，初潮的发生，大多集中于第二指骨远端的骨骺与骨端钙化开始后的第 6 个月时间。

二、男性性发育

男性性发育包括男性生殖器的形态发育、功能发育和第二性征发育。

（一）生殖器的发育

青春期前生殖器发育缓慢，几乎处于静止状态。进入青春期后，在腺垂体分泌的促卵泡激素和黄体生成素及性腺分泌的雄激素（肾上腺皮质也可分泌少量性激素）的作用下，迅速发育。

睾丸体积在青春期前不足 3 mL，仅稍大于婴儿期，发育也不完全，曲细精管狭细呈条索状，无明显管腔。10 岁左右逐渐出现管腔，但管壁仅有未分化的支持细胞和少量精原细胞。进入青春期后，睾丸迅速发育，体积可达 12 mL 以上；曲细精管长度及曲折程度增加，管腔增大，管壁基膜上的精原细胞不断分裂繁殖，出现各期的生精细胞，并陆续形成精子。睾丸发育时，分泌雄激素，刺激附属性腺生长发育，因此附属性腺几乎与睾丸同时发育。

男性生殖器的发育可分为 5 个阶段：第一阶段为青春期前，即从幼稚型的生殖器到睾丸开始增大，但阴囊和阴茎几乎没有形态的变化；第二阶段，阴囊皮肤变红，睾丸体积增大；第三阶段，阴茎明显变长，但周径增加不多，睾丸和阴囊的体积继续增大；第四阶段，阴茎长度和周径进一步增加，阴茎头充分发育，阴囊皮肤色泽变深；第五阶段，外生殖器的形状和大小如成人型（表 3-4，图 3-14）。

表 3-4　男性性器官的发育

时期	睾丸体积 / mL	阴茎 / cm		阴囊
		长	周长	
第一阶段（青春期前）	0.3 ~ 1.5	3 ~ 8	3 ~ 5	幼儿型
第二阶段（青春早期）	1.75 ~ 13	4.5 ~ 12	4 ~ 8	变红
第三阶段（青春中期）	2 ~ 20	4.5 ~ 12	4.5 ~ 10	继续增大
第四阶段（青春晚期）	6 ~ 20	9 ~ 15 阴茎头充分发育	6 ~ 10	继续增大 色变深
第五阶段（成熟期）	15 ~ 25	10.5 ~ 18	6 ~ 1.5	成人型

（二）第二性征的发育

男性第二性征的发育表现为：毛发生长，声调改变及出现喉结等。

1. 阴毛

男性阴毛发育可分 5 个阶段（图 3-12）：第一阶段无阴毛；第二阶段，阴茎根部及耻骨部出现短小、色淡、细软的阴毛，量稀少；第三、四阶段，阴茎根部及耻骨部阴毛稠密而长，色较黑，稍硬，出现卷曲，其分布扩展到耻骨联合上缘及腹股沟部而呈倒三角形；第五阶段，阴毛密而长，色黑质硬，分布较广，两侧继续向腹股沟部扩展，上方越过耻骨联合上缘，并伸向至下腹部，呈菱形、盾形或倒三角形。

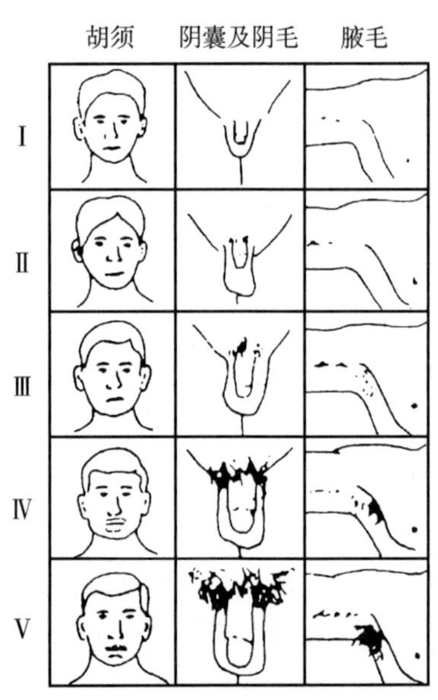

图 3-12　男性性器官及第二性征的发育（Ⅰ~Ⅴ为发育阶段）

2. 腋毛

腋毛发育可分为 5 个阶段。以双臂侧平举位时观察，腋毛生长开始于腋窝的外侧，逐渐向腋窝中央扩展。第一、二阶段无腋毛；第三阶段，腋窝外侧出现细软、短稀的毛；第四阶段，腋窝外侧毛较密而长，中心部也出现短细的毛；第五阶段，腋窝外侧及中心部腋毛均变密而长，色黑稍粗硬。

3. **声音**

声音的发育一般可分为未变声、正变声及已变声阶段。喉结则可分为未突出及突出两种。

4. **乳房**

在腋毛出现的同时，有 1/3～1/2 的男孩乳房也发育，多数是一侧发育，少数两侧都有发育。表现为乳头突出，偶尔在乳晕下有硬块，少数有轻微触痛，数月后即消失。可能与雌激素分泌过多有关，若在半年至 1 年内硬块依然存在，则应就医检查。

三、青春期的启动与困扰

（一）青春期的启动

多数认为，青春期是由下丘脑所启动的。在本书第二章中已阐述了性功能受下丘脑－垂体－性腺轴所调控。在儿童期，下丘脑对腺垂体分泌的促性腺激素（促卵泡激素和黄体生成素）的负反馈作用非常敏感，同时，下丘脑－垂体对性激素的负反馈作用也很敏感，因此体内的促性腺激素和性激素的水平都很低。到了青春期，下丘脑对促性腺激素和性激素的负反馈作用的敏感性降低，因而低水平的促性腺激素和性激素再也不会引起下丘脑对腺垂体的抑制，此时，腺垂体对下丘脑分泌的促性腺激素释放激素的反应性增强，导致其促性腺激素的分泌增加，从而促进性腺发育，性激素的分泌增多，于是体内促性腺激素和性激素的水平明显升高，并在此高水平下进行下丘脑－垂体－性腺轴的调节。由于性激素分泌的增多，也就促进了性器官和第二性征的发育。这种变化是中枢神经系统发育成熟的结果。

营养因素对青春期启动有重要的影响。动物实验发现，给予低蛋白饮食使雌鼠体重下降至正常水平 8% 以下时，它们的发情周期就会停止。若再给予高蛋白饮食，则再现发情周期。临床上也发现，患有神经性厌食的少女，体重下降，月经周期不规则，且常常发生**闭经**（amenorrhea）。值得注意的是，虽然在过去 1 个多世纪中，初潮的年龄明显提前，但近期的研究发现，青春期启动的临界体重维持在 30 kg，初潮的临界体重维持在 47 kg。体重似乎是青春期启动的触发器。由此看来，青春期的提前到来，可能是社会经济水平、营养状态、卫生医疗等各方面条件的综合改善，使临界体重提前达到所致。

（二）青春期的困扰

青春期是一个人由儿童转变为成人的重要阶段，在这一时期，青少年身心会发生显著变化，容易产生诸多困扰。

1. **遗精**

在无性交的情况下自发地射精称为**遗精**（spermatorrhea）。在睡眠做梦时发生的遗精称为梦遗，在清醒时的遗精一般称为“滑精”。性器官成熟后，不断产生精液，当积聚至一定数量时就会产生张力，引起反射性排精，这就是“精满自溢”的现象。精液排出后不久即可得到补充，所以多次射精虽然量会减少，但仍有精液排出。遗精是一种调节性功能的生理现象，不排出则产生性淤积，使人出现性紧张、烦恼，遗精之后可得到性松弛。对于青春期出现的遗精，有人对此感到惊奇或恐惧，认为会“伤元气”，这是误解。据调查，未婚青年中 80% 以上有遗精现象。身体健康的青壮年在没有正常性生活的情况下，2 周左右遗精一次是很普遍的现象，间隔时间略长或略短也都属于正常情况。

若遗精过频，并伴有明显的症状，如头晕、乏力、食欲不振等，则属于不正常现象。所谓过频，是指有了正常的性生活后仍发生次数不少的遗精，或青少年一周数次、一夜数次的遗精。遗精过频，难以用次数多少来区分，主要是遗精后次日若出现头晕、乏力、腰背疼痛等症状，表示它对身体有不利影响。引起过频遗精的原因是多方面的，如缺乏正确的性知识，对性问题过分关注导致大脑性兴奋过强，长期手淫等。包茎、包皮过长、尿道炎、前列腺炎等疾病也可引起遗精。遗精过频是可治愈的，针对实际情况，采取把精力集中于工作、学习以转移注意力，参加文体活动，戒烟限酒，不穿紧身内裤，减少性刺激等措施可以有效预防遗精过频。若是疾病所引起的，则应就医治疗。

2. 初潮

初潮是指第一次月经来潮，通常在乳房开始发育后两年（12～16 岁）出现，是少女青春期到来的重要标志之一。

家长（特别是母亲）和老师应向初潮少女讲授有关青春期生理变化方面的知识，使她们懂得月经初潮是身体发育的必然，是进入青春期的标志。少女在初潮时应避免参与剧烈的体育运动，勤换和清洗内裤，避免手淫。因为在此阶段机体抵抗力下降，如果不注意清洁卫生，极易引起细菌感染。注意休息，保证充足睡眠，食用营养丰富且易于消化吸收的饭菜，避免受寒，少用冷水洗头、洗澡。

3. 自慰

自慰（masturbation）在狭义上是指用手刺激自己的外生殖器产生性高潮的一种方式。广义的自慰，指任何一种能产生性欲唤起的自行刺激行为，即任何方式的抚摸刺激生殖器及身体其他敏感部位以获得性快感和性高潮的行为。

长期以来，自慰被认为是有害身体的不良行为，甚至有人认为自慰会引起身体虚弱、智力迟钝、性无能和不育等。现代科学研究证明，合理的自慰可以解决心理上的压抑和满足生理上的需求，不影响身体健康，不影响婚后的性生活。有人认为在夫妻长期分居，或一方身体不允许（如生病、妊娠）时，采取禁欲的方式并不可取，而用自慰的办法是较为现实的，可避免发生婚外性关系。此外，在医生指导下进行自慰，也是治疗某些男性性功能障碍的方法之一。

合理的自慰不影响健康，但如果经常沉溺于自慰，次数过多，男性可引起慢性前列腺炎和尿道充血，导致阳痿、早泄。女性自慰过多可导致阴蒂过大，阴唇肥厚变形；频繁自慰会使小腹经常处于充血状态，引起月经不调或痛经。无节制的自慰也会影响健康状态，如身体虚弱，心跳气喘，四肢无力，食欲不振，焦虑失眠等。

4. 痤疮

痤疮俗称粉刺或青春痘。青春期的男女，有的会在脸、胸和后背等皮脂腺发达的地方发生痤疮。

皮脂腺分泌皮脂，经腺管入毛囊而排出，皮脂可滋润皮肤与毛发。儿童期皮脂腺分泌较少。到了青春期，体内雄激素水平显著增高，皮脂腺在雄激素的作用下增生、肥大，皮脂分泌增多，且比较黏稠而不易排出，因而容易引起皮脂潴留。潴留的皮脂在毛囊内的痤疮棒状杆菌所产生的溶脂酶的作用下，变成游离脂肪酸，刺激毛囊，使毛囊表皮细胞增生。黏稠的皮脂与毛囊脱落的上皮细胞混在一起会堵塞毛囊口，形成一个米粒大的黄白色的锥状丘疹，轻轻一挤，可见有白色干酪样物质挤出，这就是通常所说的粉刺。这些堵塞物被空气氧化，再混上灰尘污垢，就变成人们所说的“黑头粉刺”。由于男性雄激素水平较女性高，故男孩患痤疮的概率比女孩多，且症状较重。

粉刺本身不会引起毛囊炎，但如果有细菌进入毛囊并在其中繁殖，则可引起不同程度的毛囊炎。此时，局部可出现大小不等的红色丘疹、脓疮、结节等。病变消退后会遗留小凹陷或瘢痕。痤疮是一种慢性皮肤病，常受各种因素影响。食用脂肪过多及辛辣的刺激性食物、饮酒，以及消化不良、过度疲劳、熬夜等均可使痤疮加重。注意饮食，保持皮肤清洁，油性肤质者用温水洗脸，不用油脂类化妆品，可减轻痤疮的发生。

5. 局限性臭汗症

局限性臭汗症俗称腋臭，又称狐臭，是大汗腺分泌物所导致的臭汗症，好发于青春期少女。人类的汗腺分小汗腺和大汗腺。小汗腺全身皆有分布，大汗腺只分布于腋窝、乳晕、脐窝、阴部、足部等处。大汗腺多在青春期才开始发育成熟。在性激素的作用下，大汗腺分泌旺盛。其分泌物中的脂肪酸，若受到皮肤表面细菌的作用，会产生不饱和脂肪酸而发出臊臭味。青春期女性的大汗腺比男性多，故患腋臭者以女性居多。随着年龄的增长，大汗腺分泌功能逐渐减退，臭汗症状会逐渐减轻甚至消失。腋臭与遗传有一定关系，遗传影响着大汗腺的多寡与分布。

腋臭患者应注意勤清洗，勤换衣裤，保持腋窝、脐窝、阴部等大汗腺较多的部分清洁干燥。若症状较重，可通过手术去除大汗腺，或药物治疗。

第四节　性发育异常

常见的性发育异常有性早熟和性发育延迟，均可由不同病因所引起。

一、性早熟

性早熟（sexual precocity）是指在正常性发育年龄之前，出现了第二性征、外生殖器发育，甚至具有生殖能力的异常性发育。若无生殖能力，称为假性性早熟，又称为不完全性性早熟。若具有生殖能力，则称为真性性早熟，又称完全性性早熟。性早熟在女性中比男性更为多见。临床上一般将女性在 8 岁以前出现第二性征的发育，或 10 岁以前出现月经初潮，男性在 10 岁以前出现性发育，诊断为性早熟。

（一）真性性早熟

真性性早熟属于体质性性早熟（特发性性早熟），80% 的女性性早熟和 40% 的男性性早熟是属于这种类型。患者虽然性发育与正常的青春期发育经过相同的阶段，但完成发育成熟所需的时间却大大减少。患者在发育的早期由于骨骼提早发育，故身高比同龄儿童高，但因发育成熟很快，骨骺提早愈合，故患者至成年时反而比正常人矮。男性患者常有家族史。

（二）假性性早熟

假性性早熟主要是由于患有性腺肿瘤（睾丸肿瘤、卵巢肿瘤）、肾上腺肿瘤等而引起。性腺肿瘤可因分泌大量性激素而引起性早熟，肾上腺肿瘤可能分泌大量雄激素而引起性早熟。由于雄激素增加，若患者是女性，则发生异性性早熟，即表现为阴蒂肥大或性畸形。

此外，尚有一种性早熟，仅仅表现为某一方面的早熟现象，如乳房早期发育，或阴毛、腋毛早期发育，但总的发育水平仍停留在性发育前期状态，这类性早熟称为部分性性早熟。一般无遗传病，不需治疗，至青春期时可正常发育。

二、性发育延迟

性发育延迟是指到了正常发育的年龄，第二性征和生殖器仍停留在青春期前的幼稚状态的异常性发育。在临床，一般将女性超过 13 周岁尚未有第二性征出现，无月经，外生殖器呈幼儿型，子宫和卵巢亦未发育；男性超过 14 岁，第二性征仍未出现，阴茎呈幼儿型，睾丸软小，阴囊不下垂，无皱褶，诊断为性发育延迟。如果女性超过 18 岁、男性超过 20

岁而尚未发育，则是性发育抑制。性发育抑制若不作治疗，则不会出现青春期的性发育。而性发育延迟，到一定年龄时仍可能出现正常的性发育。

性发育延迟多发生于男性。引起性发育延迟的原因，常见的有如下几种：

（一）体质性性发育延迟

一般认为，大多数性发育延迟是属于体质性的。营养不良，或患有慢性疾病，如先天性心脏病、慢性腹泻、神经性厌食等，均可造成性发育延迟。近年来发现，该病与锌元素缺乏有关，如及时补充锌，可促进发育。

（二）性腺发育不全的性发育抑制

1. 男性性腺（睾丸）发育不全

男性性腺发育不全以性腺功能低下较多，可分为原发性和继发性两种。

（1）原发性睾丸功能不全

多数在青春期前发病，由染色体畸变所造成。患者主要表现为青春期发动受阻，生殖器与第二性征迟迟不发育而呈幼稚型。由于雄激素分泌不足，患者肌肉细弱，胸、肩较狭，骨骺愈合延迟，并因此导致长骨不断增长而使四肢长度超出常人，呈现特征性的细高体型。

（2）继发性睾丸功能不全

由于下丘脑－垂体受损害所造成。肿瘤、创伤、血管病变等若引起腺垂体促性腺激素分泌减少，则使睾丸发育受到影响，造成性发育抑制。隐睾症也会导致睾丸功能低下，造成性发育抑制，还有的是由于腺垂体缺乏促性腺激素所造成的。

2. 女性性腺（卵巢）发育不全

卵巢发育不全也有原发性和继发性两种。

（1）原发性卵巢发育不全

可由染色体畸变所造成。患者的染色体核型为45,X0，缺少一条X染色体，性腺发育不良，卵巢呈索条状，出现原发性闭经，外生殖器呈幼稚型，乳房及其他第二性征不发育。此外，身体矮小，扁平盾状胸，肘外翻，蹼颈（颈部粗短，颈部皮肤特别松弛，若牵拉则像“蹼”）。

（2）继发性卵巢发育不全

可由腺垂体或甲状腺功能低下所引起。脑炎、外伤、肿瘤若引起下丘脑受损，则产生脑性肥胖症，又称肥胖性生殖无能症。患者的肥胖以乳房、下腹和生殖器附近最显著，第二性征发育延迟或不出现。甲状腺功能低下者，亦产生发育延迟，并伴有明显的智力低下。

对性发育延迟或性发育抑制患者，应及早诊断和治疗，以免给患者造成心理压力。体质性性发育延迟常可采取营养和锻炼等增强体质的措施而得到改善，若到17岁性发育仍未启动，可进行激素治疗。

第五节　性衰老

一、性衰老的定义与表现

（一）性衰老的定义

衰老是生物在生命过程中，整个机体的形态、结构和功能逐渐减退的生命现象，也包括性功能的衰退。老化是不可抗拒的自然规律，但在一定条件下，老化的进程可以得到延缓或减慢。**性衰老**（sexual aging）是指随年龄的增长，人体生殖器官逐步萎缩，激素水平降低，生育能力与性功能相应下降甚至丧失的现象。

（二）更年期

更年期（climacteric）是人类从生育期进入老年期的一个过渡阶段。女性一般在 45～55 岁，男性一般在 55～65 岁进入更年期。更年期常常发生一系列的生理和心理变化，表现出相应的症状，称为更年期综合征。女性比男性更为明显。

1. 男性更年期

男性更年期大约从 50 岁开始，也有人认为从 60 岁开始。此时睾丸功能的减退是缓慢渐进的，生精功能虽然随年龄的增加而减退，但生精能力并不是完全消失，90 岁的男性仍可能有生育能力。性功能较年轻时减弱，阴茎勃起所需的时间随年龄的增长而延长，勃起的硬度也随之减弱，有时临近射精却仍不能完全勃起，也不易重复勃起。阴囊、阴茎对性刺激兴奋性减弱，对射精的控制力减弱。

由于性激素分泌的减少也是缓慢的，故男性更年期综合征的症状较轻，主要表现为：性欲减退、忧郁、易怒、耳鸣心悸、注意力不集中、睡眠障碍等。

2. 女性更年期

女性进入更年期后，卵巢功能开始减退，虽仍有卵泡发育，但不能发育至成熟，因而丧失排卵功能，出现无排卵型月经。以后卵泡发育逐渐停止，雌激素分泌逐渐减少，月经周期紊乱、不规则，月经量逐渐减少。最终月经完全停止，出现闭经，称为**绝经**（menopause）。也有少部分人是在月经周期一直正常的情况下突然绝经的。人们把女性更年期分为绝经前期、绝经期和绝经后期。在绝经后期，卵泡生长及雌激素水平渐渐下降至最低水平，此后即进入老年期。整个更年期通常为 10 年，长者可达 20 年。更年期由于雌激素水平低，性器官慢慢萎缩，大阴唇变薄，小阴唇及阴蒂变小，阴道变窄、变短，弹性降低，分泌物减少，子宫萎缩。在绝经后期，卵巢体积逐渐萎缩。大约在绝经 20 年后，即在 70～90 岁时，所有卵泡才完全闭锁，生育功能消失。

在更年期，由于内分泌失调，会出现更年期综合征症状。主要表现：月经紊乱、阵发性潮热、易激动、紧张、失明、头晕、头痛、耳鸣、肌肉及关节疼痛、阴道炎等。也可出现腰背疼痛，是由雌激素水平低下导致骨质疏松所致。更年期综合征所表现的症状因人而异，只有 20%～30% 的女性有比较明显的症状，需要治疗。

女性绝经的年龄因人而异，一般在 45～55 岁。以往多数在 45 岁左右，近年来由于人们健康水平的提高，绝经年龄有延迟的趋势。据统计，我国目前 50 岁以上的女性人数为 2 亿左右，每年进入更年期的女性约有 500 万，到 2030 年全世界将有 12 亿更年期女性，我国占 25%。因此，关爱更年期综合征女性的身心健康，让她们顺利度过更年期，显得尤为重要。

二、老年人的性活动

（一）老年男性的性活动特点

在性活动过程中，老年男性阴茎完全勃起所需时间至少是年轻时的 2～3 倍，若在完全勃起后未及时性交，往往难以再次勃起。如果这时能得到伴侣的谅解和配合，则情况有所改善。如果伴侣不配合，则会致使性交失败，久而久之，将会发展成功能性性功能障碍。

随着年龄的增加，整个射精过程的生理反应降低，精液往往不是射出而是溢出，甚至无精液排出。在性活动过程中，老年人很少见到阴囊的收缩及完全充血，所以并没有明确的消退期形式。

虽然老年男性阴茎勃起缓慢，但持续时间往往更长久，抽动时间延长，这和女性的性兴奋来得晚、性高潮出现慢的特点相符合，故而有利于男女双方性反应的和谐与同步，这是老年夫妇的优势。

（二）老年女性的性活动特点

老年女性的性欲下降，性反应减弱，出现性高潮的次数减少，但仍可以对性刺激做出反应。老年女性阴道壁变薄，阴道内 2/3 的扩张反应缓慢，阴道弹性降低，生殖器充血反应减弱，前庭大腺的黏液量也逐渐减少，加重性交困难。此外，老年人因子宫逐渐萎缩，性兴奋时子宫不出现充血、增大、上提等反应，不利于性活动的进行。

老年女性性高潮的持续时间缩短，阴道收缩由年轻时的 6～12 次减至 3～5 次。此外，性活动过程中的消退时间随着年龄增长而缩短，一般在数分钟内恢复至原来的状态。部分老年女性在性高潮后，阴道分泌物迅速减少，即使再有新的性刺激也很难再次出现性高潮，这是女性性衰老的特点，但个体间的差异较大。

思考题

1. 简述受精的过程。
2. 如何看待青少年的自慰现象？
3. 谈谈你对丁克的看法。
4. 谈谈你对婚前性行为的看法。
5. 简述不孕不育的原因及治疗措施。
6. 简述你对老年人再婚的看法。

附 3-1 “虚”长一岁，走向生门

年龄的计算有两种方法：虚岁与周岁（也称实岁）。虚岁是中国传统的计龄方式，以刚出生时为一岁，每过一个农历正月初一长一岁。周岁是目前国际通用的一种计龄方法，以刚出生时为零岁，每过一个公历生日长一岁。那么，这两种算法在起点上有何差异呢？有人形象地说：“虚岁的起点指的是从爸爸身体里出来的时刻，周岁的起点则是指从妈妈身体里出来的时刻。”因此，以出生为一虚岁的意义在于铭记人类繁衍的艰辛，铭记母亲十月怀胎的孕育之恩！本文将揭秘生命在妈妈身体里“虚”长一岁、走向生门的历程！

1.“虚”长一岁

（1）启程与会师

身体健康的女性，每个月会有 1 次排卵。卵细胞排出后会在输卵管的壶腹部停留 2～3 天，等待男性精子的到来。如果男性身体足够强壮，那么精子们在启程之后，则有本事、有能耐、有希望穿越重重障碍，历尽艰辛来到卵细胞身边（最快在性生活后 30 min 可到达），胜利会师，形成受精卵。

（2）萌芽与生根

24 h 后，受精卵开始发生卵裂，由一分为二，二分为四，四分为八……大概 72 h 后，形成桑椹胚。桑椹胚一边分裂，一边往子宫腔的方向移动。进入宫腔后，细胞继续分裂，体积继续增大，大约在第 5 天发育成囊胚。随后（第 6～8 天）侵入子宫内膜安营扎寨，落地生根，完成着床（图 1）。此刻，妈妈体内也发生相应的变化：月经停止，黄体发育成妊娠黄体。妊娠黄体肩负使命，分泌足量的雌激素和孕激素，以维持子宫内膜的持续性增生，为囊胚的顺利着床及着床后的发育提供保障。而持续升高的孕激素使血管收缩，散热减少，基础体温升高（约 0.5℃）。这就是孕初期妈妈比较怕热的原因。

成功着床后，囊胚继续分裂，开始分化形成各组织器官。在接下来的孕育过程中，“我”以新生命的身份，见证了妈妈的艰辛和不易（图 2）。

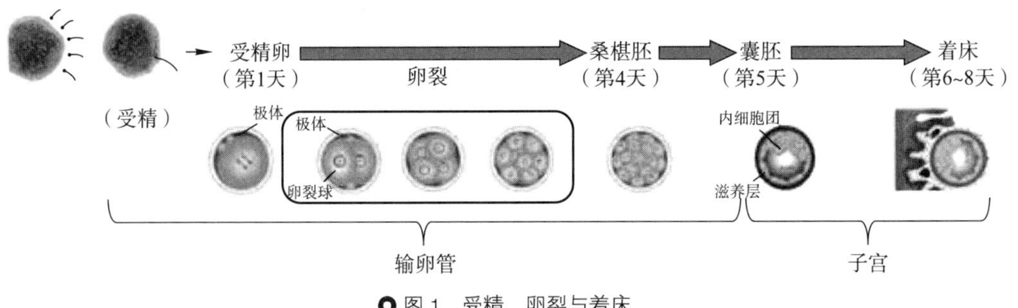

图 1　受精、卵裂与着床

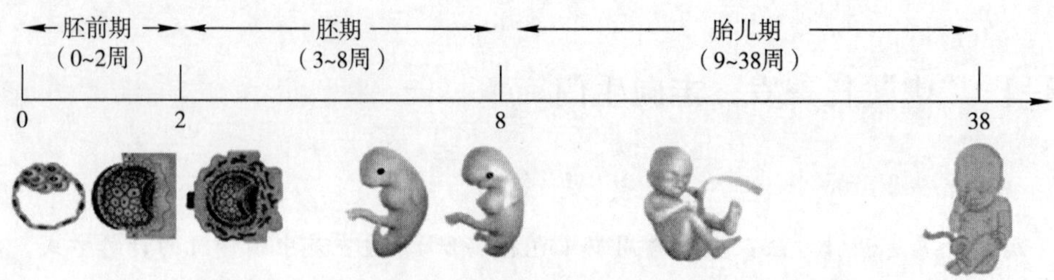

图 2　胚胎的分化与发育

（3）孕育的艰辛

在我 6 周龄左右，妈妈身体开始出现各种难受的妊娠反应：恶心、呕吐、头晕、嗜睡、喜欢吃酸性食物等。孕吐反应程度因人而异，大概在我 12～16 周龄后有所缓解。反应强烈的妈妈，严重时一天孕吐十几次。为了我的健康，妈妈吃了吐，吐了吃，如此反复……从第 9 周开始，我已初具人形，也有了新的名字，由"胚"成为"胎"。到了第 12 周，我更加"有模有样"了：身体里的器官、系统已初步形成，外生殖器开始发育，性别可辨。

随着我的慢慢长大，为了给我提供舒适的住所和足够的空间，妈妈的子宫变得越来越大，妈妈也越来越辛苦：①子宫压迫膀胱，影响肠道的蠕动，导致尿频和便秘。②子宫顶到腹腔里的胃，进食受影响；子宫的增大和妈妈体重的不断增加，使脊柱负担加重，导致妈妈经常腰酸背痛。③子宫压迫盆腔和下肢静脉，阻碍血液回流，引起下肢水肿，行动不便。

此外，每次的产检对妈妈来说，都是一种身心煎熬和考验。从最初的胎心跳动，到早中期的各种筛查，再到糖耐试验和各种监测……我的健康状态，每时每刻都牵动着妈妈的心。而妈妈的身体也面临着更大的挑战，如妊娠引发的糖尿病、高血压等。

2. 开启"生门"

我在妈妈身体里待了足足 40 周，妈妈已经把我培养得很好，我的组织器官都发育完好，有足够的能力去闯世界了。尽管我很不愿意，但也必须离开妈妈温暖安全的身体。我害怕我担心，挥舞着双手，乱蹬着双腿，哭着喊着来到这个陌生且未知的世界。

（1）足月顺产

对我和妈妈来说，这是最佳路线，有利于妈妈身体的康复，我也可以更好地适应陌生的外部环境。①芝麻开门。妈妈体内的孕激素和雌激素水平开始下降，催产素升高，引起子宫收缩。最初这种收缩是不规律的，妈妈会感到不规则的阵痛。慢慢地，子宫开始进行有规律有节奏的收缩，而且收缩间隔越发短暂，收缩时程变长，直至宫颈口完全张开（直径为 10 cm），这时妈妈的疼痛更加剧烈。宫颈口完全张开所需的时间因人而异，一般初产妇需 12～16 h，经产妇则需要 6～8 h。②血泪交织。阴道开始流出血性黏液，俗称"见红"；接着出现"破水"，即胎膜破裂，羊水流出。③来到人间。随着宫颈口的完全打开，宫缩强度继续增加，我的头部会下降至妈妈的骨盆。在宫缩的作用下，妈妈的疼痛进一步加剧，几乎耗竭全部体能……终于，我的头部从妈妈阴道口娩出，接着是身体娩出。我以嘹亮的哭喊声，向妈妈报到和问好，虚弱的妈妈此刻终于可以露出欣慰的笑容。从宫颈口全开到胎儿娩出，初产妇需要 1～2 h，而经产妇一般只需几十分钟。④致敬母亲。正常情况下，在胎儿娩出后的 15 min 内，胎盘会自行从子宫内膜脱落，从产道完整娩出，一般不会超过 30 min。但如果在宝宝娩出后 30 min 内，不能自行娩出胎盘，或者胎盘娩出不全，则需要采取人工剥离胎盘术。妈妈再次面临疼痛的挑战！只有胎盘完全娩出，分娩过程才算真正结束，妈妈——这位生命的创造者终于完成使命！

（2）难产与早产（剖宫产）

当我已经具备了闯世界的能力时，由于一些其他的原因，如脐带绕颈、巨婴等，导致妈妈无法通过阴道分娩，生命之门无法打开；另一种情况是虽然我还没有具备闯世界的能力，但妈妈的身体已经撑不下去了，我必须提前离开妈妈的身体，否则，我和妈妈随时会出现危险。这时候，白衣天使们会另辟途径，帮助我们打开另一扇“生命之门”——剖宫产。比起首选的最佳路线（顺产），虽然我和妈妈都需要承担更大的健康风险（研究报道，经剖宫产的新生儿抵抗力低于经阴道分娩的新生儿；产妇术中出血、再次妊娠发生前置胎盘和子宫破裂的概率高于经阴道分娩的产妇，产后身体的恢复也需要更长的时间），但两害相权择其轻，我和妈妈只好豁出去了。所幸现在的医学水平发达，医疗设备先进，医务人员技术娴熟。所以，我和妈妈吉祥安康的概率还是很高！

每一个生命的诞生，都凝聚了妈妈艰辛的孕育和分娩。每一对母子，都是生死之交！珍爱生命，致敬伟大母亲，让我们好好感受生而为人的可贵和美好！

附 3-2 婚前把脉

我国的婚检制度始于 1986 年。到了 1994 年，国家为了提高人口素质和减少出生缺陷率，实施强制性婚检措施。2003 年，婚检由强制规定变更为自愿选择。此后，婚检率不断下降。

婚检即婚前检查，是指结婚前对男女双方进行常规体格和生育能力的检查。婚检就像婚前的“把脉”，帮助新人了解生育和身体状况，保障婚后的生活质量。然而，当代年轻人婚检的积极性却不高，这是为何？为此，我们对广州高校的 383 名师生进行了调查，其中男性 90 人，女性 293 人。

1. 心动≠行动

调查结果如图 1 和图 2 所示，人群中大部分认为婚检有必要，其中的未婚人士也表示愿意在领证前做婚检。可见人们对于婚检的态度是比较正向的。

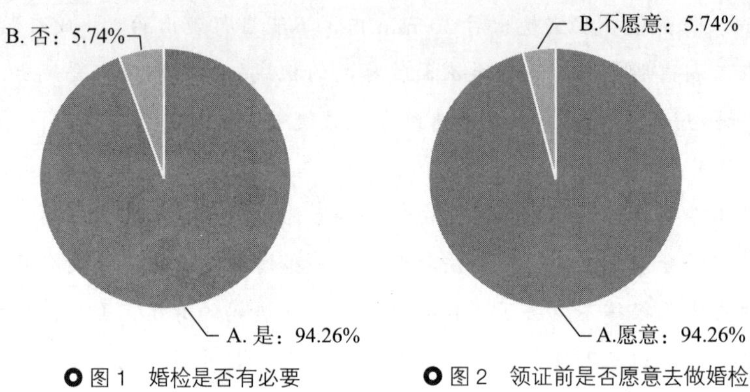

图 1　婚检是否有必要　　图 2　领证前是否愿意去做婚检

然而，在 86 名已婚人士中，只有 58 人（67.44%）做过婚检，28 人（32.56%）没有做过婚检（图 3）。由于我们的调查对象为高校人群，做过婚检的比例（67.44%）可能比实际人群高。结合图 1 和图 2 的调查结果可以看出，认可婚检以及有婚检意愿不等于真的做婚检。心动未必行动！

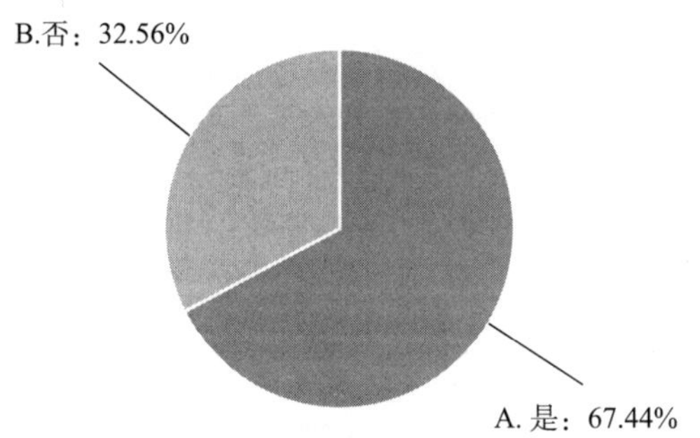

图 3　婚前是否做过婚检

2. 婚检，怕怕

虽然被调查者均表示知道婚检的必要性且愿意做婚检，但在现实面前可能会因为某些原因而退缩。到底是什么阻挡了年轻人走进婚检的大门？

（1）惧“检”　当代年轻人对于“体检”和“医院”有莫名的恐惧，他们害怕生病，不敢生病，不愿做“体检”，更不敢也不愿做“婚检”。此外，婚检的某些项目可能涉及隐私，有人担心婚检结果会被泄露或使另一半产生顾虑，于是便有了“多一事不如少一事”的想法。

对于女性来说，妇科检查可能会引起身体和心理上的不适。如果婚前有过同居经历的女性，尤其是曾意外怀孕或流产的，本能抗拒婚检。因此，两性的生理差别，导致女性对于婚检比男性多了一层顾虑。

（2）婚检＝不爱　在某些年轻人眼里，认为“婚检”就是不信任和不爱对方的表现，婚检仿佛是一道不信任的情感测试题。一旦查出隐疾，就会担心对方不爱自己。即使是小问题，也可能会带来误会，影响彼此的情感。

（3）体检＝婚检　有人认为已经做了体检，婚检也就没有什么必要了。也有人认为婚检就是走个过场，浪费时间。

综上，年轻人婚检积极性不高的主要原因是不了解婚检的意义。那么婚前“把脉”究竟有没有必要？

3. 婚前“把脉”有必要

（1）体检≠婚检　婚前医学检查不同于常规的健康体检，是对准备结婚的男女双方可能患影响婚育和生殖健康的疾病进行的医学检查，重点针对严重遗传性疾病、指定传染病、精神病及其他与婚育有关的重要脏器和生殖系统等疾病进行检查。婚检是健康婚育和优生的第一道防护屏障，对于确保家庭幸福和下一代健康非常重要。

各地区婚检项目略有差别，但基本包括：婚前咨询、体格检查、辅助检查和婚前卫生咨询。无论是哪一项的检查，都绝对保护婚检人的隐私，都是优生优育和健康生活的前提和保障。

（2）拒“检”的风险

① 增加缺陷儿　据估算，我国出生缺陷总发生率为5.6%。这个数字让几乎所有医学界人士和专家对取消强制性婚检持保留态度。遗传学家刘权章指出：“零婚检现象的发生将导致出生缺陷率上升80%。”产检是预防缺陷儿的另一道屏障。一旦在产检的过程中发现胚胎有缺陷的风险，大多数人会采取终止妊娠的办法。而终止妊娠对于孕妇的身心健康终归是一种伤害。既然终止妊娠实属不得已而为之，何不把风险控制在怀孕之前？

② 增加传染性疾病发生率　没有做婚检的新婚夫妇，如果有一方隐瞒了患有传染性疾病的事实，那么就有可能导致婚后传染给对方。除此之外，还有可能会传染给下一代，如乙肝病毒和HIV携带者。

③ 产生无效婚姻　婚检不仅可以提高出生人口素质、阻断疾病，还可以帮助新人重视健康问题，慎重对待婚姻。拒绝婚检会损害夫妻双方的合法权益。2021年的《中华人民共和国民法典》规定了婚前重大疾病的告知义务，如果婚前隐瞒重大疾病史，被隐瞒的一方可以起诉，解除婚姻关系。

（3）为爱而检　婚检是对彼此间情感负责和担当的体现，往小了说，是对自己、另一半和未来孩子的负责；往大了说，是对社会和国家的负责。责任与担当，何尝不是爱的一种表现？

婚前把脉，为婚后的健康生活保驾护航！愿广大年轻新人正确看待婚检，积极加入婚检队伍，行使自己的权利，保卫自己的婚姻与健康！！

附 3-3 蜀道难——不孕不育症

随着人们生存环境和生活方式的改变，全球范围内约有 15% 的育龄夫妇受不孕不育问题困扰，我国不孕不育患者的比率明显上升。世界卫生组织预测，不孕不育将成为仅次于肿瘤和心脑血管病的第三大疾病。不孕不育症人群逐渐趋向年轻化！不孕不育的临床定义为男女双方有生育意愿，同居 1 年以上并有正常的性生活且均未采取避孕措施，仍不能怀孕的现象。

1. 生命的形成

（1）人和　拥有良好的生理设备，方能产生健康成熟的生殖细胞；确保生殖管道（输卵管 / 输精管）通畅，精子与卵细胞才能够相遇。精子走向卵细胞的道路堪比万里长征，一路披荆斩棘、历经艰辛。正常男性每次射精，有 3 亿～5 亿个精子。数以亿计的精子进入阴道后，畸形和活力差的被淘汰，另有部分因不适应阴道的酸性环境而折戟，只有约 1% 的精子能到达子宫腔。对于女性生殖系统来说，精子是外来异物，女性的免疫系统会伏击精子。因此，最终能到达输卵管壶腹部的精子约 100 个。在卵细胞出现的几十小时内，精子们发挥团队作战精神，轮番上阵，击破卵细胞坚硬的外膜，最聪明的一位以“迅雷不及掩耳”之势俘获卵细胞的芳心。随后，卵细胞开始进行一系列反应阻挡第二个精子的进入。“一生一世一双人”，最后的赢家只有一个。

（2）天时　发育正常并已获能的精子与卵细胞在精确的时间内相遇是受精的前提条件。男性射精后，精子在女性生殖道内可存活 1～3 天，但受精能力大约可维持 1 天。女性约 28 天排卵一个，排卵时间在月经周期的第 14 天左右。卵细胞从卵巢排出后大约 10 min 进入输卵管，此刻如果遇上久候的精子，则有可能形成“爱的结晶”；如若擦肩而过，下一次的相遇需要一个生理周期的等待。

（3）地利　女性两侧的卵巢每月交替排卵，子宫的两个角分别连接两侧的输卵管。因此，从子宫到输卵管处存在一个岔口，精子在与卵细胞会师的途中，如果跑错方向，则前功尽弃。只有方向对了，精子才有可能与卵细胞相遇，这只是前提；只有在正确的地点相遇，才有可能形成“爱的结晶”——受精卵；受精卵一边分裂，一边向着子宫的方向移动，然后到达正确的地点（子宫内膜）“安营扎寨”，才有可能发育成健康的生命。除此之外，在其他地方着床，如输卵管、腹腔、卵巢，均可能导致胚胎死亡，并危及母体安全。

生命的形成并不容易，堪比蜀道难，需要集天时地利人和于一体。其中任一个环节出现问题，都会阻碍生命的形成。

2. 谁是“元凶”?

（1）生理硬件不过关　女性无法产生健康的卵细胞，生殖管道不畅通，男性无精、少精、弱精和畸精，都是导致不孕不育的“元凶”。女性的免疫抗体干扰精子活性，阻碍精卵结合及胚胎的发育；男性抗精子抗体导致精子产生凝集而不能穿过宫颈黏液，无法到达输卵管与卵细胞会合。

（2）不当避孕惹的祸　为了不让“意外”成为负担，人们喜欢选择避孕药来防止怀孕或选择流产终止妊娠。然而，长期服用避孕药可能会增加内分泌失调的风险，进而影响正常的排卵和受孕；而多次的人流手术或药物流产或多或少会影响子宫的功能和结构，导致“生命的种子”无法着床发育。另外，过度晚婚晚孕也会增加不孕不育的风险：女性 35 岁以后，卵巢和子宫的功能显著下降，卵母细胞质量与数量也下降；男性精子数量在 35 岁左右达到顶峰，55 岁以后的精子总数降低，精子活力和质量也随着下降。这就是不当避孕的代价！

（3）生活太“肆意”　不健康的饮食习惯和不良的生活方式，如长期喝冷饮、长期处于空调环境、长期熬夜、“机”不离手等，都有可能导致女性排卵不正常、生殖管道不畅通、子宫环境改变，以及男性精子质量下降。“肆意”而“随便”的性行为带来的风险及可能导致的性病，都增加了不孕不育的风险。

（4）身陷“险境”　精子怕热，如果长期暴露在高辐射或高温环境中，如温泉桑拿、长期穿紧身内裤，易引起男性精子质量下降。工作压力、失眠和不良情绪会造成内分泌功能的失调，长期的焦虑和精神紧张是导致不孕不育的另一种因素。

3. 如何提高生育能力

（1）珍惜健康，关爱自己　营养均衡，生活规律，适当运动，调整心态，保持健康强壮的体魄和豁达乐观的心态，才能拥有健康的生殖细胞！避免滥交，做好避孕措施，慎重对待流产和引产，珍惜自己，才能给下一代健康的保障！

（2）普及生殖保健，提高性健康　近年来，我国人工流产数量大，每年高达千万例。其中最小年龄仅为 13 岁，而堕胎者多数是未婚青少年，且重复人流比例高。未采用有效的避孕措施，是人工流产的重要原因之一。人工流产对女性健康和生育能力损害极大。因此，普及性健康和生殖卫生保健知识，有助于人们了解避孕措施，防止意外怀孕，减少流产对身体健康的影响。每年的 9 月 26 日是世界避孕日，旨在提高年轻人的避孕意识，促进年轻人的生殖和性健康。

我们不知道将会怎么离开这个世界，但我们应该知道怎么来到人间！珍爱生命，感恩父母！上苍给了我们生命，我们用奉献去拥抱！

附 3-4　遗精，Don't worry!

遗精是指无性交活动、无自慰时的射精现象。如果遗精发生在梦中，则称为梦遗；若发生在无梦状态，甚至是清醒状态时，则称为滑精。传统观念认为精液是男性身体的精华，不能够流失，否则就会伤及健康，民间甚至有“一滴精十滴血”的说法。遗精真的会伤身体吗?

1. 认识“遗精”

（1）What?　健康人的遗精是一种正常的生理现象，男孩一般在 12～15 岁发生第一次遗精，提前或推迟 1～2 年均属正常现象。首次遗精的年龄，个体差异较大，与营养状况、地理环境、经济水平等有关。

精液是一种黏稠状的液体，由精子和精浆组成，精液的形成和运输过程如图 1 所示。精子由睾丸产生，在附睾内成熟，通过输精管输出。精浆由生殖管道（附睾、输精管）和附属性腺（精囊腺、前列腺和尿道球腺）的分泌物组成，主要成分有水分、果糖、蛋白质、无机盐和其他有机小分子物质，可为精子提供能量和营养。

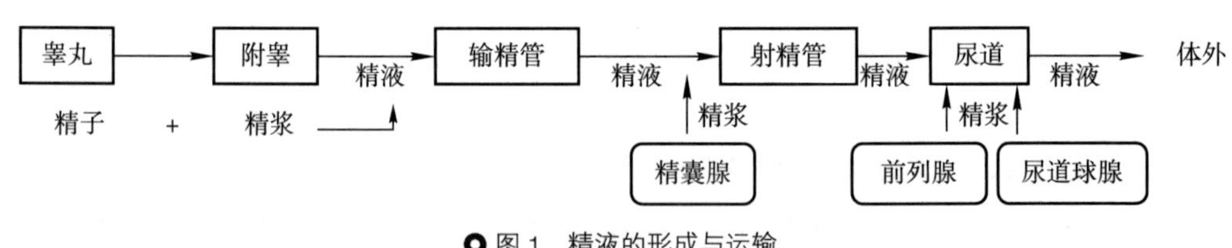

图 1　精液的形成与运输

（2）Why?　遗精是一种调节性功能的生理现象。男孩进入青春期后，在雄激素的作用下，性器官开始成熟，睾丸开始产生精子，生殖管道和附属性腺不断分泌精浆，形成精液。日积月累，当精液积聚至一定数量时就会产生张力，引起反射性排精，这就是发生“精满自溢”的原因。精液排出后不久即可得到补充，精液不断产生，不断排出，周而复始，使男性体内的精液保持新鲜与健康。因此，遗精是男孩生殖系统趋向成熟的标志，此时的男孩开始具备生育能力。

初次梦遗之后，平均每隔10天至半个月会发生1次，具体的时间间隔因人而异。即使是同一个人，时间间隔也会因状态不同而有所波动。通常来说，男孩每月遗精1~2次或稍多几次，都属于正常现象。因为体内储存的精液有时可以自行吸收，不一定全都排出体外。遗精一般不会伤及身体，但如果过于频繁，如连续一段时间（比如几周甚至几个月）每周2次以上，且伴有萎靡不振、头昏乏力等现象，则需要就医。

2. 家有男儿初长成

遗精是男性生理成熟的标志，是具备生育能力的体现。一般来说，遗精是自发的、不受意识控制的，并非思想“不纯洁”或“道德败坏”所致。家长应坦然对待，引导青少年正确看待遗精现象！

（1）表达祝贺　多数男孩子发现自己第一次梦遗时，会感到惶恐不安，惧怕外人知晓，甚至产生负罪感，或怀疑自己得了什么病。有些家长得知孩子发生遗精，责备孩子晚上不该“胡思乱想”或接触了“不健康”的书籍、影视作品等。这对孩子的身心发育不利，容易形成思想压力。遗精代表着男孩长大成人，家长可以对孩子表示祝贺。

（2）主动沟通　关于遗精的问题，建议由父亲来进行沟通。可以选择一个晚饭后的闲暇时间，在闲聊中“顺便”聊一聊遗精的事儿。父亲可以以过来人的身份，分享自己第一次遗精的经历，现身说法，引导孩子科学看待遗精及如何处理遗精后的卫生问题。如果是单身母亲，则可以悄悄提供相关的书籍，转发相关文章，间接引导，切忌大张旗鼓或严阵以待地讨论“遗精”问题。

（3）科学指引　第一，家长可以适当讲解科学的性知识和青春期身体的生理变化，鼓励孩子加强体育锻炼，增强体质，放松心态对待生理发育引起的变化。第二，培养孩子的兴趣和爱好，转移注意力，防止过分关注身体的生理变化。第三，洁身自好，约束行为。遗精的发生，意味着男孩子具备了生育能力。万一与女性发生无保护的性行为，有可能致使对方怀孕，这是男孩无力承担的后果。心动不行动，三思后勿行。

3. 遗精，Don’t worry!

（1）清洁卫生　刚从身体排出的精液呈胶冻状，黏稠，碱性，富含多种营养物质，需及时擦去并清洁局部皮肤，更换内裤，温水清洗外生殖器。目的在于避免精液对皮肤的刺激，滋生细菌和产生异味。

（2）减少刺激　宽松的内裤可减少对外生殖器的物理刺激；养成有规律的作息习惯，睡眠时被子衣物避免过于暖和，减少俯卧位；睡前不饮酒和不吃刺激性食物，不做剧烈运动，避免过度兴奋。

（3）转移注意　虽说遗精属于正常的生理现象，但如何把握好度与界，却是很有难度的。其中，转移注意力和减少性刺激尤为重要。积极参加体育与文艺活动，丰富业余生活，是转移注意力和释放精力的良方。当存在遗精过于频繁的异常情况，应大胆求助，可向家长、教师、医生或其他自己信任的长辈交流，共同解决问题。

遗精之于青少年，是身体健康的一声“问候”。遗精之于家长，是“吾家有儿初长成”的一声“道贺”。遗精，Don’t worry! 我们伴你同行。

附 3-5　知性看自慰——少年篇

自慰，是释放性压力的途径之一。狭义的自慰，是指用手刺激自己的外生殖器达到性高潮的一种方式。广义的自慰，指任何一种能产生性欲唤起的自行刺激行为，即任何方式的抚摸、刺激生殖器及身体的其他敏感部位以获得性快感和性高潮的行为。

1. 自慰与自慰月

你听说过“自慰月”吗？1995 年，美国卫生局局长 Jocelyn Elders 提出自慰是性行为的一部分，并提倡将自慰纳入性教育课程中。然而，部分政治人士认为 Jocelyn Elders 在向青少年进行性暗示，Jocelyn Elders 因此被迫辞职。与此同时，美国成人用品商店 Good Vibrations 为表达对 Jocelyn Elders 的支持，便将 5 月定为“自慰月”。

在我国，自慰的话题不常出现在大众视野中，人们听到看到的更多是负面的观点和与之相关的负面报道。事实上，不论男女、已婚或未婚、成年或未成年，人们可能或多或少经历过“自慰”。对于青少年群体来说，自慰作为一种曾经发生及正在发生的普遍行为，在人生旅程中占据着不起眼但异常重要的位置。

2. 须眉“胜于”巾帼

在青少年群体中，不同时期和不同地区的调查数据均显示：男性首次自慰的年龄早于女性，男性自慰的频率也显著高于女性。两性生理结构的差异，以及性活动过程中不同的特点（表 1），使得男性青少年的性欲和性反应比女性更加强烈。

◎ 表 1　男女两性的性活动特点

性别	类型	性唤起	性敏感区	第一活跃期
男性	无师自通	主动，随意性	集中于外生殖器及周边	15 ~ 25 岁
女性	后知后觉	被动，周期性	分布广泛，包括外生殖器、胸部、嘴唇、耳垂、脖子等感受器密集的地方	25 ~ 35 岁

男性性欲的唤起具有随意性，性敏感区相对集中，凸起的外生殖器接受物理刺激的概率更高，加之兴奋期和消退期短等特点，使男性的性反应几乎是“来去如风”。而女性性欲的唤起受时间、环境等因素影响更大，性敏感区较为分散，调动全身达到兴奋的难度更高，女性要体验一次完整的性活动，所需时间远在男性之上。

男性青少年进行一场自慰无需花费太多的时间精力，只需一段短暂的时间和一些简单的操作，即可体验到新奇的快感。反之，若女孩想通过自慰来探索“性”的世界，则流程更为繁琐冗长，需要花费更多的时间精力进行学习。此外，青春期处于男性的性活跃期，而女性的性活跃期在年龄上往往比男性晚。因此男性青少年首次自慰的时间普遍早于女性，自慰频率也普遍高于女性。青少年男女在“自慰”行为上的不同，除了与生理结构和性反应特点的差异有关，也与传统文化、社会观念对性角色的定位有关。

3. 不仅仅是自我安慰

长期以来，自慰被认为是有害身体的不良行为，甚至有人认为自慰会引起身体虚弱、智力迟钝、性无能和不育等。事实上，合理的自慰不仅对缓解紧张情绪、释放压力和改善睡眠质量有一定的帮助，还有利于身体健康。对于男性，适度的自慰能够减少前列腺的充血，防止前列腺液过多淤积，排出多余的精液，清除泌尿道中的分泌物。这对降低前列腺病变有一定的帮助。对于女性，自慰时达到的性高潮可以促进子宫颈收缩，也能使盆底肌肉得到锻炼，这对预防盆底功能缺陷有一定帮助。

在夫妻长期分居或一方身体状态不允许性生活（如生病、妊娠）的情况下，另一方采用自慰的办法释放性压力和满足性需求，可避免婚外性关系的发生。此外，在医生指导下进行自慰，也是治疗某些性功能障碍的方法之一。

4. 慎防烈马脱缰

作为人类正常的生理现象和性行为方式，自慰或许会伴随人的一生，且在不同年龄阶段有不同的发生频率与表现形式。然而，对于心智发育尚未完全成熟的青少年而言，自慰就像一匹烈马，容易脱缰。男性过度自慰使阴茎海绵体长期处于充血状态，久而久之将降低阴茎的敏感度，降低精子活力，从而导致早泄、不育等一系列疾病。女性自慰过多可导致阴蒂过大、阴唇肥厚变形。频繁的自慰也会使小腹经常处于充血状态，引起月经不调。不论男女，高频的自慰将影响身体健康，使身体虚弱，心慌气喘，四肢无力，食欲不振，焦虑失眠等。

如果说青春期的女生像娇羞的公主，那么青春期的男生便如同青涩的骑士。因此，对于男性青少年来说，在自慰面前，最重要的是学会“驾驭烈马”和“浅尝辄止”两大技能。

5. 渡而不堵

有人说，青春期是独立自主的过渡期和“危险期”，青少年容易产生“自我否定”和“难以自控”的情绪波动。当自慰行为已经在某些不起眼的角落悄然发生，当一些粗心的青少年进行自慰时正好被其他人撞见，由此给自己和他人都造成不小的困扰，甚至还有青少年深陷自慰难于自拔时，家长和教师不必对他们过度苛责，可以转变观念和策略，就自慰这件事情本身给予适当的指导。例如，告诉他们如何挑选正确的场所，及时做好清洁卫生等。与其“堵”，不如“渡”。

青春期是青少年身心发育和自我意识全面觉醒的时期，偶有自慰无妨，过多自慰要防，戒除超限自慰。积极了解自慰的相关知识，合理疏导，建立对性行为的全面正确认识，学习性决策技能，避免和拒绝风险性接触，是全面性教育的重要内容。

附 3-6　知性看自慰——女性篇

自慰现象普遍存在于青春期少年和成年人群体中，包括男性和女性。对于男女两性的自慰行为，人们能否做到“平等对待”和“一视同仁”？为此，知性学府以调查问卷的形式，了解当今人们对于女性自慰行为的看法。

本次发放问卷总计 1 072 份。参与调查的人群，年龄分布为：18～25 岁（占比 45.06%）、26～35 岁（占比 33.96%）、35 岁以上（占比 10.54%）和 18 岁以下（占比 10.45%）。在本次调查中，未成年作答的问卷不被视为有效问卷，因此纳入统计的有效问卷共 960 份。在 960 份有效问卷中，697 位为女性（占比 72.60%），263 位为男性（占比 27.40%）。

1. 自慰知多少

在 960 人中，曾经发生过自慰行为的有 615 人，占比 64.06%。这个数据明显低于文献报道的“超过八成大学生曾发生自慰行为”。在此基础上，我们进一步调查人们对于自慰行为的态度，结果如图 1 所示。38.47% 的人认为自慰是一件正常的事情，17.81% 对此感到羞耻，另有 13.67% 对此感到排斥和恶心。

我们的调查对象年龄主要集中在 18～35 岁。这个年龄阶段正处于性活跃期，性需求有可能更加强烈。即使有了固定的性伴侣，也很难排除自慰的可能。然而，传统观念导致的性羞耻及根深蒂固的“性罪错”意识，使人们很难做到真实、坦然地面对自慰话题。此外，在调查对象中，女性占比 65%。虽然女性发生自慰行为的概率总体上可能比男性低，但是，女性的性羞耻和“性罪错”的观念也比男性更加强烈。这就有可能导致调查数据与实际情况有所出入。

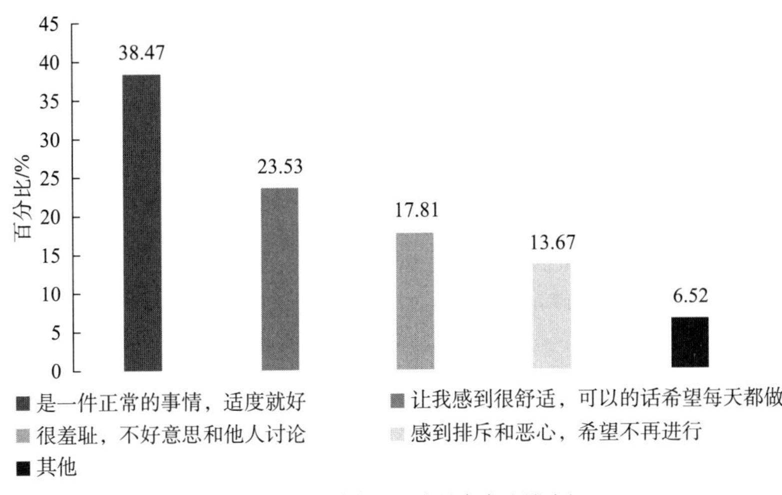

图 1　对待自慰行为的态度（单选）

2. 条条大路

人们了解自慰的渠道五花八门。如图 2 所示，互联网是获取自慰相关知识的最主要渠道（占比 66.25%），纸媒、与友人交流和性教育课程的占比分别为 47.79%、43.85% 和 43.69%。由此可知，方便迅捷的渠道是获取自慰相关信息的主要途径。方便，意味着谁都能了解，也意味着什么都能了解。既然互联网是获取自慰信息的主要渠道，那么，对互联网上的“性”资讯进行严格把关，去伪存真，就非常有必要。

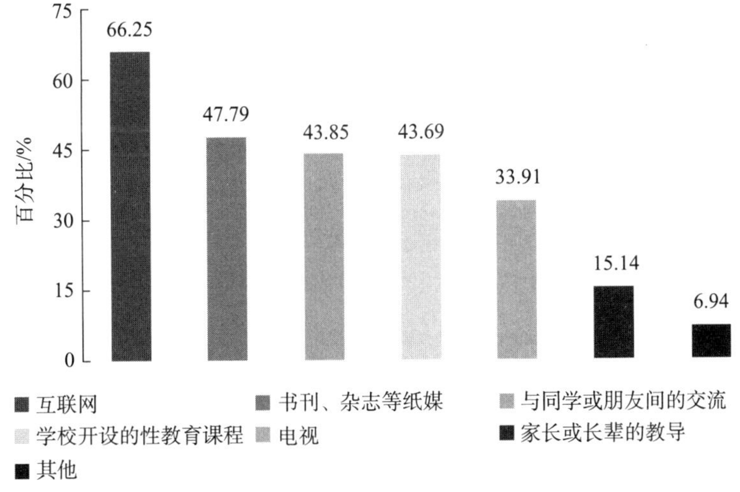

图 2　了解自慰知识相关的渠道（多选）

3. 殊途同归

自慰过程包括情绪调动和实施过程。那么，在这两个阶段中，人们会有怎样的选择和表现呢？

（1）情绪调动　如图3A所示，排在前三位的是小电影或其他影视资源（68.84%）、小说（60.1%）和幻想（51.03%），另有28.46%的参与者选择了漫画和音频等其他方式，可见人们更乐意采取原始的感官刺激结合个人想象的方式来唤起性冲动。

（2）实施方式　如图3B所示，使用双手和采用性玩具的人数比例位居第一和第二，分别为75.36%和62.8%，另有35.29%选择夹腿、淋浴喷头等其他方式。方式多样，殊途同归，本质上都是对性器官施加外力刺激获取快感来实现自慰行为。

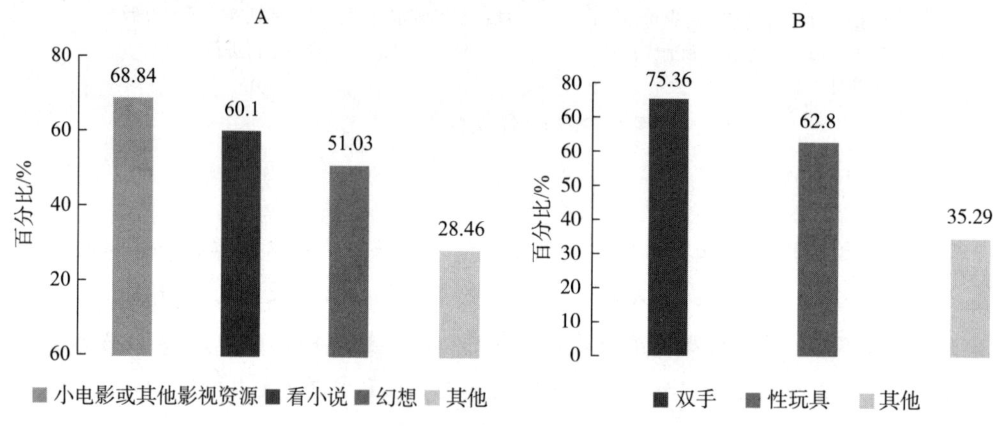

图3　自慰的方式（多选）

A：情绪调动；B：实施方式

4. 男女有别

（1）如何看待女性的自慰行为？　如图4所示，33.93%的男性表示理解，33.04%的男性表示不理解，另有23.51%的男性表示抵触并排斥，而9.52%的男性表示无所谓。而女性相对应的选项占比分别为41.11%，26.82%，20.55%和11.52%。

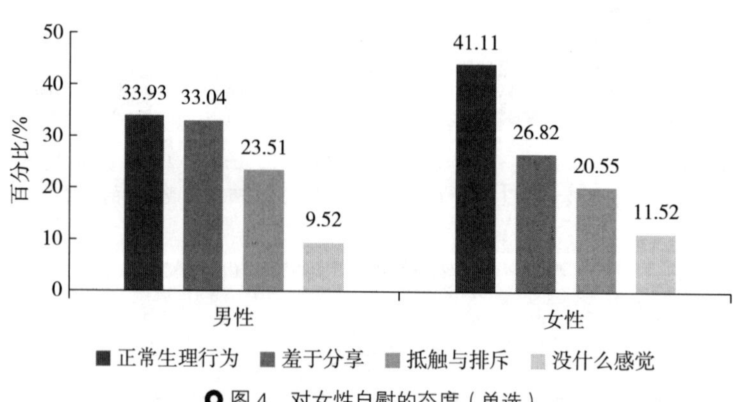

图4　对女性自慰的态度（单选）

由此可见，男女两性对女性自慰持不同的态度，这可能与不同性别在回答问题时所代入的视角不同有关。女性更加支持女同胞的自慰行为，很可能由“感同身受”或“同理心”所致。而男性更多代入另一半或者性伴侣的角色，甚至有的男性可能会认为鼓励或认可女性的自慰行为，将危及男性的“自尊”，因此持排斥和反对的态度。尽管男女双方对于女性自慰持不完全相同的态度，但总体来说，略超 1/3 的男性对女性自慰表示理解，这是社会进步和男女责权平等的体现。

（2）有固定伴侣的女性可以进行自慰吗？ 如图 5 所示，62.2% 的男性认为可以，37.8% 的男性认为这是对伴侣性能力的否定。而 73.76% 的女性认为可以，也有 26.24% 的女性认为这是对伴侣性能力的否定。

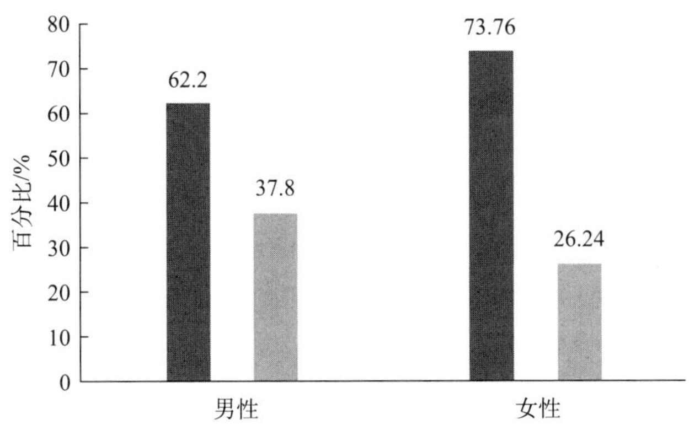

图 5　有固定伴侣的女性能否进行自慰（单选）

上述调查结果表明，在对待女性的自慰行为上，依然存在“男女有别”的情况。传统观点认为，女性应当“纯真无瑕”和“圣洁高雅”，导致部分女性羞于表达欲望，不敢接纳自我。随着时代的进步，人们在女性的“性自主权”方面变得更加理解和包容。不论男女，有固定的性伴侣≠不可以自慰，两者并不是对立的。

知性学府认为，女性的性需求应当得到合理的满足，学会悦纳自我是人生的一项必修课。需要指出的是，由于生理结构的不同，女性在自慰中发生“意外”和尿道感染的概率高于男性，这也可能是人们对待自慰“男女有别”的因素之一。在愉悦自己的同时，别忘了保护自己的健康和安全。

附 3-7 雌性独鸣，自行其“乐”

自慰，是指人类性成熟后，用手或器具刺激生殖器或其他性敏感部位，以达到性高潮和性快感的一种行为。人们习惯把“自慰”等同于“手淫”。其实，“手淫”只是自慰行为中的一种，其他自我补偿的性行为，如性梦和性幻想也是自慰行为。

统计表明，90% 以上的男性及约 80% 的女性都有过自慰的经历。男性自慰多开始于青春期，大多属于无师自通型。女性自慰，大多数开始于有性生活之后，属于后知后觉类。传统观念认为，男性自慰是理所当然、天经地义的事情。而女性自慰却很难被人们接受。然而，随着社会的开放和互联网的普及，女性有更多的机会获取性的相关知识，也更加关注自身的需求。因此，女性的自慰与男性一样，需要人们客观科学看待。

1. 女性的秘密花园

男性的性感区分布较为狭窄，主要集中在阴茎周围，男性的自慰几乎是围绕阴茎进行的。而女性的性感区相对广泛，除了阴道，大小阴唇、阴蒂和乳房等均属于性感区，自慰方式也比较复杂，这与女性的生理结构密切相关。阴道的前 1/3 由外胚层分化而来，含有丰富的神经末梢，属于敏感地带之一。阴蒂与阴茎属于同源器官，阴蒂头含有丰富的神经末梢。因此，女性有阴蒂高潮和阴道高潮两种类型。

由于结构的差异，女性很难直接用眼睛观察到自己的秘密花园，现实生活中也少有女性能真正认识自己的私处。女性除了可以从课堂、书本和互联网上了解自己外生殖器的基本结构，也可以借助镜子认识自己的私处，尤其要了解阴蒂头、尿道口和阴道口之间的位置关系：阴蒂头的下方是尿道口，尿道口的下方是阴道口。避免自慰时弄错地方，造成意外伤害！

2. 难以启齿的“自行其乐”

自慰，并非男性的专属。适度自慰带来的积极作用同样适用于女性：释放积压的性能量，缓解性需求，有利于舒缓心理、身体、精神方面的压力；可以使个体更懂得自己的身体，了解自己的需求。研究表明，有过自慰经验的女性更容易获得性高潮，可提高婚姻中的“性”福指数。而对于长期两地分居的夫妻，不论男性还是女性，适度的自慰，均是一种安全、无悖于道德的性爱方式。

男性的“自行其乐”主要是围绕阴茎进行的，而女性可以通过阴蒂高潮和阴道高潮获得性高潮和性快乐。一般来讲，未婚女性可以通过刺激阴蒂获得高潮，刺激阴道容易引起处女膜破裂和阴道不适。对于已婚女性，则多建议借助情趣用品或工具刺激阴道，达到性高潮。具体方式和细节因人而异，各有喜好。以不引起意外伤害为基本前提，以缓解性压力、满足性需求和愉悦自我为最终目的。

（1）进行前　一个私密、安静且干净的场所，是自慰的必需条件。外阴、手部（修剪指甲和清洗指甲缝）和工具的清洁，是自慰的关键环节。关闭手机，避免打扰，营造一个属于自己的空间。

（3）进行中　善待自己的身体，切忌鲁莽、粗暴和操之过急，了解自己的上限和下限，感到不适要及时停止。尽量使用柔软的用品和工具，注意力度和频率，必要时可以使用人体润滑剂或给“物品”穿上安全套，避免擦伤。

（3）结束后　对外阴、手部和物品玩具的彻底清洗，与开始前同等重要。排尿是防止尿路感染的一种清洁方式。

（4）温馨提示　物极必反，频繁的自慰，有可能因外阴长期处于充血状态，从而导致下腹部隐痛，甚至出现排尿不适、分泌物过多等症状。此外，如果自慰达到高潮所需的时间不断延长，或刺激的强度不断提高，甚至对异性产生排斥，囿于一个人的游戏，这也是自慰过度的标志。若出现上述情况，则应引起警惕，必要时寻找医生或专业人员帮助。

3. 女性，可否“自行其乐”?

（1）诱发妇科疾病　多数人会把自慰与各种各样的妇科疾病联系起来，如不孕症、阴道炎、输卵管堵塞，以及性冷漠等一些性功能障碍。对于自慰问题，男女平等：适度的自慰，有利于身心健康；过度的自慰，弊端诸多。如果不注意私处的卫生清洁，哪怕是适度的自慰抑或根本没有自慰行为，也有可能引起女性生殖道感染，且一旦形成炎症＋未及时治疗，就有可能导致输卵管堵塞，进而引起不孕症。所以，私处的清洁卫生，才是避免妇科疾病和确保性功能正常的重中之重！

（2）自慰与感情　传统观点认为，有伴侣的人不应该有自慰行为，婚后的自慰是对配偶性能力的否定，导致感情不和。多数情况下，婚后的女性，如果有正常、规律和满意的夫妻生活，自慰的概率大大降低。但性欲的强弱高低存在明显的个体差异。性欲较强者，包括女性，即使夫妻性生活美满和谐，也不排除自慰的可能。此时的自慰，可当成夫妻生活的一点点“补充”，无伤大雅。事实上，女性在性行为中，属于后知后觉型。多数女性有了夫妻生活之后，才体会到性生活带来的愉悦和快乐，对性的认识才有了质的飞跃，对自身的满足也有了更高的要求。因此，如果女性婚后得不到性满足，可能借助自慰释放性压力的概率会比婚前女性高。

古今中外，自慰现象普遍存在于人们的生活中。是否需要自慰，取决于个人需求，仅关乎自己，不妨碍别人！雌雄和鸣，那是最好不过！在缺雌少雄的情况下，雄可独鸣，自行其乐；雌性亦然！

附 3-8　我的“性”，我做主

风华正茂和情思萌动的大学生群体正处于“性需求”旺盛期，他们是否遭遇性困扰，又是如何排解性焦虑和性压力的呢？为此，我们对广州市高校 447 名大学生进行调查，男女分别为 170 名、277 名，比例约为 4∶6，年龄分布在 18～26 岁。

1. 大学生的“性”现状

（1）性困扰

如图 1 所示，约 19.2% 的人会因为性需求而造成困扰，其中男生（15.3%）比例明显高于女性（3.9%）。当性需求“骚动”时，部分学生选择压抑。当性欲得不到正常疏解，表现为“欲欲寡欢”“积欲成愁”，甚至“茶饭不思、夜难寐”。

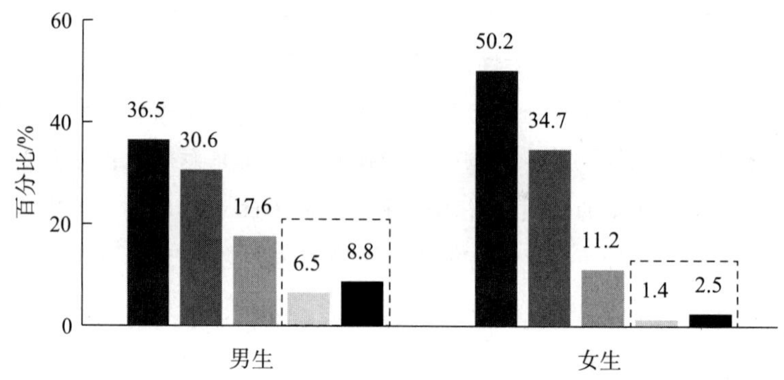

图 1　大学生对于“性需求是否带来困扰”的态度

适当的性自慰可以释放性压力、舒缓情绪、平衡性冲动。但依然有 5.1% 的人认为性幻想、性梦是不道德的，甚至有 7.1% 的人认为手淫是病态、下流的。可能的原因有：①自慰“有害论”，性自慰过度产生的不良影响，使学生产生恐惧、自我谴责和悔恨心理。②性教育缺失，不能很好地理解“性需求”并进行心理调节。③传统观念的影响，认为性自慰后充满羞耻感、内疚感甚至犯罪感。

（2）性自控

调查结果显示，39.1% 的人对有关性方面的事情很感兴趣，15.9% 的人会情不自禁地去看一些色情刊物、影视等，16.5% 的人总是抑制不住地陷入有关性的幻想中，35.6% 的人表示“如果有性冲动之后会非常期待与异性拥抱或接吻”，且男生比例均高于女生。这表明男大学生在性行为和性冲动中的自我调适力较弱，性控制力有待提高；而女性可能由于从小所受的教育，表现得更为保守和内敛，控制力相对更强。

（3）性态度

图 2 和图 3 显示，74.3% 的大学生认为谈恋爱不是为了寻求性刺激，83.2% 的学生认为性不可以作为换取自身利益的手段。说明大部分学生能够正确看待恋爱与性的关系。

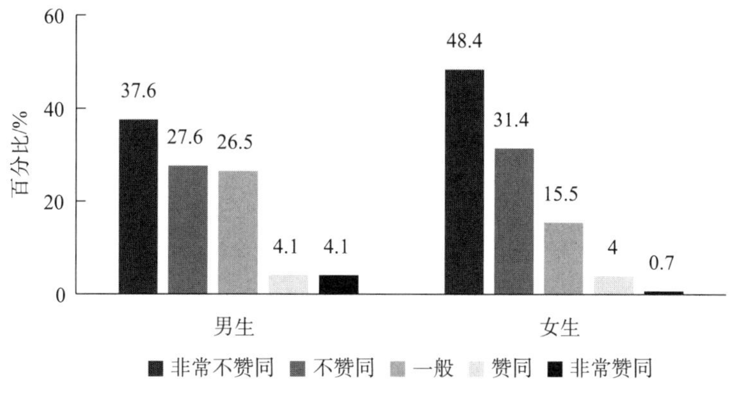

图 2　大学生对于“谈恋爱是寻求性刺激”的态度

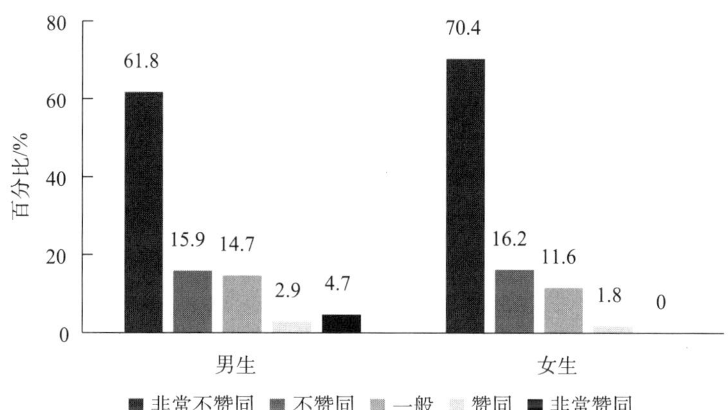

图 3　大学生对于“性可以作为换取自身利益的一种手段”的态度

2. 大学生的“性”策略

（1）性自慰

性自慰即借助性辅助工具或身体其他器官，比如手等刺激生殖器以达到性高潮的个人行为，包括性幻想、性梦和手淫等形式。适当的性自慰能起到缓解性压力和平衡性冲动等作用。

然而，在寻求性教育渠道和性资源的过程中，有些大学生容易被网络上一些以性话题为噱头的不良信息甚至淫秽、色情内容所影响。在现阶段媒体监管并不完备的条件下，且大学生对“性”好奇心较强，自制力较差，容易被带偏，形成不健康的性心理。营造风清气正的学习环境，帮助大学生抵制低俗丑恶的性文化，拒绝不良信息的诱惑，提高性控制力，是当务之急。

（2）性转移

性转移是指通过学习、工作、文体活动、男女交往等多种合理的途径，使性能量得到正当释放和有效转移。调查结果显示，33.8% 的大学生在出现性冲动、性欲望时，不能将精力转移到学习、工作、娱乐等活动中去，且男生（11.2%）比例明显高于女生（5.4%）。

当一个人的性需求长时间无法得到满足时，就会产生烦躁、焦虑和性情变异等心理疾病。在面对性冲动和性悸动时，大学生要学会选择合适的宣泄方式，用充实的生活内容转移性注意力，如听音乐、体育活动、言情小说、交谊舞蹈、结伴旅游等。大学生甚至可以将性需求转化为奋斗和进取的动力，发挥性的升华作用，把满足性需求和社会利益最大限度地统一起来。

“性”并不可怕，可怕的是被“性”所主宰而成为“性驱奴”。我们祝愿每一位大学生都成长为“性”的主人，驾驭“性”，享“性”福人生！

附 3-9　莫让花儿早绽放，提防孩子被“催熟”

每年的“六一”儿童节，孩子们最开心的事情莫过于收礼物。家长们在挑选节日礼物时，有没有意识到玩具和文具等儿童用品里的潜在危险呢？2019 年 7 月深圳市消费者委员会发布，多款学生专用的“包书皮”被检出邻苯二甲酸酯类塑化剂，该物质有可能导致儿童性早熟。同年 12 月，某鞋业的一款童鞋也被检出含有邻苯二甲酸酯。在现代儿童的健康成长中，性早熟成了一个不可忽视的问题。2018 年调查显示：儿童性早熟患病率为 0.43%，即全国范围内约有 53 万患儿。我国儿童早熟患病率逐年升高，严重威胁儿童的身心健康及生长发育。

1. 儿童性早熟

（1）儿童性早熟　是指女孩 8 岁以前出现明显第二性征（如乳房发育）或 10 岁之前来月经，男孩 9 岁之前出现第二性征（喉结、嗓音变低），并伴有体格过速发育的现象，男女比例接近 1∶10。

（2）儿童性早熟的分类　性早熟按下丘脑 - 垂体 - 性腺轴功能是否启动分为中枢性、外周性、不完全性 3 种类型。中枢性也称真性性早熟，与正常的青春期发育过程一样，只是发育的年龄提前了，具有生育能力；外周性又称假性性早熟，是由于某些疾病使体内产生了大量性激素，或外源性激素进入体内而提早出现第二性征；部分性性早熟（不完全性）仅表现为某一项性体征的早熟现象，如单纯地提早出现乳房发育、阴毛和腋毛等。

2. 儿童性早熟的危害

（1）骨骺提早闭合，长大后身高较矮　性早熟的孩子体格提前发育，虽然开始阶段身材较同龄的孩子高，但因后期骨细胞分裂能力不足，身高增长变得缓慢。大量的性激素又促使骨骺过度早闭合，使得生长自动停止。所以早熟的儿童比正常发育的儿童少了2～3年的生长周期，导致成年后身材矮小。

（2）导致卵巢早衰　卵巢发育遵循一定规律，女性一生排卵数量固定，生育能力一般为三四十年。卵巢过早开始发育和排卵，有可能提前耗竭卵细胞数量，导致卵巢早衰。

（3）性行为提前　性早熟儿童的心理发育与身体发育不匹配，容易产生与年龄不相符的性冲动。由于生理年龄小，社会阅历浅，自控能力差，不懂得做好防护措施，导致早孕、早婚和受性侵害的风险增加，甚至还有染上性疾病的风险。低龄女性怀孕后流产、死胎率及低出生体重儿出生率亦明显增加。

（4）产生自卑或焦虑　过早出现的性征和生殖器官的发育会导致孩子产生心理障碍，觉得自己身体外表“与众不同”，甚至还有可能遭受同龄孩子的“嘲笑”和“指指点点”。这些除了对儿童的心理发育造成困扰，亦对儿童在成年后的健康产生影响。

3. 为何会出现性早熟？

（1）遗传因素　有报道称缺乏基因 *MKRN3* 可以导致人类性早熟，男性性早熟和基因 *KISS1* 突变相关，*ERβ* 和 *Rsa* Ⅰ 基因位点多态性与女孩性早熟有关。父亲和母亲青春期发育年龄会影响下一代的发育。

（2）家庭因素　单亲家庭的女童发生月经初潮年龄提前的可能性是一般女孩的两倍多；父母离异是性早熟发生的危险因素，有继父 / 母的儿童甚至比单亲母亲家庭的儿童性成熟时间更早。不安全、不和谐、有暴力的家庭环境会加速青春期的提前。

（3）媒体性暗示　在媒介高度发达的信息社会，儿童很轻易地从各种电子产品中接触到各种性信息，获取大量具有性暗示的画面。过多接触电视、网络等跟性有关的“少儿不宜”内容，导致下丘脑－垂体－性腺轴提前启动，引发性早熟。

（4）环境的干扰　环境中存在着一些化学物质，有类雌激素活性，进入人体后促使骨骼和生殖器发育，造成儿童性早熟，如洗涤剂（表面活性剂）当中的降解产物（壬基酚、辛基酚）、增塑剂（邻苯二甲酸酯）、阻燃剂及合成树脂原料（双酚 F、双酚 A）……此外，避孕药和成人化妆品也含有性激素成分，如果孩子意外服用或长期接触，有可能促使第二性征提早发育。

（5）营养过剩　性早熟儿童和肥胖儿童的饮食习惯和生活方式类似，如吃得快、吃得多和体力活动少。过剩的能量和过多的脂肪导致体内脂肪细胞数量增多，脂肪细胞能合成并分泌雌性激素，体内过多的雌性激素启动了女童性早熟。

（6）光照过度　人脑中松果体（俗称第三只眼）分泌的褪黑激素，能抑制腺垂体释放促性腺激素。当儿童接受过多的光照射（如整夜开灯、长时间看电视、电脑屏光、手机等），影响松果体分泌褪黑素，导致褪黑素不足，减弱对性发育的抑制作用，从而引发性早熟。

4. 如何提防孩子被“催熟”？

（1）守初心　孩子是上天赐予父母最珍贵的礼物，家庭是孩子健康成长的港湾。家长要尽可能给孩子提供良好的成长环境，营造温馨和谐的家庭氛围。避免让孩子产生不安全感、压力和焦虑情绪，让花儿在和风细雨中如期绽放！

（2）管住嘴　肉类、含糖饮料和保健品可能是诱发儿童性早熟的危险因素，富含膳食纤维的食物，如蔬菜水果、谷物等则是避免儿童性早熟的保护因素。家长不盲目购买增智、增高、增食欲的保健品，避免营养过剩。尽可能做到膳食均衡，管理好孩子的身高体重。

（3）护住眼　因社会环境影响，各种媒介迅猛发展，儿童所处的语言及文化环境必然会受到各种不良性暗示。父母无法把孩子置身于“真空”中，能做的就是多陪伴，多留意孩子的言行举止。一旦发现儿童接触到不良信息，切忌“棒喝”和“责骂”，及时进行引导，适时适当对孩子进行正确科学的性知识教育。

（4）迈开腿　加强户外运动和体育锻炼，可以防止孩子肥胖的发生，也有助于促进孩子的睡眠。充足的睡眠，可保证脑垂体分泌足量的生长激素，有利于孩子身高生长。睡眠时光源不宜过亮，避免影响松果体分泌褪黑素。

（5）收住手　少接触环境中的内分泌干扰素（如超市的小票、洗涤剂、清洁剂等），必要时戴上手套，勤洗手；避免进食存在农药残留的食物。成人化妆品或护肤品、计生用品（避孕药）等，一定要收好管好，避免孩子误服或接触；杜绝给孩子使用成人化妆品或护肤品。

“快高长大”是每个家长和孩子的梦想，但非正常的成长百害无一利。莫让花儿早绽放，愿天下孩子都拥有一个健康快乐的童年！

附 3-10　月经的告别

国际更年期学会（International Menopause Society，IMS）于 2009 年把每年的 10 月 18

日定为“世界更年期关怀日”（World Menopause Day）。更年期是多事之秋，除了潮热出汗、易怒多疑、情绪失控、睡眠障碍、记忆力减退及注意力不集中等症状，肥胖症、糖尿病、骨质疏松、心脑血管疾病、妇科肿瘤等也会集中袭来，严重影响女性的健康状态和生活质量。预计到2030年，全世界将有12亿以上的更年期女性人口；中国的更年期女性将超过2.1亿，占人口的1/7。IMS设立“世界更年期关怀日”，目的在于期望共同重视更年期女性的健康，留驻芳华，共享健康！

1.“月经”走了，后会无期

卵巢的基本功能是促进排卵和分泌雌激素，月经的形成和规律化有赖于卵巢功能的完善、一定的雌激素水平和子宫内膜的周期性变化（详见第一章“月经的告白”）。绝经，意为月经停止，一般发生在45～55岁。中国女性的绝经平均年龄为50岁，由于个体差异可提前（如45岁）或推后（如55岁），连续12个月无月经来潮才能确认为绝经。月经在40岁以前停止者称早发绝经；55岁以后才停经者，称晚发绝经；因卵巢切除或损伤而停经者，称人工绝经。

女性40岁以后，卵巢功能开始衰退，促排卵和分泌雌激素的能力也随着减弱。虽然此时月经依然规律，但体内的雌激素水平已开始下降，卵泡数量也随着年龄的增长而逐渐减少。随着卵巢功能的进一步衰退，卵巢血管硬化，皮质变薄，原始卵泡几乎耗尽。当卵泡成熟发生障碍，不再排卵，女性便进入雌激素持续低下时期，卵巢衰退及内分泌功能下降的结果形成不规则的月经。当激素水平低至不足以引起子宫内膜撤退性出血时，月经就不再来潮。

2. 绝经与更年期

更年期不是疾病，是人体体质状态由盛转衰的转折点，是人生历程的一个特殊阶段。女性更年期是指卵巢功能开始衰退、生殖能力从有到无的过渡阶段，一般在40～60岁。绝经是更年期的明确标志，是更年期中的一个阶段。女性更年期包括3个阶段：绝经前期、绝经期和绝经后期，临床上常常把女性开始出现绝经趋势（月经无规律）至绝经1年内的时期，称为围绝经期。①绝经前期。卵巢功能开始衰退，尚有卵泡发育，但发育不成熟，没有排卵，有月经来潮，受孕概率很低。虽然月经尚有规律，但雌性激素水平已开始下降，血清雌二醇浓度仅为年轻女性的一半左右。②绝经期。卵巢功能进一步衰退，排卵停止，雌激素水平进一步下降，月经开始出现紊乱，直至月经停止。③绝经后期。绝经期以后的一段时间，为6～8年，此时卵巢功能更加衰弱，卵泡不再发育，卵巢体积变小，质量仅为性成熟期卵巢的1/3～1/2。以40～60岁的范围、49岁最后一次月经为例，女性更年期的划分如图1所示。

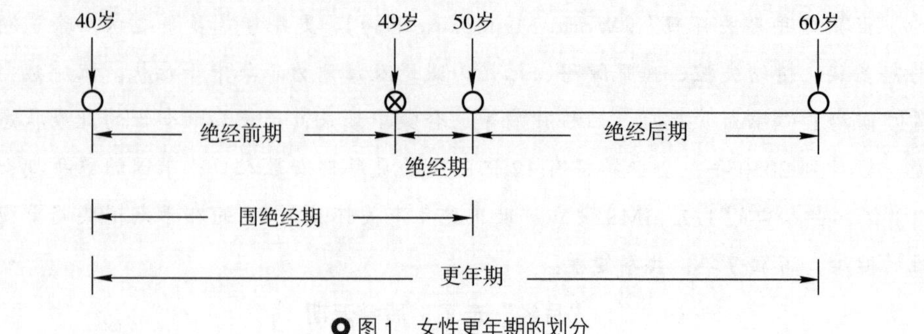

图1 女性更年期的划分

3. 更年期那些事

女性更年期综合征，是指女性在绝经前后，因卵巢功能逐渐衰退、雌激素水平下降引起自主神经功能紊乱，伴随产生的一系列躯体及精神心理症状，包括：

（1）月经紊乱与精神障碍 多数女性出现无排卵性月经，表现为月经周期无规律，经期持续时间长短不一，月经量增加或减少，约10%的女性月经突然停止。自主神经紊乱导致的精神和情绪障碍主要表现为潮热出汗、易怒多疑、情绪失控、睡眠障碍、记忆力减退及注意力不集中。潮热发作的频率和持续时间有明显的个体差异，随绝经时间的推移渐渐减退。

（2）阴道炎与尿失禁 绝经后女性阴道黏膜发生萎缩性变化，出现阴道干燥，分泌物减少，阴道酸性环境减弱，抵抗力降低，容易引发阴道炎。此外，尿道和膀胱黏膜变薄、萎缩、张力减小，容易引发尿路感染，出现尿急、尿频和张力性尿失禁。

（3）体征变化 随着雌激素水平的下降，会出现如下变化：①基础代谢逐渐减慢，体内能量的消耗和利用也相应减少，因此绝经后女性容易发胖。有时还会发生全身脂肪重新分布，身材变形，严重者可形成向心性肥胖（脂肪集中在躯体）。②雌激素可促进钙磷的吸收和利用，雌激素的缺乏常常导致钙磷代谢失常，引起骨质疏松。③水、盐和糖代谢失常，导致水钠潴留，引发水肿、高血压和高血糖症状。

女性更年期综合征有明显的个体差异。当症状过于严重，影响身体健康和生活质量时，可在医生指导下适量使用雌激素制剂。

4. 更年期，并非女性的专属

男性更年期，也称“老年男性雄激素部分缺乏”，是男性体内激素水平、生化环境、心理状态由盛至衰的变化过渡期，表现出一定的身心异常症状和体征。男性更年期是源于性腺——睾丸功能的衰退和睾酮水平的降低。睾丸的退化萎缩和性激素分泌减少是缓慢进行的，精子的生成在更年期也不会完全消失，所以男性更年期临床症状相对较轻。此外，男性更年期来得较晚，一般在55～65岁，因此常常被忽略。男性更年期常见的症状有：忧愁抑郁、烦躁不安、多疑易怒、睡眠障碍、耳鸣心悸、记忆力下降、注意力不集中、性欲减退等。虽然男性之间也存在个体差异，但总体上男性的更年期临床症状较女性轻，有些甚至毫无感觉。因此，一般不需要药物治疗，可通过心理调节，顺利消除症状。

5. 留驻芳华，共享健康

（1）理解、接纳和关怀　更年期综合征的发生主要是性腺（卵巢／睾丸）功能的衰退导致的，但也与个人的健康状况、体质特征、生活方式及社会环境等因素密切相关。所以，每位处于更年期的女性会表现出不同的症状；即使相同的症状，也会有不同程度的差异。不论如何，人们都不应该把更年期综合征当成一种病，而是人生必经的一种特殊阶段的生理状态。因此，处于更年期或即将步入更年期的女性朋友，应该消除过多的恐惧与忧虑，用积极和平常心态对待更年期这一特殊阶段的到来。对于家有更年期老妈的年轻人来说，不要嫌弃妈妈的“暴脾气”和“无理取闹”，多些理解、包容和关爱。善待更年期妈妈，陪伴她迈过这个坎，走过人生的这一特殊阶段。就像她当年陪着你一路走来，直到你长大成人！

（2）培养兴趣爱好　尽管卵巢功能的衰退和内分泌的失调，使更年期女性无所适从，无法控制自己的情绪，甚至对生活丧失兴趣和希望，但日子还要继续，更年期女性朋友可从另一个角度上看问题，聚焦自我，关爱自己。年轻时疲于奔波，为了工作、家庭和孩子，无暇顾及自己的兴趣和爱好。现在有了时间和空间，在有适当的经济作为支撑的条件下，可以做自己想做的事情，实现年轻时的梦想，完成未了的心愿。比如，读一本好书，拍摄美丽的风景，走遍名山大川，跳跳广场舞（在不影响他人的情况下），饲养小宠物等；也可以联系老同学，结交新朋友，拓宽社交活动圈。

（3）适度打扮，加强营养　爱美不是年轻人的专利，适度得体的打扮可以悦人悦己，留驻芳华。各大公园景点的“模特大妈”和“摄影大叔”，都在追逐青春的尾巴，造就一道道美丽的中老年风景线。忘掉“更年”，尽享快乐！另外，好心情必须有好的体质作为支撑，身体健康是心情愉悦的基本保证。因此，低脂低盐富含优质蛋白质的均衡饮食，适当增加含钙食物，戒烟限酒，多吃富含维生素的抗氧化蔬菜水果，适度锻炼身体，这都是延缓身体衰老、共享健康的宝典！

第四章

性传播疾病

第一节　性传播疾病概述

一、性传播疾病的概念

性传播疾病（sexually transmitted diseases，STDs）指主要通过直接性接触、类似性行为及间接性接触传播的一组疾病，不仅引起生殖器官的病变，还可通过淋巴系统侵犯泌尿生殖器官所属的淋巴结，甚至通过血液传播侵犯全身重要组织和器官。1975 年，世界卫生组织（WHO）用“性传播疾病”代替“性病”这一旧称。传统所称的“**性病**”（venereal diseases，VDs）是指以性交为主要传播途径的一些慢性传染病，主要是梅毒、淋病、软下疳、性病性淋巴肉芽肿。新的“性传播疾病”概念，所包含的范围更广，除包括因性行为引起的性器官直接接触传播的疾病外，还包括性行为时除性器官以外的皮肤对皮肤、皮肤对黏膜、黏膜对黏膜的直接接触而传播的疾病。

二、性传播疾病的种类

至目前为止，世界范围内已知的性传播疾病已达 30 多种。其中常见的性传播疾病有艾滋病、非淋菌性尿道炎、生殖器疱疹、尖锐湿疣、传染性软疣、阴道滴虫病、阴虱病及疥疮等。引起性传播疾病的病原体种类繁多，有病毒、细菌、衣原体、支原体、螺旋体、真菌和寄生虫等。目前我国重点监测防治的性传播疾病有：艾滋病、淋病、梅毒、尖锐湿疣、生殖器疱疹、非淋菌性尿道炎、软下疳、性病性淋巴肉芽肿。

三、性传播疾病的流行现状与危害

性传播疾病在全世界广泛流行，患者数量不断增多，全球每天有超过 100 万人患上性传播疾病，这对人类的健康构成了严重危害。全球性传播疾病的特点是上升速度快、年轻人比例高、集中在大城市，我国亦是如此。2011—2022 年我国艾滋病、梅毒和淋病的发病人数见图 4-1。政府对此极为重视，国务院早在 1986 年就指示各地将性传播疾病列入传染性疾病的管理范围，对性传播疾病进行监测，实施积极防治，并坚决打击卖淫嫖娼、吸毒活动，加强性道德教育和性传播疾病的宣传教育与防治，使性传播疾病在我国的蔓延得到有效的控制。

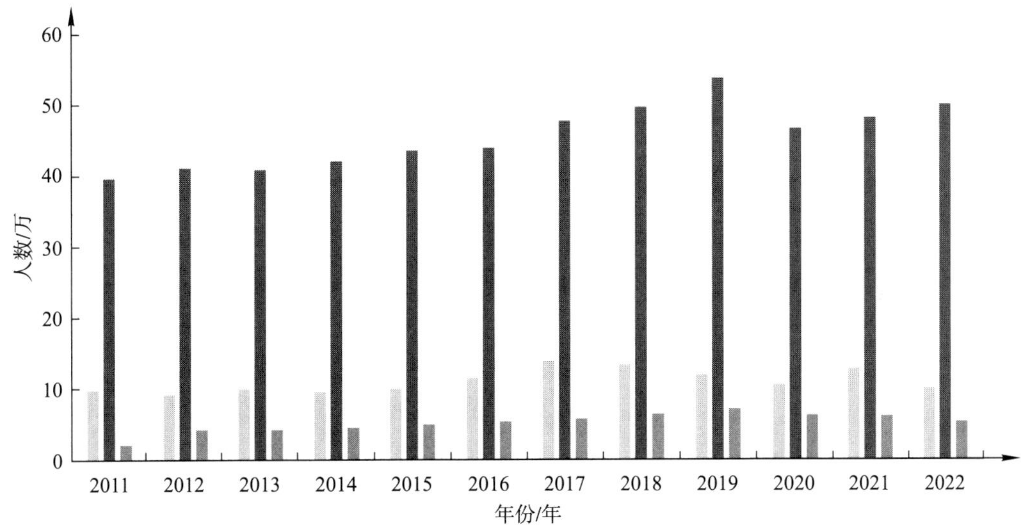

图 4-1 2011—2022 年中国三种性病发病人数
（数据引自中国疾病预防控制中心和国家数据局）

性传播疾病的危害很大。首先，性传播疾病对人体危害严重，不仅引起患者的生殖器官病变，还可侵犯其他脏器和组织，引起各种并发症与后遗症，导致患者残废或危及生命。病毒性的性传播疾病还有可能诱发癌症、使患者丧失生育力与累及下一代等。艾滋病更是一种高度致死性的疾病，且迄今为止，尚无理想的治疗方法。

其次，性传播疾病危害心理健康。在临床病例中，绝大多数患者患病后，表现为紧张、焦虑、急躁、失眠、自卑及自暴自弃等，有的甚至不敢回家，不敢面对家人，欲一死了之。由此可见，性传播疾病明显伤害患者的心理健康。

最后，性传播疾病不仅对患者本人，还对家庭、社会构成了负面影响。性传播疾病往往造成夫妻间感情破裂，家庭失和，社会交往减少，影响患者的工作、学习和生活。个别患者甚至产生人格变态和报复社会的念头，更是不利于社会的安定与团结。

四、性传播疾病的传播途径

（一）直接性接触传播

同性或异性性交是性传播疾病的主要传播方式。其他性行为如口交、肛交、指淫、触摸等，也可能增加感染概率（图 4–2）。

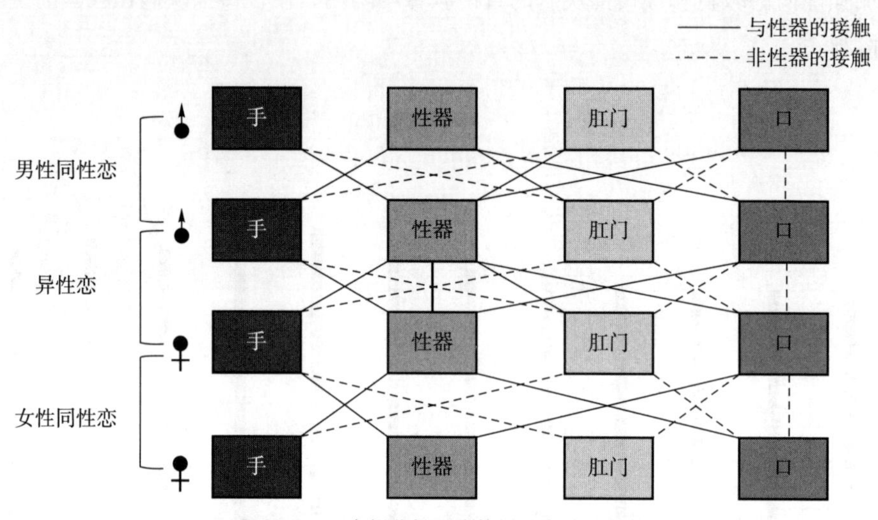

图 4–2　多样化性行为传播疾病的示意图

（二）间接传播

性传播疾病还可通过许多其他途径进行传播，如输血、胎盘、产道、器官移植和人工授精等途径。医源性感染，如医务人员防护不慎导致自身感染；医疗器械消毒不严格，病原体未被杀死，使用时也会感染他人。此外，淋病、滴虫病和真菌感染等，在特定情况下也可以通过毛巾、浴盆、衣服等用品传播。

五、性传播疾病的预防

对性传播疾病的预防，主要是针对其流行过程发生的三个必要条件：传染源、传播途径和易感人群，采取综合性措施。至于对不同类型性传播疾病的预防，则应根据其不同特点，分别采取有针对性的措施。预防性传播疾病的综合性措施有以下方面。

（一）加强对传染源的控制

性传播疾病的主要传染源是性工作者，卖淫嫖娼在我国是违法的，但依然有人在暗地里铤而走险。因此，首先应加强对娱乐公共场所的管理，杜绝一切可能的卖淫嫖娼行为。由于毒品往往与卖淫嫖娼相关联，做好禁毒宣传工作也是切断传染源的途径之一。其次，应对患者和疑似患者及时进行诊断与治疗，对患者的性伴侣也应进行必要的检查和治疗。

妥善处理（包括严格消毒）患者的分泌物和使用过的物品。

（二）有效切断传播途径

性传播疾病主要通过性行为传播，因此，应做到以下几点：①大力普及性卫生和性道德宣传教育，杜绝性混乱和不洁性行为。②推广使用安全套，以减少病原体传播。③加强血源管理。④加强医疗器械消毒管理。⑤打击非法地下诊所。⑥加强理发店、酒店、公共厕所、公共浴池等的卫生管理。⑦对于女性患者，应引导其及时治疗，待病情痊愈后才能怀孕。

（三）保护易感人群

人群普遍易感性传播疾病，没有年龄和性别的差异。因此，应针对不同人群开展相应的性健康教育，提高人们对性传播疾病危害及其传播途径的认识。特别是要加强对青少年的宣传教育，防患于未然。

2020 年，国家卫生健康委员会发布《中华人民共和国传染病防治法》（修订征求意见稿），将传染病分为甲类、乙类和丙类，明确指出甲乙丙三类传染病的特征。性传播疾病中的艾滋病、淋病、梅毒被列为乙类传染病。《传染病防治法》就传染病的预防、疫情的报告和公布、控制、监督及法律责任等方面分章做出具体、明确的规定，因此，对于列入管理的这三种性传播疾病，必须依法进行防治。

第二节　艾滋病

艾滋病全称为**“获得性免疫缺陷综合征”**（acquired immunedeficiency syndrome，AIDS），是一种新型的性传播疾病，死亡率高，预后差。艾滋病的特点是患者的免疫功能出现严重缺陷，失去对外界感染的抵抗能力，容易发生条件性感染和少见的恶性肿瘤，最后因无法治疗而死亡。

1981 年，美国疾病控制中心发现世界上第一例艾滋病患者，同年 6 月首次报道。1982 年根据其症状正式命名。当时在美国发现很多同性恋者出现不明原因的特殊感染、发热、肿瘤，最后证实他们感染了一种能破坏人体免疫功能的病毒。这种病毒正是**人类免疫缺陷病毒**（human immunodeficiency virus，HIV）。

关于艾滋病的起源问题尚未清楚，在已提出的假说中，比较有说服力的是“非洲猴类说”。该学说认为艾滋病起源于非洲，病毒由非洲绿猴传给当地人。HIV 病毒可能 100 多年前即已存在，只是由于那时医疗条件太差而未被察觉，加上艾滋病潜伏期较长（最长者可能达 10 年以上），易与其他疾病混淆，故长期未被发现。又由于非洲比较贫困落后，交通不便，社会封闭，因而艾滋病并未迅速流行。据考证，近代艾滋病是由中非传到中美加勒比海的海地，再由海地通过移民传到美国纽约，特别是在男性同性恋者中迅速传播，并很快在美国各港口城市泛滥，其后传播到欧洲、亚洲，向全球蔓延。

一、艾滋病的流行现状

（一）艾滋病在全球的流行

自 1981 年在美国首次被发现以来，艾滋病已成一项重大公共卫生问题，世界卫生组织成立专项机构——联合国艾滋病规划署（UNAIDS）进行管理。20 世纪 90 年代中期，全球估计有 2 000 多万人感染 HIV，其中绝大多数在撒哈拉以南非洲地区（以异性性传播为主），非洲地区为全球艾滋病的高流行区。2022 年，全球有 3 900 万 HIV 感染者，2 980 万人正接受抗逆转录病毒治疗，新增 130 万 HIV 感染者，63 万人死于艾滋病相关疾病。为了控制艾滋病的流行，2014 年世界艾滋病大会上提出“2030 年终结艾滋病流行”的目标，并提出 2020 年实现三个“90%”（经过诊断并知晓自身感染者达 90%，符合治疗条件的感染者接受抗病毒治疗达 90%，治疗成功率达到 90%）。截至 2021 年，全球三个“90%”实现情况分别为 85%、88% 和 92%。UNAIDS 在加拿大蒙特利尔发布《2022 全球艾滋病防治进展报告：危急关头（In Danger）》中的数据表明，在新型冠状病毒感染和其他全球危机的共同影响下，艾滋病大流行的应对进展在 2020 至 2022 的两年时间里处于停滞状态，导致数百万人的生命面临威胁。目前，“发现即治疗”“治疗即预防”的策略始终贯穿在艾滋病防治工作的过程中，在艾滋病疫情控制中发挥着重要作用。

（二）艾滋病在中国的流行

自 1985 年我国发现首例 HIV 感染者以来，艾滋病在全国的流行经历了三个阶段（图 4-3）。第一，散发阶段（1985—1988 年），以境外输入为主；第二，局部流行阶段（1989—1994 年），以边境地区吸毒传播为主；第三，广泛流行阶段（1995 年至今），艾滋病在有偿献血人群、吸毒人群、性病患者、娼妓等人群中传播开来。2007 年，我国艾滋病的主要传播途径由注射吸毒传播转为性传播。2013 年，全国性传播所占比例超过 90%。

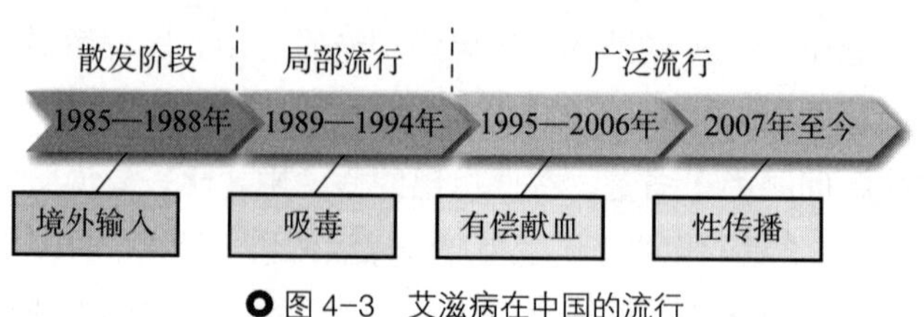

图 4-3　艾滋病在中国的流行

随着中国政府对艾滋病知识的宣传，我国近年来艾滋病发病例数有所减少，如图 4-4 所示，2021 年艾滋病发病例数为 6.02 万例，较 2020 年同比下降 3.2%，死亡例数为 1.96 万例。2022 年艾滋病发病例数为 5.27 万例，较 2021 年同比下降 12.5%，死亡例数为 1.92 万例。然而，我国 15—24 岁青年学生 HIV 感染人数在过去 10 年内却逐年上升。据统计，2013—2017 年新报告青年学生 HIV 感染者 12 037 例，以男性（97.7%）为主，感染途径主要为同性传播（82.2%）。近几年我国 15—24 岁青年学生 HIV 感染年均感染例数为 3 000 例左右，可见，艾滋病不仅在全世界广泛蔓延，也在我国尤其青年学生中呈严峻的上升状况，应引起高度重视。

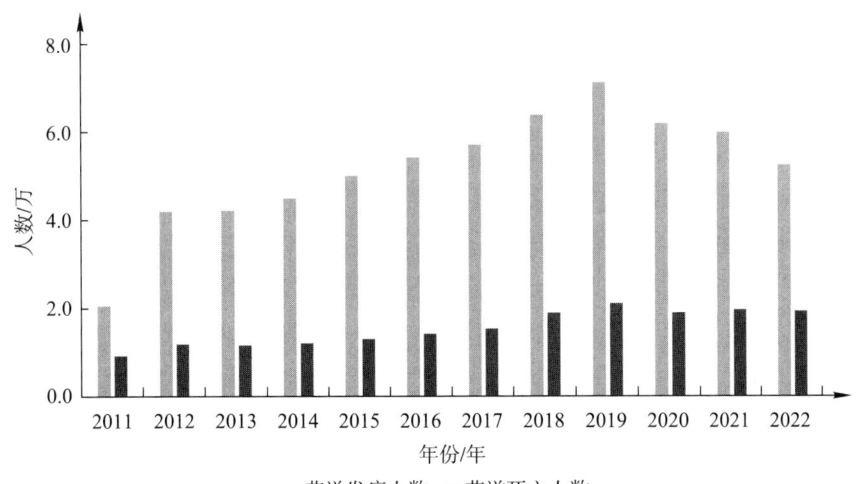

图 4-4　2011—2022 年中国艾滋病发病人数和死亡人数
（数据引自中国疾病预防控制中心和国家数据局）

二、艾滋病的病理机制

（一）艾滋病的病原体

艾滋病的病原体是 HIV，一种逆转录 RNA 病毒。根据血清学反应和病毒核酸序列测定的结果，全球流行的 HIV 可分为 HIV-1 和 HIV-2 两型。HIV-1 和 HIV-2 之间，核苷酸序列约有 45% 的同源性。HIV-1 在全世界范围内分布，传染性与致病性相对较强。在中国发现的艾滋病病毒，绝大多数都是 HIV-1（图 4-5）。

HIV-1 的特点是较脆弱，不耐高温，离开人体不易生存，经 50℃加热 30 min 后即失去活力；耐寒，在 -75℃冰冻状态下仍可生存 3 个月；对化学物质敏感，可被 75% 乙醇、2.5% 碘酊等迅速灭活，但对紫外线不敏感。

（二）艾滋病的致病机制

HIV 侵入人体后，主要感染体内的 T4 淋巴细胞（因其表面蛋白被命名为 $CD4^+$ 而被称

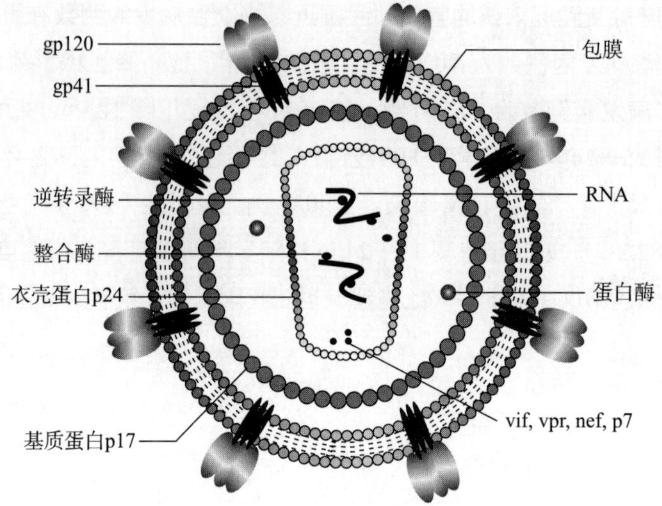

图 4-5　人类免疫缺陷病毒（HIV-1）示意图

为 CD4 细胞）。HIV 能识别 T4 淋巴细胞表面的受体，与之结合并进入细胞内，然后经逆转录酶的作用，形成前病毒（一种互补的 DNA），并整合到 T4 淋巴细胞的 DNA 中作为细胞的基因组分。经过长时期的潜伏期（几个月至 10 年）后，T4 淋巴细胞被激活，整合到细胞 DNA 上的前病毒经复制产生新的 HIV（图 4-6）。新的 HIV 又感染其他 T4 淋巴细胞，不断产生新的 HIV 并使 T4 淋巴细胞遭到破坏，造成人体免疫功能的丧失，产生严重的免疫缺陷症状，最终导致死亡。

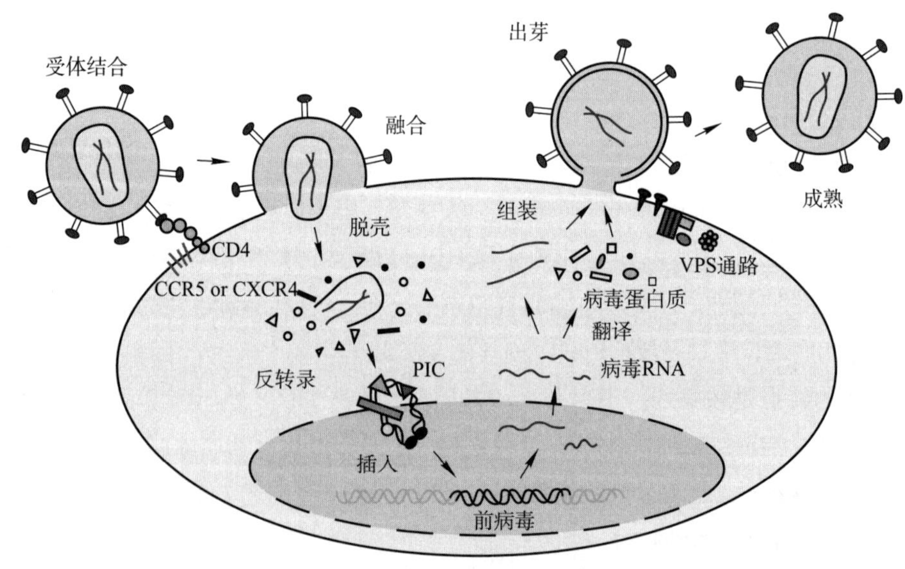

图 4-6　HIV 入侵 T4 淋巴细胞和复制过程示意图

淋巴细胞在机体的免疫反应中具有非常重要的作用，分为T淋巴细胞、B淋巴细胞和自然杀伤细胞等。其中数量最多、功能最重要的是T淋巴细胞和B淋巴细胞。T淋巴细胞承担细胞免疫作用，B淋巴细胞能产生抗体，承担体液免疫作用。T淋巴细胞又分三个亚群：辅助性T细胞（即T4淋巴细胞）、抑制性T细胞和细胞毒性T细胞。虽然直接杀伤病原体和其他抗原的是细胞毒性T细胞，但T4淋巴细胞起着重要的促进与调节作用，如促使细胞毒性T细胞杀伤抗原，促使B淋巴细胞产生抗体，以及调节自然杀伤细胞的活动等。因此，T4淋巴细胞在细胞免疫和体液免疫中是很重要的一环。当T4淋巴细胞遭到HIV的逐步破坏，依赖T4淋巴细胞调节的各种免疫反应遭受破坏，从而造成机体免疫功能低下，这就为条件性感染创造了条件，特别是有利于微生物（包括病毒、原虫、蠕虫、真菌等）的生长，使细胞癌变更易发生。

三、艾滋病的临床表现

从初始感染HIV到艾滋病终末期是一个漫长复杂的过程，临床表现也呈多样化。关于感染HIV后至出现症状的潜伏期，大概为半年至5年时间，成人平均29个月，儿童平均12个月，个别甚至可长达10年以上。根据感染后临床表现及症状、体征，一般分为急性期、无症状期和艾滋病期三个时期。

（一）急性期（也称为窗口期）

通常发生在初次感染HIV后的2～4周内。大多数患者临床症状轻微，持续1～3周后缓解。临床表现最常见为发热，伴有咽痛、盗汗、恶心、呕吐、腹泻、皮疹、关节疼痛、淋巴结肿大及神经系统症状。部分感染者出现HIV病毒血症和免疫系统急性损伤所产生的临床表现。

此期在血液中可检出HIV-RNA和p24抗原，HIV抗体则在感染后2周左右才出现。部分患者可有轻度白细胞和血小板减少，或肝功能异常。快速进展者可出现中枢神经系统的症状。

（二）无症状期

此期持续时间一般为6～8年。其时间长短与感染病毒的数量、类别、感染途径、机体免疫状况、营养条件及生活习惯等因素有关。在无症状期，血检HIV抗体呈阳性。由于HIV在感染者体内不断复制，免疫系统受损，T4淋巴细胞数量逐渐下降（图4-7）。

（三）艾滋病期

此期主要临床表现为严重的条件性感染和少见性的肿瘤，同时伴有全身明显的消耗症状。多数患者T4淋巴细胞计数 <200个/μL，血浆HIV病毒载量明显升高（图4-7）。最终因人体免疫系统全面崩溃，导致死亡。

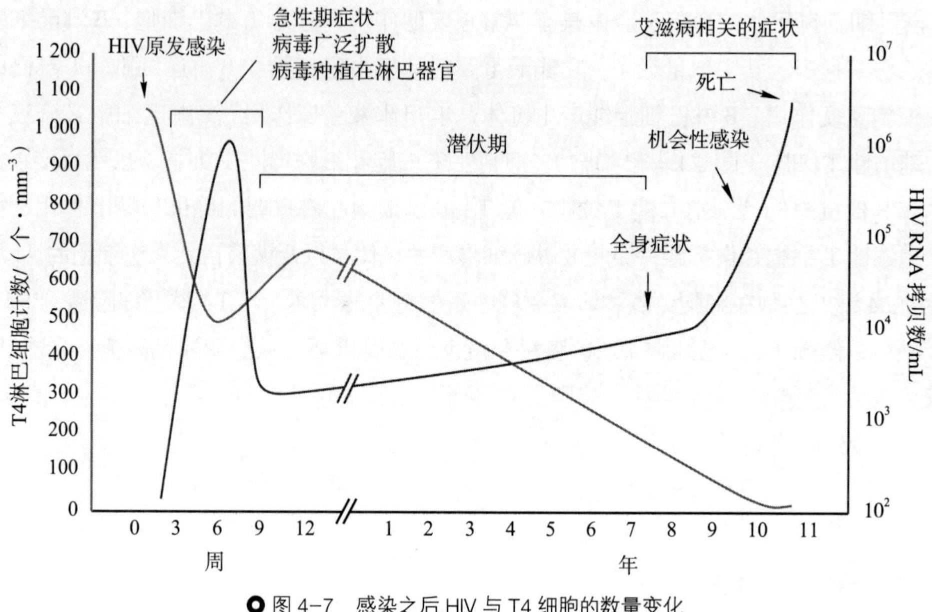

图 4-7 感染之后 HIV 与 T4 细胞的数量变化

条件性感染的病原体最常见的是那些需通过细胞免疫来防御的病原微生物，如原虫类的卡氏肺囊虫、隐孢子虫，真菌类的白念珠菌、隐球菌、组织胞浆菌，病毒类的单纯疱疹病毒、巨细胞病毒，细菌类的鸟分枝杆菌、沙门菌、流感杆菌等。这些病原体原本对免疫功能正常者致病力极低，但对艾滋病患者则构成致命性感染，可使肺、中枢神经系统、胃肠道等发生条件性感染。大约有半数 HIV 感染者因感染卡氏肺囊虫而引起肺炎，且反复感染，使肺功能下降，最终因肺功能衰竭而死亡。隐球菌感染可引起脑膜炎，巨细胞病毒感染可引起脑炎，患者会出现头痛、意识障碍、抽搐、痴呆等脑功能障碍症状。感染隐孢子虫可引起慢性腹泻，严重者可导致霍乱水样泻。感染沙门菌等也可引起腹痛、腹泻和吸收不良等。

艾滋病患者发生少见性的肿瘤主要表现为多发性出血性肉瘤、原发性脑淋巴瘤、肺鳞癌等。

四、艾滋病的传播途径

虽然从艾滋病患者的血液、精液、唾液、阴道分泌物、眼泪、乳汁和尿液中均可分离出 HIV，但从流行病学的证据来看，艾滋病主要通过血液、精液和阴道分泌物，经破损的皮肤或完好的黏膜进行传播。主要传播途径有以下三种。

（一）性接触传播

男性同性恋和男女两性间的性接触均可相互传染，性行为传播是多样化的。从感染率来讲，男性同性恋感染率较异性恋感染率高。这是因为男性直肠壁黏膜上皮由单层柱状细胞构成，黏膜下的血管数量多，故容易受创而使 HIV 侵入。阴道黏膜由复层扁平细胞构成，较厚，离黏膜下层中的血管较远，且黏膜下的血管数量也相对较少，故 HIV 不容易侵入血管。而男同性恋者的性活动通常采用肛交的方式，这就导致感染率高于异性的阴道性交。直肠壁断面和阴道壁断面的结构示意图如下（图 4–8）。

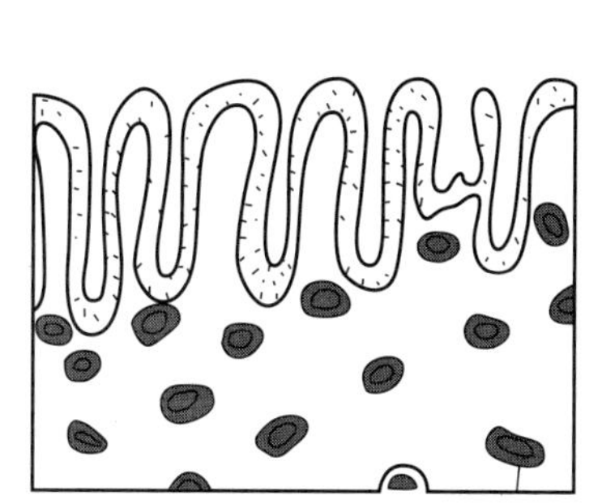

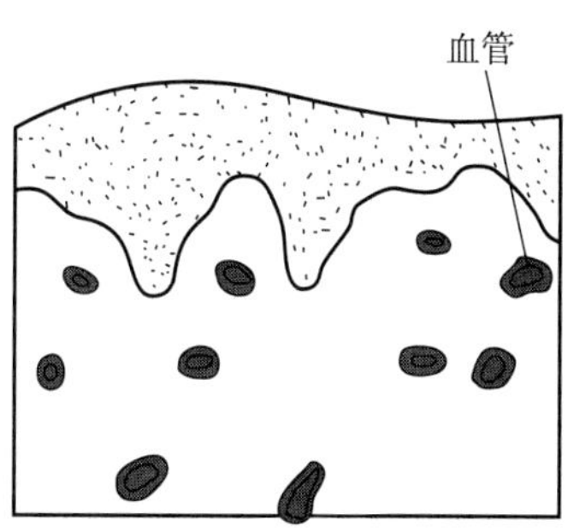

图 4–8　直肠壁断面（左）和阴道壁断面（右）的示意图

据世界卫生组织统计，近年全球 HIV 携带者中，每年通过性接触而感染的占 90% 以上，其中 70% 左右是经异性性接触而传染的，这是因为异性恋群体远大于男同性恋群体。

（二）血源传播

输血或使用其他血液制品，若其中带有 HIV，就会使之传播。据调查，血友病患者（一种遗传病，患者血液不凝固）感染 HIV 者较多，可能因治疗的需要经常注射血制剂，使感染机会增多。值得注意的是，吸毒者中感染艾滋病者也比较多，早期他们大多数由于共用注射器而相互感染，实际上还是通过血液途径传播的。近年来，在吸毒者中通过共用注射器传播 HIV 的比例大幅下降。随着第三代新型毒品的出现，吸毒人员感染艾滋病的主要途径已经从传统的共用注射器转变为性行为。因为，第三代新型毒品大多为口服或吸食，并非静脉注射。吸食之后产生的兴奋和幻觉导致的乱性行为，成为传播艾滋病的主要途径。此外，医务人员因防护不慎，被 HIV 污染的医疗器械所伤而被传染者，亦有见报道。

（三）母婴传播

女性 HIV 感染者，在没有得到有效治疗的情况下，如果怀孕，HIV 会通过胎盘、分娩及哺乳传染给胎儿、新生儿或婴儿，其传播概率为 55%。女性 HIV 感染者，如果在医生的指导下服用抗逆转录病毒药物，控制体内的 HIV 数量，是可以安全怀孕和分娩的。近年来，我国 HIV 的母婴阻隔取得很大的成效。

上述三种传播途径，最主要的是性交，其次是由血液和血液制品所传播。至于是否还有其他传播途径，仍有待研究。HIV 是否会借唾液、空气、昆虫、水、食物来传播，至今尚未发现。与 HIV 感染者共餐、握手，一般不会被传染。

五、艾滋病的易感人群

根据艾滋病的传播途径，可以简单划定艾滋病的易感人群：吸毒人员、卖淫嫖娼者、营业性娱乐场所女性从业人员、有多个性伙伴者、男性同性恋者、双性恋者（尤其是发生过肛门或口腔性行为的男性）、有偿献血者、HIV 携带者的配偶和子女或者性伴侣、HIV 女性携带者所生和喂养母乳的婴儿、性病患者等。

中国艾滋病现在的流行特征可用“一老一少”来形容。一老，即老年人群体，该群体以丧偶或离异男性为主，为满足性需求而进行没有安全措施的性行为，大大增加了感染风险。一少，即大学生群体，该群体性需求旺盛，性观念开放但缺乏性知识，当今发达、便捷的通信环境为学生们交友提供了便利，若交友不慎则增加感染风险。

六、艾滋病的防治与干预

（一）艾滋病的预防

1. 暴露前预防（pre-exposure prophylaxis，PrEP）

HIV 暴露前预防是指还没有感染 HIV 的人在发生容易感染 HIV 的行为之前，通过服用特定的抗病毒药物来预防 HIV 感染的方法。世界卫生组织发布的相关国际指南推荐了可用于 HIV 暴露前预防的药物，即含富马酸替诺福韦酯的用药方案。目前的研究证实，双药使用的效果要好于单药，故可以优先考虑双药复合制剂，如含富马酸替诺福韦酯和恩曲他滨，或含富马酸替诺福韦酯和拉米夫定。HIV 暴露前预防最普遍的用药方案是“每日服药方案”，即每天定时服药，具体服药时间可以根据个人习惯决定，如果发现忘服漏服，应立即补服。

2. 暴露后预防（post-exposure prophylaxis，PEP）

HIV 暴露后预防是一种药物预防 HIV 感染的方法，指在暴露于 HIV 后实施的能够降低 HIV 感染风险的措施。疑似暴露于 HIV 后，需在第一时间进行初步处理，并及时记录暴露情况，尽快到相关机构进行咨询和评估，确认是否存在既往 HIV 感染。

（二）艾滋病治疗的研究进展

从艾滋病被发现的第一天起，专家、学者与科研人员就致力于研制治疗特效药物与 HIV 预防疫苗。但由于 HIV 具有变异性强、复制速度快的特点，增加了药物开发和疫苗研制的难度（图 4-9）。迄今为止，尚没有能够治愈艾滋病的特效药物和有效预防艾滋病的疫

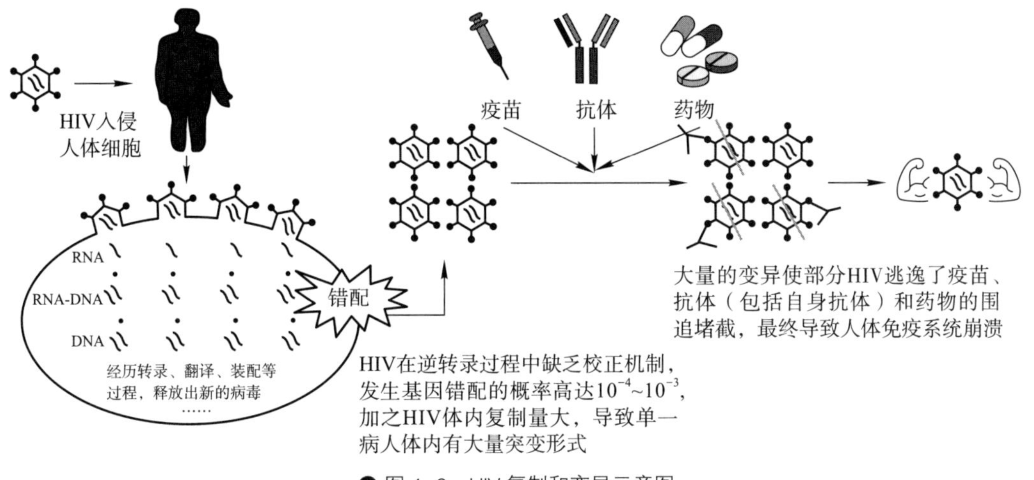

图 4-9　HIV 复制和变异示意图

苗问世。因此，目前的主要对策是抗条件性感染、免疫功能重建和杀灭病毒等。

美裔华人何大一发明的联合药物疗法，即联合使用三种抗逆转录药物治疗艾滋病，因类似调制鸡尾酒把不同的酒混在一起而被称为“鸡尾酒疗法”。该疗法虽可降低感染者的发病率和死亡率，但不能完全清除体内的 HIV。相反，大多数患者体内病毒在治疗中断后的几周内迅速反弹，患者需终身服用药物。抗逆转录病毒疗法的意义在于使艾滋病成为临床上可长期控制的慢性疾病。

目前主流的治疗方法依然是联合抗逆转录病毒疗法。联合抗逆转录病毒疗法指的是通过几种不同的药物联合应用，阻断或抑制 HIV 复制过程中各个步骤所需的酶的合成，阻止 HIV 复制，从而达到降低 HIV 数量的目的（图 4-10）。抗病毒治疗可以最大程度地抑制病毒复制，是防止 HIV 感染者发展成 AIDS 的唯一可靠且经济实惠的治疗方法。

近年来，艾滋病人被治愈的报道陆续出现。2009 年，国际顶级医学期刊 *N Engl J Med* 报道全球首例被“治愈”的艾滋病人“柏林病人”。该病人 1995 年被确认感染 HIV，2002 年开始采用鸡尾酒疗法治疗，病毒载量控制良好。2006 年其被诊断为急性髓系白血病，病情恶化，濒临死亡。医生吉罗·胡特（Gero Huetter）决定一方面为其进行化疗，另一方面积极准备骨髓移植来挽救病人的生命。由于 HIV 侵入人类免疫细胞时需要识别细胞表面的 **C-C 趋化因子受体 5**（C-C chemokine receptor type 5，CCR5），如果编码 CCR5 蛋白的基因出现突变，HIV 则失去靶点，难以入侵靶细胞。因此，2008 年胡特医生找到了配型相符且拥有 *CCR5Δ32* 纯合子基因突变的骨髓捐献者，并对该病人前后进行了两次骨髓移植。这不仅使其白血病得到缓解，且体内的 HIV 复制得到长期控制，被誉为首例 HIV 感染“治愈”的患者。不幸的是，该病人于 2020 年由于白血病复发而去世。

第二例为“伦敦病人”，2003 年被确认感染 HIV，2012 年底被诊断患有霍奇金淋巴瘤。

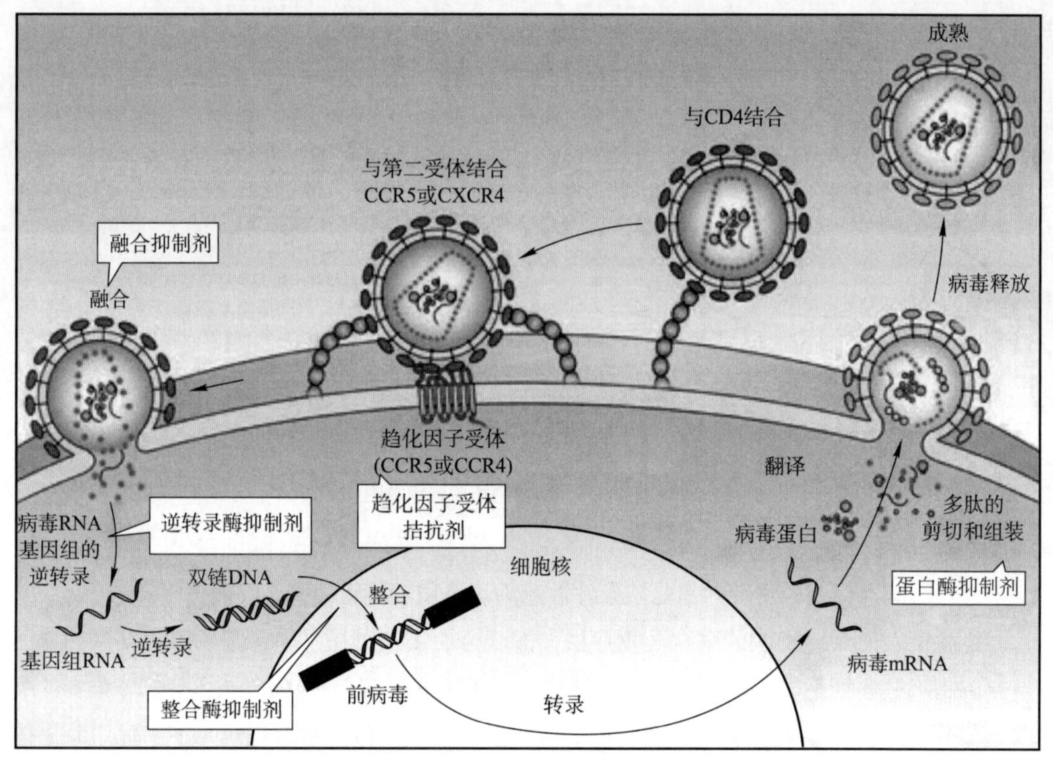

图 4-10　联合抗逆转录病毒疗法的原理

2016 年，医生对其进行携带 CCR5Δ32 纯合子基因突变的骨髓移植，移植后 35 个月病毒载量无法被检测到。第三例是有着多种族混血的“纽约病人”，于 2013 年被诊断出 HIV 早期感染，2017 年被诊断出白血病，并接受携带 *CCR5* 突变基因的脐带血移植。移植后至今，患者的 HIV 病毒载量一直处于无法检测的水平。截至 2022 年，一共报道了 5 例被治愈的 HIV 感染者，患者均接受缺失 *CCR5* 基因的干细胞移植手术。

2023 年 7 月 24 日，在国际艾滋病协会科学大会（IAS 2023）上，法国巴斯德研究所的 Asier Sáez-Cirión 博士报告了一例被治愈的“日内瓦病人”。与之前被治愈的 5 例 HIV 感染者病例不同，该名患者接受移植的干细胞并未缺失 *CCR5* 基因。这表明了 *CCR5Δ32* 基因缺失的干细胞移植并不是实现长期 HIV 控制或治愈的必要条件，这将使更多需要接受干细胞移植治疗癌症的 HIV 感染者更容易找到合适的捐赠者。然而，由于手术风险巨大，骨髓移植并不是一种实用的艾滋病治疗手段。对于没有致命恶性肿瘤的 HIV 感染者来说，并不建议采用干细胞移植的手段来治愈 HIV 感染，普适性的治愈方案仍有待科学家们去探索。

艾滋病虽然目前还不能被完全治愈，但患者只要按要求服药，寿命可以延长十几年至几十年。对于艾滋病的预防，国内外的专家学者与社会工作者已明确指出，宣传教育是最有效的措施。在做好经吸毒和血液传播的艾滋病防治的同时，应重视经性传播的问题。此外，还要加强宣传尊重和善待艾滋病患者，营造一个理解、友善、宽容、健康的社会大环境，有利于艾滋病防控工作的开展。

（三）世界艾滋病日与红丝带

为增进人们对艾滋病的认识，世界卫生组织于1988年将每年的12月1日定为世界艾滋病日，号召世界各国和国际组织宣传和普及预防艾滋病的知识。世界艾滋病日的宣传可以唤起人们对HIV感染者和艾滋病病人的同情和理解，支持艾滋病防治及反歧视方面的工作。我国有不同层级的组织为HIV感染者和艾滋病病人提供服务，共同促进了艾滋病防治工作的推进和艾滋病反歧视事业的发展 。

世界艾滋病日的标志是红丝带，象征着大众对HIV感染者和艾滋病病人的关心与支持。

第三节　淋病

淋病（gonorrhea）是人类古老的疾病之一，也是我国重点防治的性传播疾病之一。淋病是由淋球菌引起的一种泌尿、生殖器官黏膜表面感染的传染病，由于排尿困难致使小便淋沥而得名。患者尿道分泌物像鼻涕或脓样，呈乳白色，故俗称“白浊”。

一、淋病的病因

淋病的病原体为淋球菌（图4-11），外形呈肾状。淋球菌适宜在37～38℃的温湿环境中生长，但离开人体后不易生存，在干燥环境中数小时内即死亡。淋球菌对理化因子的抵

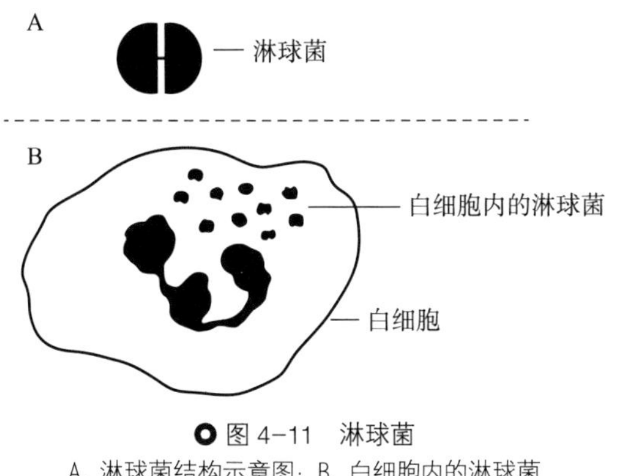

图4-11　淋球菌

A. 淋球菌结构示意图；B. 白细胞内的淋球菌

抗力较弱，不耐热，42℃下存活 20 min，50℃下仅存活 5 min，100℃立即全部死亡。一般消毒剂或肥皂液均能杀灭其活性。

淋病主要侵犯泌尿生殖器的黏膜，但也可经血流传播至全身，导致关节炎、腱鞘炎、心内膜炎等疾病的发生。淋球菌对未破损的皮肤不易感染，但对黏膜有特殊的亲和力，因此未破损的黏膜也可感染，故易侵犯男性的尿道、前列腺、精囊腺，以及女性的尿道、阴道和子宫，引起局部急性炎症，使黏膜遭到破坏。

二、淋病的临床表现

淋病分急性和慢性两种，病程在 2 个月以内者属于急性淋病，超过 2 个月者属于慢性淋病。由于生理结构的差异，男女两性在感染淋病之后，表现出不同的症状。

（一）男性淋病

男性以急性淋病性尿道炎最常见，典型病例在不洁性交 2～10 天后，尿道外口发红、发痒、刺痛，有黄色的水样或脓性分泌物，腹股沟淋巴结肿大。少数患者有全身发热、食欲不振、头痛等。如未及时治疗，病变可上行蔓延到后尿道，引起急性前列腺炎、精囊炎、附睾炎等。除排尿刺激症状加重外，还有尿频，疼痛剧烈，脓性分泌物增多，偶有终末血尿。

急性淋病未经彻底治疗可转为慢性淋病。此时症状不如急性期明显，尿痛轻微，排尿时仅感到尿道灼热或轻度刺痛。尿液透明，但可见淋菌丝浮游于其中，常可见终末血尿，清晨时尿道口常被脓痂黏封。慢性淋病极富传染性，治疗较困难。

（二）女性淋病

由于女性泌尿生殖器解剖构造上的特点，即阴道口邻近有尿道、尿道旁腺、前庭大腺等，且尿道短而直，较男性易于扩张。因此，女性淋病患者在一开始时，即有数个器官（如宫颈、尿道、前庭大腺等）同时发生病变。女性淋病，无论是急性还是慢性，其症状大多不严重，也因此容易被患者忽略而不能及时就医。急性淋病性尿道炎最为常见，患者外阴瘙痒，尿道红肿，轻度尿频、尿急、尿痛。尿道旁腺红肿疼痛，挤压时有脓性分泌物排出。若感染前庭大腺可引起淋病性前庭大腺炎，出现红肿热痛，腺开口处可排出少量脓液，严重时可形成脓肿或囊肿。若感染子宫可引起淋病性子宫内膜炎，严重时可有子宫颈内膜充血、水肿，宫口常有糜烂，有脓液流出，子宫增大，有压痛，经期紊乱，月经增多等。

三、淋病的传播途径

淋病的传播，主要为性交直接传染。少数是由接触患者的分泌物、衣物、被褥、浴巾等间接传染。间接传染多见于女性，特别是幼女，未成年女子的阴道上皮尚未发育成熟，比成年女子更容易受到间接传染。此外，新生儿可因分娩时通过患淋病母亲的产道而引起淋病性眼炎（俗称“脓漏眼”）。

四、淋病的防治

人类对淋球菌几乎没有免疫力，也没有疫苗可以预防。因此，做好预防工作更为重要。提倡洁身自守，注意个人卫生，对患者的污染物品应消毒处理，不可与患者共用浴池、浴盆、马桶、被褥等日常用品。

淋病在规范治疗下是可以治愈的。临床治疗中常见的有效药品很多，如青霉素 G、四环素、红霉素、氟哌酸、壮观霉素（淋必治）、头孢三嗪（菌必治）、氟嗪酸（泰利必妥）、氧氟沙星（氟嗪酸）、先锋五号（头孢唑啉钠）、环丙沙星、阿奇霉素等。淋病的治疗，关键是要到正规医院就诊，用药及时、足量、规范和严格把握治愈标准。治愈标准不是临床症状缓解，而是尿道或阴道分泌物涂片镜检无淋球菌生长。

第四节　梅毒

梅毒（syphilis）是由梅毒螺旋体引起的一种可侵犯全身各器官和组织的常见性传播疾病。据资料显示，最早被发现和记录的梅毒病例是在美洲，1493 年，哥伦布的水手在北美洲染上梅毒后，返回西班牙，从而迅速将梅毒传播至各地。1505 年，梅毒由印度传入我国广东岭南一带，当时称“广疮”，因形似杨梅也称“杨梅疮”，此后梅毒向内陆传播。中华人民共和国成立后，梅毒曾一度被消灭。近半个世纪以来，随着商业活动与旅游活动的频繁往来，梅毒又死灰复燃，发病人数也呈上升趋势。

一、梅毒的病因

梅毒的病原体是梅毒螺旋体（图 4–12），因不易着色又称苍白螺旋体，需用暗视野显微镜检查才能发现。梅毒螺旋体由 8～12 个螺旋组成，有时多达 20 个。梅毒螺旋体属厌氧菌，在体外不易生存。在干燥、阳光照射下迅速死亡，但在潮湿的环境内可存活数小时。一般消毒剂、热肥皂水可在短时间内使其死亡。加热至 50℃仅需 30 min，即丧失感染力，

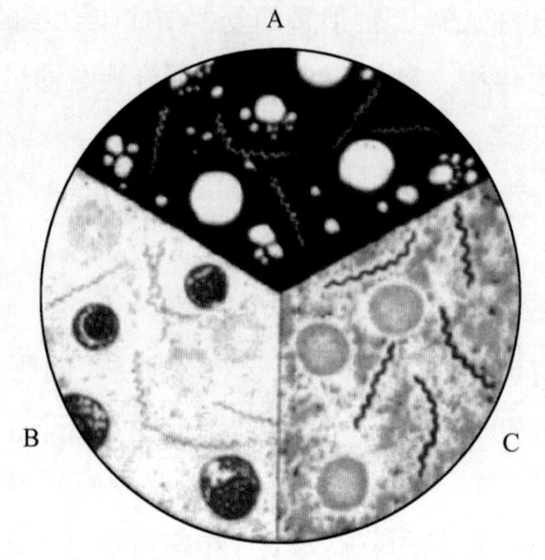

图 4-12　梅毒螺旋体

A. 暗视野检视法（1 200×）；B. 吉姆萨染色（1 200×）；C. 方他那染色（1 200×）

至 100℃则立即死亡。但对低温有较强的耐受力，在 0℃可存活 48 h，在 −78℃保存数年，仍具传染力。

二、梅毒的临床表现

梅毒患者的病程漫长，症状复杂。梅毒螺旋体早期主要侵犯皮肤和黏膜，多在外阴部，少数在口唇、头、乳头和手指。晚期侵犯全身各器官，如肝、脾、骨骼、心脏和中枢神经等处，并有多种多样的症状和体征，危害性大，病变几乎累及全身各个脏器。梅毒螺旋体侵入人体后，根据病程发展经过，一般分为三期：一期梅毒和二期梅毒为早期梅毒，传染性强；三期梅毒为晚期梅毒，传染性弱。

（一）一期梅毒

在梅毒螺旋体侵入身体后 2～3 周，在初次进入皮肤或黏膜的部位（通常是外阴部），出现一暗红色斑丘疹或米粒大小的红斑，以后隆起，形成豆大至指头大的硬结，继之丘疹表面糜烂，形成表浅的溃疡，有浆液性渗出。这种溃疡一般直径为 1～2 cm，单发，圆形或椭圆形，稍高出皮面，边界整齐清楚，边缘凸起，无痛性，质硬坚实，因此称硬下疳，常伴有腹股沟淋巴结的无痛性肿大。硬下疳出现后数天，所属的一侧淋巴结肿大，以后另一侧也肿大。其后 6 周，机体产生免疫反应，不利于梅毒螺旋体的生存，故硬下疳可以不医自愈。但未被消灭的少数螺旋体潜伏下来，进入血液循环而传布全身，引发二期梅毒。

（二）二期梅毒

二期梅毒发生于硬下疳出现后 4～8 周，出现全身性梅毒疹，并可引起关节损害、眼病变、中枢神经系统损害等各种症状。二期梅毒是梅毒病程中最活跃的阶段，传染性强。二期梅毒的螺旋体数量最多，全面进攻机体。与此同时，机体可产生大量抗体，逐渐将梅毒螺旋体消灭，使二期梅毒不经治疗而自愈，但并不能将梅毒螺旋体消灭殆尽，仍会有少数残留下来伺机活动。当机体抵抗力降低时，梅毒螺旋体又繁殖增生，进入血液循环，导致二期梅毒复发，产生梅毒疹。常表现为口腔黏膜、掌心、足心处斑疹或丘疹，以及阴茎、肛周的扁平湿疣，后者为暗红色突起斑块，表面平坦。此期伴全身淋巴结肿大。光镜下，可见闭塞性动脉内膜炎和血管周围炎，病灶内可找到螺旋体，故此期梅毒传染性强。由于抗体的免疫反应，梅毒疹可自行消退，再次进入无症状的潜伏期。该梅毒疹与潜伏期交替发生，可持续 1～2 年，或 3～4 年。但每次复发的梅毒疹数目越来越少，潜伏期越来越长。此时予以治疗，可阻止梅毒向第三期发展。

（三）三期梅毒

常发生于感染后 4～5 年，长者达 15～20 年之久。病变可累及多个脏器，最常发生于心血管，其次为中枢神经系统，再次为肝、骨及睾丸等器官。各脏器内均在血管炎、树胶样肿基础上经纤维化导致严重的结构破坏及功能障碍。典型的病损变化是树胶样肿性浸润，若发生于皮肤与黏膜，一般不危及生命。但如发生于神经系统或心血管系统，则可引起严重的功能变化，造成残疾，甚至危及生命。

三、梅毒的传播途径

梅毒多数为出生后被传染，称为后天梅毒；也可以在胎儿期由母体所传染，称为先天梅毒，又称胎传梅毒。后天梅毒的传染途径，90% 以上是通过性交时皮肤、黏膜发生擦伤而直接感染。后天梅毒除通过性交传染外，接吻、输血、授乳、握手等也可直接传染，极少数患者还可以通过毛巾、剃刀、烟嘴、食品、玩具、衣服、医疗器械等间接传染。胎传梅毒系由患梅毒的母亲在妊娠期间，通过胎盘血液传给胎儿，主要发生在妊娠 4 个月后。

四、梅毒的防治

治疗梅毒要按照及早治疗、足量用药、规则用药的原则进行。在治疗期间，患者要注意休息，加强营养，避免性生活。青霉素为治疗梅毒的首选药，青霉素有较多的种类，应在医生指导下，正确选择药物，确定药物剂量和用药方法。对青霉素过敏者，可用强力霉素、四环素、红霉素等。早期梅毒进行彻底治疗，是可以治愈的。若造成器官损伤则难以恢复。

需要注意的是，由于机体的抵抗力和反应性的改变，症状时显时隐，因而，严格掌握治愈标准是另一关键。不能以梅毒皮疹消失作为治愈的依据，一般要求在症状消失后，做梅毒血清学试验检查，至少每年复查一次，且连续 3 年无复发，才作为治愈的标准。

做好预防工作，关键在于切断其传播的途径。严禁性乱，避免不洁性行为。此外，还应做到以下方面：早期梅毒治愈前禁止性生活；女性梅毒患者在彻底治愈前应避免妊娠；3 个月内，凡接触过传染性梅毒的性伴侣应予检查，必要时按早期梅毒进行治疗；出现梅毒可疑症状者，应到正规医院及早诊治。

第五节　尖锐湿疣

尖锐湿疣（condyloma acuminata）又称生殖器疣（阴部疣）、性病疣，是常见的性传播疾病之一。在我国，有些地区发病数占全部性病患者的 20%～31%。尖锐湿疣在我国南方比北方多见，好发年龄为 16～35 岁。此病可在几个月内自然消退，但也有少数患者的病变持续多年，经久不愈。因而要及早发现，及时彻底治疗。

一、尖锐湿疣的病因

尖锐湿疣的病原体是人乳头瘤病毒（HPV）（图 4–13），属 DNA 病毒。人乳头瘤病毒在温暖潮湿的环境中容易生存和增殖，故男女两性的外生殖器是最易感染的部位。它的类型很多，近年来用分子生物学技术已证实人类乳头瘤病毒有 60 种以上的抗原型，即这一家族里有 60 多个相似而又不同的病毒亚型，其中至少有 10 个类型与尖锐湿疣有关（如 6，11，16，18 及 33 型，最常见 6，11 型）。其中第 11，16，18 型，是国外目前研究宫颈癌、外阴癌甚至阴茎癌的最热门的病毒因子，其长期感染与女性宫颈癌的发生有关。因此，有人认为它可能还与癌变有关，转化或继发癌变。尖锐湿疣具有高度接触传染性，其潜伏期长短不一，一般为 3 周～8 个月，平均为 3 个月。

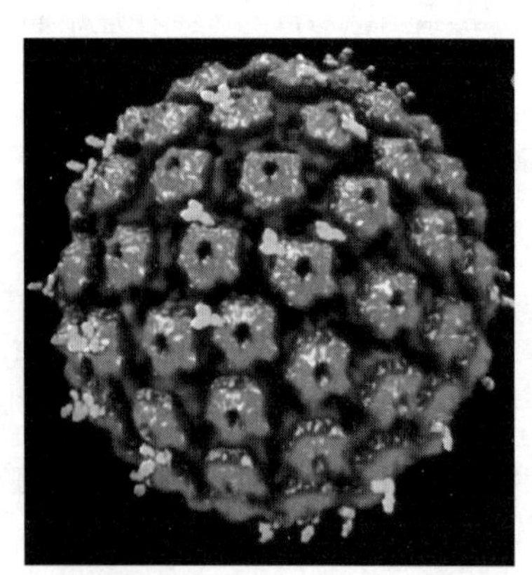
图 4–13　人乳头瘤病毒

二、尖锐湿疣的临床表现

尖锐湿疣的临床表现多种多样，典型症状是在外生殖器及其周围（包括肛门及女性阴道、子宫颈口）出现疣状丘疹。起初为小的淡红色丘疹，以后逐渐增大、增多，根部常有蒂。疣表面呈乳头样、菜花样或蕈样突起，凸凹不平。易发生糜烂、渗液，触之较易出血。在相互融合的裂隙中常有脓性分泌物，有恶臭，局部有瘙痒。男性患者好发于阴茎头、冠状沟及包皮内侧，女性患者好发于小阴唇、大小阴唇间、阴蒂周围，以及阴道口、阴道黏膜、子宫颈及尿道口。男女的肛门及肛周交界处也是好发部位。

三、尖锐湿疣的传播途径

尖锐湿疣的传播途径，多半通过直接性接触传播，还有 30%～40% 系接触污染物而间接传播，如内裤、浴盆、浴巾传播。此外，尖锐湿疣的传播途径也有母婴传播。

四、尖锐湿疣的防治

治疗尖锐湿疣主要是以外治为主，内治为辅。外治的方法很多，有药物治疗、冷冻治疗、激光治疗、微波治疗、电烧灼治疗及手术治疗等。药物治疗方便，易于操作，但一般需要重复数次，而且有些药物，如三氯醋酸，有灼伤黏膜的可能。

患尖锐湿疣后，患者痛苦大，治疗时间长，费用昂贵，也容易因为人体自身免疫力下降而反复发作。所以，对于尖锐湿疣，一定要积极治疗，彻底根治，更重要的是做好预防措施，切断前面所述的传染途径。

第六节　其他常见的性传播疾病

一、软下疳

软下疳（chancroid）旧称第三性病，其病原体是链锁状杆菌（杜克雷嗜血杆菌）。传播途径主要为性交传染，潜伏期 1～5 天，表现为生殖器上发生多处化脓性、剧痛性溃疡，并伴有腹股沟淋巴结肿大或破溃、化脓性炎症等。患者中以男性较多，男女患者之比约为 10∶1。男性好发于包皮、阴茎头、肛门，女性好发于阴唇、阴蒂、尿道、子宫颈和肛门，其他部位有唇、舌、眼睑、乳房等处。

二、生殖器疱疹

生殖器疱疹是发生于生殖器部位的单纯疱疹（图 4-14），其病原体是单纯疱疹病毒Ⅱ型，是一种 DNA 病毒。它与发生于口唇部的单纯疱疹（俗称热疮，主要由单纯疱疹病毒Ⅰ型引起）不同，绝大多数通过性接触传播。据报道，国外性活跃的青年患生殖器疱疹的概率远高于梅毒、淋病。该病目前在我国的发病率呈逐年上升趋势。传播途径主要是与生殖器疱疹患者发生性接触，有疱疹史而无症状的带菌者也是传染源。主要临床表现是在生殖器部位出现集簇性疱疹症状，有瘙痒、疼痛、烧灼感。

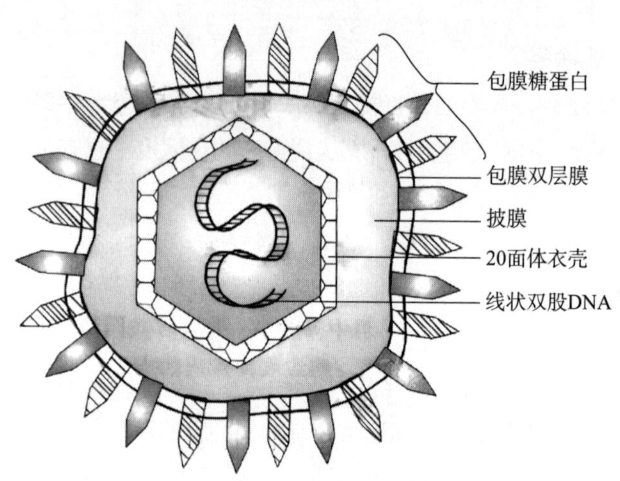

图 4-14　疱疹病毒结构模式图

生殖器疱疹的基本特点是一旦染病，周期发生，缠绵不愈，而且可引起不孕、不育、死胎、畸胎。原发感染经过一定的静止期后常复发，导致复发的原因有免疫低下、月经来潮、劳累、精神紧张、精神创伤及外感等，食物及药物也可能成为诱因。生殖器疱疹危害性大，复发率高，目前无特效治疗方法。此外，许多学者认为宫颈癌和阴茎癌的发病与生殖器疱疹病毒感染有密切关系。

三、性病性淋巴肉芽肿

性病性淋巴肉芽肿又称腹股沟淋巴肉芽肿或第四性病，其病原体是沙眼衣原体（图 4-15），通过性交传染。人类是此病原体的唯一宿主。发病后表现为外生殖器溃疡，腹股沟淋巴结化脓性穿孔，晚期发生外生殖器象皮肿。感染后有 5～21 天潜伏期，最初于男女外生殖器出现无痛性的丘疱疹、脓疱。随后很快溃破糜烂，约 3 周后波及腹股沟淋巴结，淋巴结肿大。肿大的淋巴结相互粘连、融合，以后化脓溃破，形成瘘管排出脓浆。女性由于性器官结构上的特点，即阴道上 2/3 及子宫颈的淋巴液通过淋巴管直接与直肠的淋巴组织相通，故受累淋巴结是直肠旁淋巴结，常引起直肠炎和直肠周围炎。晚期症状是后遗症，常在数年或十余年后发生，此时外生殖器（男性的阴茎、女性的大小阴唇）发生象皮肿，阴蒂可肿大如鸡蛋。此外，直肠可因炎症后产生瘢痕而变得狭窄，导致排便困难。

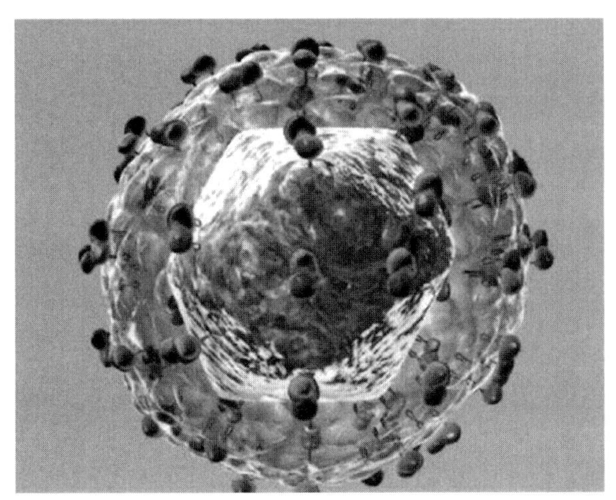

图 4-15　沙眼衣原体结构

四、生殖器滴虫病

生殖器滴虫病是一种由阴道毛滴虫所致的常见传染性疾病（图 4-16），20 世纪 70 年代中期被列入性传播疾病之中。生殖器滴虫病可以通过性接触传播，也可以经过其他间接途径传播，但大多是通过性传播的，女性患者较多，通常称为阴道毛滴虫病。阴道毛滴虫主要寄生于阴道，也可寄生于尿道、子宫、尿道旁腺及前列腺等，主要引起滴虫性炎症。临床上，女性感染数天后常表现为持续性的阴道炎，起病可急可缓，阴道有恶臭的黄绿色分泌物，外阴剧烈灼热、瘙痒，排尿困难或性交疼痛等。男性感染阴道毛滴虫大多没有明显的症状，呈现带虫状态，常不被发现而漏诊，但可导致配偶或性伴侣的连续重复感染。部分男性也可表现出非特异性尿道炎，排尿痛、尿道口瘙痒等。

值得注意的是，久患阴道毛滴虫病者，由于毛滴虫可吞噬精子或妨碍精子的存活，故可引起不育。因此，应及时治疗，尤其是一方患病后，其配偶应同时接受检查和治疗，以免相互传染，影响治疗效果。

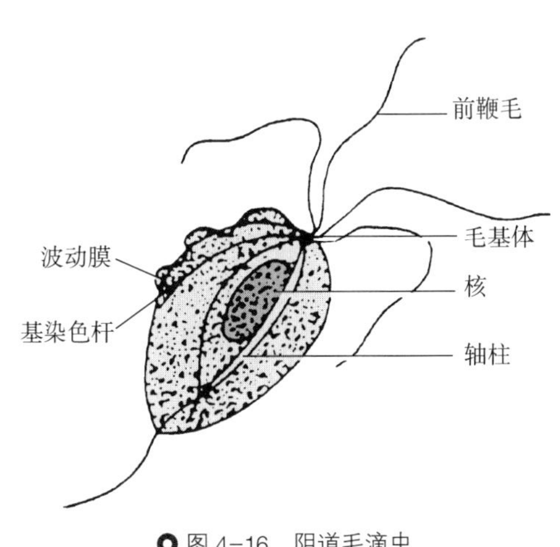

图 4-16　阴道毛滴虫

五、非淋菌性尿道炎

除了淋球菌，由其他病原体引起的尿道炎统称为非淋菌性尿道炎（或称非特异性泌尿生殖系统感染），包括衣原体（占 40%～50%）、支原体（占 20%～30%）及一些尚不明的致病病原体（占 10%～20%）。非淋菌性尿道炎是常见的性传播疾病之一，也可与淋病并发或交叉感染，好发于青、中年性旺盛期，25 岁以下占 60%，潜伏期 1～4 周。传播途径有直接性接触传播、间接接触传播及产道传播。男性非淋菌性尿道炎症状比淋病轻，起病不如淋病急，症状拖延，时轻时重，可合并附睾炎，附睾肿大，发硬且有触痛，有的还可合并睾丸炎、前列腺炎，乃至男性不育等。女性非淋菌性尿道炎的特点是症状不明显或无任何症状，可并发宫颈炎、宫颈糜烂、盆腔炎、输卵管炎、月经异常，可导致异位妊娠、流产及不孕症等。

值得注意的是，有 30%～40% 的患者在感染后无明显症状，临床上常易漏诊。非淋菌性尿道炎是可以完全治愈的，但应得到正规的治疗。广谱抗生素疗法是比较有效的，也是最广泛采用的治疗方法，但易产生耐药性。

思 考 题

1. 介绍性传播疾病的传播途径和预防措施。
2. HIV 携带者可以生育吗？
3. 谈谈你对艾滋病治疗进展的了解。
4. 如何看待世界艾滋病日的重要性？

附 4-1　细说 AIDS

艾滋病，也称获得性免疫缺陷综合征（acquired immunedeficiency syndrome，AIDS），是由人类免疫缺陷病毒（human immunodeficiency virus，HIV）感染所致的一种恶性传染病，于 1981 年在美国被首次报道。1988 年，世界卫生组织宣布每年的 12 月 1 日为“世界艾滋病日”。

1. 有问有答

（1）HIV≠AIDS

HIV 是一种逆转录病毒，包括 HIV-1 和 HIV-2。HIV-1 在全球范围内分布，绝大多数的感染者属于 HIV-1 型。HIV 携带者也称 HIV 感染者，是指感染 HIV 但没有明显临床症状的人群。从 HIV 进入人体，到发展为 AIDS，一般划分为窗口期、无症状期和艾滋病期三个时期（图 1）。

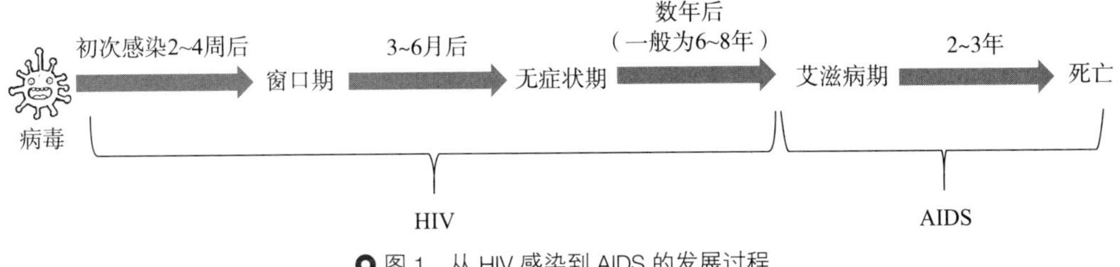

图 1　从 HIV 感染到 AIDS 的发展过程

三个时期是一个渐进和连贯的过程，伴随着 HIV 和 CD4 阳性淋巴细胞的数量变化。

① 窗口期　也称急性期。HIV 进入人体后，24～48 h 到达局部淋巴结，$CD4^+$ T 淋巴细胞数量发生一过性迅速减少，随后可自行恢复至正常水平或接近正常水平。在初次感染后 2～4 周内，多数患者临床症状轻微，持续 1～3 周后缓解，此时期称为窗口期。窗口期体内含有大量的 HIV，但血清中检测不到 HIV 抗体，此时具有很强的传染性和隐蔽性。

② 无症状期　在经历急性期后，人体恢复至正常的状态，称为无症状期。无症状期一般为 6～8 年，短则 2～3 年，最长 17 年，表现为 $CD4^+$ 细胞数量的持续缓慢减少。血清检验 HIV 抗体呈阳性，可确诊为 HIV 感染。

③ 艾滋病期　随着 $CD4^+$ 细胞的减少，人体免疫系统受到 HIV 的严重破坏，机体发生各种致命的机会性感染和恶性肿瘤，即出现艾滋病的临床表现，成为 AIDS 患者。最终，免疫功能全面崩溃，患者因出现各种严重的综合病症而死亡。

(2)男同性恋≠艾滋病

性接触是主要的HIV传播途径，70%～80%的感染者是通过性接触感染HIV的。其中，异性性接触传播占70%以上。虽然男同性恋由于生理结构的原因，在性行为过程中更容易感染HIV，但毕竟男同性恋的人群远远少于异性恋的人群，加上传统观念、性别不平等、家庭暴力等原因，在我国异性性传播才是HIV的主要传播途径，其中女性经性途径感染HIV的风险是男性的2～4倍。

在性行为方式中，接受肛交的一方（被动方）感染HIV的概率普遍偏高。因为肛门的内部结构比较薄弱，直肠黏膜由单层柱状细胞构成，黏膜下层有丰富的血管。阴道黏膜由复层扁平细胞构成，结构较直肠黏膜更紧密，且黏膜下层血管不如直肠丰富。因此，直肠黏膜较阴道黏膜更容易破损和出血。一旦破损，精液中的HIV病毒就可能通过伤口进入被动方体内，这就是男同性恋比女同性恋者更容易感染HIV的原因。

(3)接吻、蚊子叮咬感染HIV?

HIV的传播需要满足以下三个条件：皮肤或黏膜有破损之处，足够的HIV载量和特殊的传播途径。此外，HIV对外界环境的抵抗力较弱（乙醚、丙酮、20%乙醇及所有对乙型肝炎病毒有效的消毒剂，对HIV都有良好的灭活作用）、对热敏感（60℃左右，约30 min灭活）、在体外存活时间短（HIV在空气中暴露2～3 h，90%以上丧失感染能力）。

虽然HIV携带者/AIDS患者的血液、精液、阴道分泌物、乳汁和伤口渗出液中含有病毒，但HIV主要是通过血液、母婴和性进行传播。其他的体液（如唾液）如果不混有血液，理论上不含有HIV病毒，而且必须有一定数量的HIV进入人体才可能造成感染。蚊子口器上残留的血液不足以导致感染，HIV也不会在蚊子体内进行复制。因此，接吻、拥抱、握手、咳嗽和蚊虫叮咬不会导致HIV的感染。

(4)HIV携带者能否结婚、自然受孕及生育?

在早发现和早治疗的指导原则下，HIV感染者可以与普通人群一样，过上结婚、受孕、生子的家庭生活。研究发现，按规定服药治疗的HIV感染者，若能把病毒载量控制在检测不到的水平（＜200拷贝/mL血清），就能够保持健康，并且没有将HIV病毒传染给性伴侣的风险，称为U=U，即持续测不到（undetectable，U）=不传染（untransmittable，U）。U=U的结论是基于医学实证经验并受到多个医学学术研究所支持，包括PARTNER、HPTN 052、Opposites Attract以及Swiss Statement，也已经得到联合国艾滋病规划署、世界卫生组织和国际艾滋病学会的权威认可。在PARTNER研究里，总计76 088次的无套性行为中，达到“病毒量测不到”的HIV感染者，将HIV经性行为方式传染给其健康性伴侣的发生次数为零。

女性HIV感染者在医生的指导下服用抗逆转录病毒药物，实施规范的母婴阻断，包括怀孕、妊娠、分娩等过程，可把HIV传染概率降到2%以下。因此，HIV感染者拥有健康的宝宝不是梦！

（5）感染 HIV≠死亡？

HIV 在人体内的复制过程中，缺乏纠错机制，因此发生变异的概率很大，约为人类基因进化的 100 万倍，这也是至今无法研发 HIV 疫苗和根治 AIDS 药物的根本原因。然而，多种有效控制 HIV 复制速度的药物陆续面世，且由国家免费提供。从 HIV 感染到 AIDS 发病需要一段时间，通过抗病毒治疗可以延长无症状期和发病周期。目前，HIV 感染可以与高血压、糖尿病一样，成为一种可控制的慢性疾病。

2. 防范攻略

（1）安全性行为

安全性行为的关键之一就是使用安全套（俗称避孕套）。研究证明，人群中使用安全套可以降低艾滋病感染 90% 以上的风险。然而，由于认识上的偏差，人们认为男男无需避孕，所以无需使用避孕套。事实上，由于男男性行为主要采取肛交方式，更容易感染 HIV。此外，男同性恋者大多缺乏固定的性伴侣，感染 HIV 的风险进一步提高。

（2）包皮环切

包皮黏膜角质化程度低，容易擦伤，且 HIV-1 靶细胞含量较高。因此，包皮过长者更易感染 HIV 病毒。临床研究证实，与未实施包皮环切组比较，手术组能使病毒从女性传染给男性的比例降低约 60%。包皮环切术预防艾滋病传播的证据确凿，且成本低、效益高，值得推广。然而，目前我国男性包皮环切率小于 5%，远远低于 30% 的世界平均水平，其中原因可能与伦理、风俗习惯及社会舆论等有关。

（3）预防职业暴露

艾滋病预防包括暴露前预防和暴露后预防。暴露前预防指有高风险感染 HIV 人群在日常生活中服用抗 HIV 药物，以降低感染 HIV 风险的行为；暴露后预防是指暴露于 HIV 后 72 h 内使用抗逆转录病毒药物，以防感染 HIV 的预防措施。目前临床常用的暴露前药物有依非韦伦、拉夫米定、替诺福韦等，其感染预防效率均于 90% 以上。暴露后药物需于暴露后 72 h 内服用，且需连续服用 28 d 方可达到抗病毒效果。

（4）预防血液传播

除了提倡减少输血、自体输血和使用正规渠道的血液和血液制品，拔牙、美容、纹身、打耳洞、刮脸等，只要是共用的、能刺破皮肤或黏膜（引起出血）的任何用具，没有经过严格消毒的，都具有传播 HIV 的可能性。

3. 现状 & 未来

（1）流行现状

1985 年，北京协和医院发现了中国第一例艾滋病患者；1989 年，云南瑞丽 HIV 吸毒者局部暴发；1999 年，在河南、湖北部分农村发现献血人群中暴发艾滋病。随后每年 HIV 感染人数及 AIDS 人数呈逐年增加的趋势，新发感染者每年 8 万例左右，青少年新增艾滋病患者为 3 万例左右。从 2008 年开始，艾滋病成为中国传染病当中死亡人数第一位的传染病。2018 年，因艾滋病死亡的人数是其他所有传染病死亡人数之和的 10 倍。国家卫生健康委通报，2019 年全国新报告艾滋病感染者和患者 151 250 例，其中经性传播的比例为 97.1%。

（2）未来之路

距离 1981 年 AIDS 病例的首次报告已经 40 多年了，虽然尚无疫苗问世，也没有可以治愈的药物，但相应的治疗措施使得 HIV/AIDS 从世纪绝症和当代瘟疫变成了可防可控的慢性传染病。功能性治愈（functional cure）代表着在治疗艾滋病方面的愿景。功能性治愈是指把 HIV 从细胞内释放到表面，依靠机体的天然免疫系统杀死病毒，将病毒含量降低至检测阈值以下。目前，关于艾滋病功能性治愈的研究主要集中在以下三方面。

① HIV-1 病毒储存库激活再清除　HIV-1 病毒侵入人体后会感染活化的 $CD4^+$ T 细胞，产生记忆细胞，形成病毒储存库。HIV-1 病毒库中的基因大部分不表达，能够逃避机体的免疫反应或抗病毒药物的作用。为了将潜在的 HIV-1 病毒库暴露，人们尝试激活病毒库的相关基因并使其表达，被激活的病毒可以通过机体的免疫反应或抗病毒药物的作用被清除，实现病毒储存库的消减。

② 基因编辑　通过基因层面的操作可以使机体获得抵抗 HIV-1 的能力，可以将携带有抗病毒基因的载体导入人体内，使其正常表达，从而获得抵抗 HIV-1 的能力；也可以对 $CD4^+$ T 细胞进行基因修饰，使其缺少 HIV-1 入侵的入口，从而抵御感染。目前，基因编辑还存在着伦理和安全性的问题。

③ 免疫治疗　免疫治疗是指通过有计划地接触 HIV 抗原，诱导或增强机体的免疫功能，使得机体通过识别免疫反应清除潜伏的 HIV，实现机体自行压制血浆病毒含量的方法。目前尚无单一有效的免疫治疗方法可以完全抑制宿主体内潜伏的病毒，只有通过联合使用几种免疫疗法才有可能实现功能性治愈。

携手防疫抗艾，共担健康责任！为实现艾滋病防控目标、构建人类卫生健康共同体而努力！

附 4-2　远离艾滋，大学生应做到知艾防艾

据国家卫生健康委员会疾病预防控制局披露，2019 年 1—10 月，全国共检测 HIV 2.3

亿人次，发现新感染者13.1万例。在新增的HIV感染者的年龄方面，呈现出“一老一少”的现象，即新感染者以老年群体和青年学生为主。2019年5月，*Science*杂志发表文章*HIV upsurge in China's students*。

1. 艾滋病在高校

艾滋病在高校学生中的传播主要是以性行为和毒品作为媒介进行的。传统的吸毒方式大多通过静脉注射（共用针头），所以HIV主要通过血液途径进行传播。但随着毒品的更新换代，尤其是第三代毒品（如笑气、0号胶囊）的出现，吸毒的方式也从静脉注射转变成口服、鼻吸等，因此血液传染HIV的可能性大大降低。但新型毒品依然具有强烈的致幻与兴奋作用，吸食之后难以自控，容易引起乱性。因此，艾滋病在大学生中的传播途径离不开“性”！

2. 大学生的性现状

人的一生中，体内性激素的水平迅速升高并达到最高峰的时期是15～20岁，而这个时期正好处于青春期中后期阶段，生殖系统发育趋于成熟，具备正常的性需求和性功能。学子们经历了高考重压之后，开始脱离了家庭和学校的束缚，加上强烈的生理需求，容易产生性冲动。其次，当代大学生在思想和观念上，比父母辈更为开放。来自网络、影视作品及杂志书刊等社会环境中“性知识”的耳闻目染和强烈冲击，使大学生们对婚前性行为持更加开放和包容的态度，甚至有些同时接受多个性伴侣，包括同性恋。然而，由于传统的原因和升学的压力，大多数大学生并没有接受科学系统的性教育，因此性的启蒙远远落后于性的实践。此外，大学生在发生性行为时，较少使用或正确使用安全套。

3. 社会环境

在网络发达的今天，陌生人交友是一件非常简单容易的事情。只要用手机摇一摇“附近的人”，或使用一些交友软件，就可以马上结识各色人等。然而，大家都隐身在虚拟的世界里，出于各种目的进行交往，个人信息的真实性和可靠性可想而知。这些人里面或许就有HIV携带者，一旦发生没有安全措施的性行为，就大大增加了感染的风险。

4. 警惕象牙塔里的艾滋

警惕象牙塔里的艾滋，减少HIV的传播率和感染率，需要个人、学校和政府三位一体的合力。首先，学校可开设性教育课程和讲座（如华南师范大学面向全校学生开设了通识课程《性健康教育》），讲授科学系统的性知识，加强开展预防艾滋病的宣讲活动（华南师范大学连续5年开展世界艾滋病日“12月1日”的公益讲座）。其次，政府应对交友软件进行监管，最大限度让不法分子无机可乘。再次，个人方面，建议不随便与陌生人发生性行为，不要同时拥有多个性伴侣（洁身自好）。一旦发生性行为（包括男男同性恋），不图一时之欢，不心存侥幸，必须在安全保护下进行，而安全套是最有效的保护措施（安全性行为）。最后，万一发生了被迷奸或性侵之类的事情，要尽早到当地的疾病防控中心或指定的医院做好暴露后预防的紧急处理，把感染的可能性降到最低（紧急补救）!

洁身自好，安全性行为，对艾滋病多些了解和关注，做到“知艾不止爱，防艾不妨爱，检艾不减爱”，方能向“零”艾滋迈进!

附 4-3　四十而“立”：终结艾滋!

自 1981 年世界上第一例艾滋病病例在美国被发现，距今已有 40 多个春秋。回望过往 40 载，抗艾路上，虽艰难险阻，但一路披荆斩棘，收获颇丰。人们坚信：“2030 年，终结艾滋病”有可能!

1. 回望过往，四十有获

到目前为止，艾滋病的防治工作依然处于“没有疫苗，没有药物”的境地，AIDS 依然是当前最棘手的医学难题之一。然而，在过去的 40 多年里，人们还是有所收获!

（1）红丝带的故事

1991 年，画家帕特里克（Patrick Angus）和摄影家艾伦（Allan Frame）成立了“视觉艾滋病”（Visual AIDS）组织，用“红丝带”悼念死于艾滋病的同伴们，并倡导尊重艾滋病患者的人权，推广预防艾滋病的社会公益活动。红丝带从此成为艾滋病防治的象征，它代表了关心、希望和支持。红丝带将世界人民紧紧联系在一起，共同抗击艾滋病。

（2）UNAIDS 成立

为了协调应对全球艾滋病的流行和防治，联合国艾滋病规划署（The Joint United Nations Programme on HIV/AIDS，UNAIDS）于 1996 年 1 月 1 日在日内瓦正式成立。UNAIDS 的主要任务是帮助各国制定预防艾滋病的计划和政策，减轻艾滋病流行所造成的影响。中国是规划署早期成员国之一，也是第一个向该组织捐款的发展中国家。

（3）U=U 疗法

2011 年，UNAIDS 提出 U=U（undetectable equals untransmittable）疗法，即持续检测不到 = 不传染性。当 HIV 感染者坚持接受抗病毒治疗后，体内的病毒载量连续 6 个月以上持续处于检测不到的水平（<200 拷贝 /mL 血清）时，通过性行为传染他人的风险为零。U=U 已得到联合国艾滋病规划署、世界卫生组织和国际艾滋病学会的权威认可。2017 年，北京无国界爱心公益基金会加入 U=U 全球运动；2018 年，U=U 中国抗艾网络成立。

（4）PrEP 的推广　2015 年，暴露前预防（Pre-exposure Prophylaxis，PrEP）药物开始

在非洲推广。2019 年底，全球接受 PrEP 的人中有 1/3 以上在非洲。研究人员对非洲 PrEP 推广应用的调查结果显示，在高风险人群中早期推广 PrEP 至关重要，如女性性工作者和男男同性恋者。进而呼吁推广“让 PrEP 更易于获取、简化和高效”的策略，对于防控艾滋病同样重要。

2.“性无知”惹的祸

（1）男男性行为

来自 UNAIDS 的数据显示，2020 年，在全球新增 HIV 感染者中，性传播占了 90% 以上，其中通过异性性行为的传播超过 70%。需要指出的是，男男性行为感染 HIV 的风险为其他途径的 26 倍之多，跨性别者感染概率比其他人高 13 倍。中国国家疾病防控中心的数据也显示，男男性行为中，每 100 人中约有 8 人感染 HIV，属于典型的高感染风险。而男男性行为也是大、中学生感染 HIV 的主要途径。

（2）违背人体的结构

肛交是男男性行为的主要方式，被动方的直肠被赋予了女性阴道的功能。然而，直肠黏膜较阴道黏膜薄，由单层柱状上皮构成，细胞虽排列紧密，但依然存在缝隙。阴道黏膜较厚，由复层扁平上皮构成，细胞呈瓦片状，层层覆盖，细胞之间几乎不留缝隙。此外，直肠黏膜下有丰富的毛细血管，一旦黏膜破损，容易造成出血。而阴道黏膜下的血管数量较直肠少。在无安全套的条件下，若与 HIV 感染者发生性接触，一次被动肛交感染 HIV 的概率为 1.38%，远高于女性（男传女）的 0.08%，也远高于主动肛交者的 0.11%。

（3）“性无知”的苦果

在人类性行为中，男同性恋毕竟属于性少数群体，因而性伴侣属于稀缺资源，伴侣的稳定性也较差。传统观点认为，避孕套的功能只用于避孕，而两个男人之间是不需要避孕的。事实上，对于异性性行为，避孕也只是避孕套的功能之一。对于男同性恋者而言，避孕套可 100% 地避免感染性传播疾病，应该正名为“安全套”！

在尊重和保护性少数群体权利的前提下，普及性科学知识，提供必要的医疗卫生服务，降低性少数群体 HIV 的感染率，对实现 2030 年“终结艾滋”的目标，意义重大！

3. 拐点 & 愿景

（1）拐点来了

来自 UNAIDS 的数据显示，2019 年全球 3 800 万 HIV 感染者中，只有 65% 得到治疗。2020 年全球的 HIV 感染者降低为 3 770 万，其中 84% 得到治疗。新增的 HIV 感染者从 2019 年的 170 万降为 150 万，相关的死亡人数也从 2019 年的 69 万降至 68 万（图 1）。此外，HIV 在中国的流行现状处于低流行水平，截至 2020 年 10 月，中国现存艾滋病感染者 104.5 万例，新增 11.2 万例。经输血感染病例接近零报告，母婴传播率降至历史最低水平。

基于目前 HIV 流行水平的变化趋势，UNAIDS 制定了 2025 年的新目标：① 95% 以上的感染者得到治疗。②每年的HIV感染新增人数降到37万以下。③与艾滋病相关的死亡人数降至25万以下。如果2025年能达成上述目标，那么，2030年就有希望实现“终结艾滋病”的目标，即零歧视、新增感染人数和相关死亡人数均低于20万（图1）。

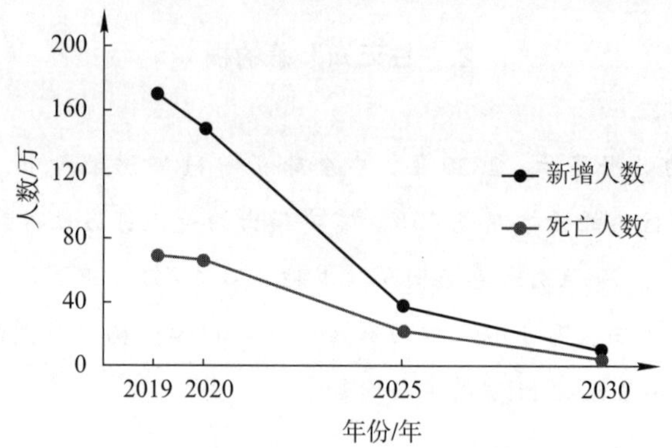

图1　未来HIV感染者在全球的变化趋势
（数据来源：UNAIDS）

（2）“Mosaic”，疫苗新希望

众所周知，HIV基因突变的频率非常高，不同的国家、地区流行的HIV毒株也各不相同。为了应对HIV的高度变异，科学家们提出了“Mosaic”疫苗的概念。“Mosaic”即马赛克，原指用镶嵌方式拼接而成的细致装饰，通常使用瓷砖、玻璃、小石子、大理石等作为有色嵌片，用于墙面或地面的图案表现。

“Mosaic”疫苗则是用镶嵌的方式进行疫苗设计。不同的HIV亚型有自己“独特”的基因序列，将这些基因序列拼接起来，构成了一个具备多种HIV特征的全新基因（“Mosaic”基因）。将“Mosaic”基因装载在腺病毒等载体上，就成了“Mosaic”疫苗（图2）。由于“Mosaic”疫苗中包含了多种HIV的基因片段，能够覆盖全球大多数的HIV毒株，有利于

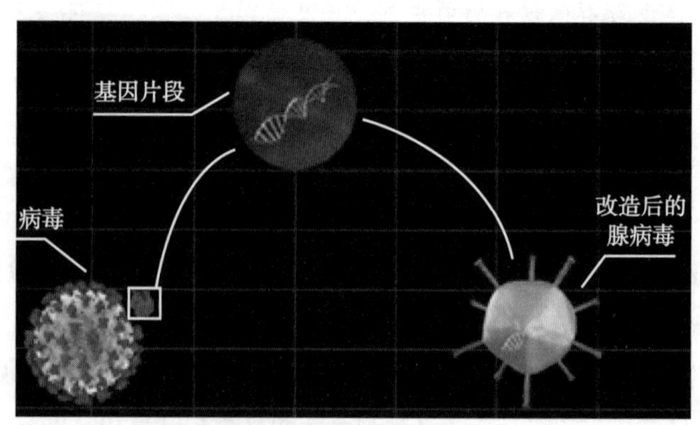

图2　将HIV病毒的基因片段嵌入腺病毒
（引自中国疾病预防控制中心）

应对 HIV 的高度变异。目前 Mosaic 疫苗正在进行ⅡB 临床试验。

（3）终结 *vs.* 治愈

终结≠治愈！“终结艾滋病”的完整说法是，在 2030 年以前终结艾滋病对公共卫生的威胁。终结是对群体而言，而治愈是针对个体而言。艾滋病的流行需要满足三个条件：皮肤或黏膜有破损，足够载量的 HIV 和特殊的传播途径（性、血液和母婴）。只要把其中任何一个条件打破，例如，使“足量的 HIV”不成立（U=U 的原理），那么，艾滋病的流行就有可能被终结。至于治愈，到目前为止，艾滋病是不能够被治愈的，即便曾经备受关注的“基因编辑”，也还存在着伦理和安全性的问题尚未解决。

目前，虽然艾滋病病人不能完全被治愈，但只要按要求服药，寿命可以延长十几年乃至几十年，可以带毒生存。在控制病毒载量的情况下，HIV 感染者可以像正常人一样结婚、生育。艾滋病，已经成为一种可防可控的慢性病！

在此忠告：虽然 Mosaic 疫苗给人们带来了新希望，然而，“知而慎行，君子不立危墙之下”的古训依然要铭记于心！安全性行为真的很重要！知识就是最好的疫苗！在你的帮助下，在 2030 年之前终结艾滋疫情是有可能的！

附 4-4　道阻且长，行则将至——抗击艾滋病，中国在行动

2023 年 12 月 1 日是第 36 个“世界艾滋病日”，我国的宣传主题是“凝聚社会力量，合力共抗艾滋”。距离我国 1985 年确诊首例艾滋病病例已过去了 39 年，在这近 40 年里，中国从未停止抗击艾滋病的脚步，无数前辈为此付出毕生的努力，做出杰出的贡献，推动着我国在抗击艾滋病的道路上不断前行。

1. 艾滋病在中国的流行

从 1985 年我国首次发现艾滋病（AIDS）起，截至 2023 年 6 月 30 日，全国报告显示现存活 HIV 感染者 /AIDS 患者 1 260 928 例，死亡 437 307 例。艾滋病，早已成为一项重大的公共问题。纵观艾滋病在中国的流行概况，可以划分为以下三个阶段。

（1）散发阶段（1985—1988）　以境外输入为主。在这期间每年报告的艾滋病病例不超过 10 例，感染者主要是外国人、在国外感染后回国的中国人及某些使用进口血液制品的血液病患者，感染者散布在沿海和开放城市。

（2）局部流行阶段（1989—1994）　以边境地区吸毒传播为主。1989 年，国内艾滋感染

报告病例由上一阶段的每年不到10例暴增至171例。HIV随着贩毒路线与吸毒者的生活轨迹迅速传播开来，分布于边境、沿海地区和大城市。这个阶段HIV感染的途径主要为共用针具静脉吸毒，其次是性传播。

（3）广泛流行阶段（1995至今） 1995年艾滋病病例出现了惊人的增长，艾滋年度报告病例剧增为1 567例，是1994年度531例的近3倍。非法和不规范采/供血导致了HIV的大规模传播，病毒从高危人群进入一般人群，此后便呈现逐年增长的态势。到了2007年，HIV的主要传播途径由注射吸毒传播为主转为了以性传播为主。2013年，全国性传播所占比例超过90%，截至2022年底，性传播比例高达97.6%。

2. 抗击艾滋病，中国在行动

根据每个阶段艾滋病在中国流行的不同特点，中国一直在积极采取行动措施。

（1）看好国门，快速响应

在散发阶段，我国颁布了多项政策，包括《卫生部、对外经济贸易部、海关总署关于限制进口血液制品防止AIDS病传入我国的联合通知》《关于对外国留学生进行"艾滋病"检查的通知》《艾滋病监测管理的若干规定》等，旨在遏制境外病例的输入。此外，我国也开始着眼于艾滋病监测检测及其系统建设。早在1985年，卫生部委托中国预防医学科学院举办艾滋病监测检测培训班，建设专业技术队伍。1988年，卫生部在中国预防医学科学院成立艾滋病研究及检测中心、艾滋病监测中心。

（2）多管齐下，开拓进取

在局部流行时期，艾滋病感染的途径主要为共用针具静脉吸毒，其次为性传播。针对上述流行特点，1996年中国启动了第一个针对性工作者的艾防干预项目。研究人员为了完成这一项目，亲自深入娱乐场所，对卖淫人员开展预防艾滋的宣传并进行行为干预。1997年，首次尝试向吸毒者介绍安全注射方法和发放一次性注射器，两年后全国危险注射行为下降了50%。此外，还成功推广了美沙酮治疗毒瘾的方法，为防控艾滋病做出了卓越的贡献。

（3）宣传教育，政策引领

2002年，面对因有偿献血（不规范采/供血）导致集中暴发的艾滋疫情，提出"四有一不"（即保证艾滋病患者有房住、有衣穿、有饭吃、有基本医疗保障，不让一个艾滋家庭的学童失学）的理念，为全面阻击艾滋病的肆虐打下坚实的基础。"四有一不"是"四免一关怀"国家防治艾滋病权益政策的前奏。2004年，为落实"四免一关怀"政策，卫生部在全国范围对既往有偿供血者展开HIV抗体筛查，并联合公安、司法部，对全国劳教劳改、羁押服刑人员进行HIV抗体检测筛查。2007年开始，各部委颁布的文件在疾病预防知识教育、性与生殖健康教育等方面进行了规定，将艾滋病防治知识传播到校园。

宣传教育始终是中国艾滋病防治的重要策略之一。从1998年国家防控艾滋病中长期规划，到2019修正《艾滋病防治条例》等政策法规，均强调宣传教育是政府及全社会的共同职责。

3. 科学防治，未来可期

在抗艾防艾的30多年里，中国的防治工作取得显著成效。艾滋病经输血和血制品传播基本阻断，经注射毒品传播和母婴传播得到有效控制，艾滋病治疗覆盖率和治疗成功率达到90%以上。然而，目前我国艾滋病疫情形势依旧严峻。在未来的艾滋病防治工作中，突破在“治”，关键在“防”。

（1）抗病毒治疗，突破在“药”。

目前艾滋病仍然不能治愈，但可以有效治疗，我国采用的方法有抗逆转录病毒疗法（ART）、免疫调节、干细胞移植和基因治疗。其中，干细胞移植和基因治疗因风险大，难度高，价格昂贵，以及存在诸多社会伦理等问题，一般情况下不予推广。

主流的治疗方法是联合抗逆转录病毒疗法（cART）。联合抗逆转录病毒疗法指的是通过几种不同的药物联合应用，阻断或抑制HIV复制过程中各个步骤所需的酶的合成，阻止HIV复制，从而达到降低HIV数量的目的。抗病毒治疗可以最大程度地抑制病毒复制，是防止HIV感染发展成AIDS的唯一可靠且经济实惠的治疗方法。

然而，ART需要患者终身服药，终身治疗，停药后病毒会快速复苏，而药物引起的不良反应也给患者带来了沉重的身体负担。因此，研发出更强效、更耐受、更方便使用的抗病毒药物，以及加强患者服药依从性管理，是未来努力的方向。

（2）预防艾滋，关键在“性”。

自2007年起，我国艾滋病的主要传播途径由以注射吸毒传播为主转为以性传播为主，截至2022年底，性传播比例达97.6%（图1）。可见，预防艾滋病的关键在于开展有效的

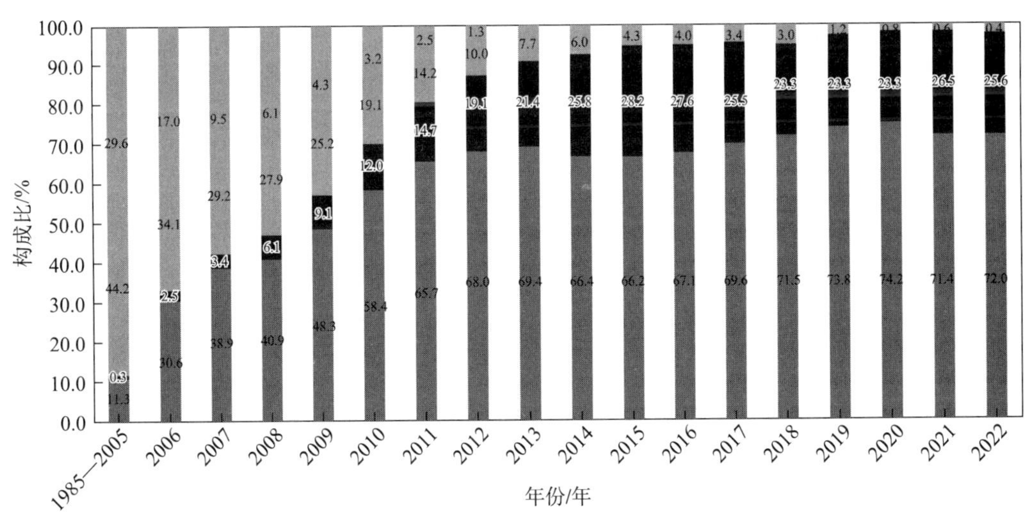

图1　1985—2022年新报告HIV/AIDS患者的传播途径构成
（图片来源：中国艾滋病性病，2023，29：247-250）

性教育，树立健康的性观念。通过普及科学健康的性知识，提高防范艾滋病的意识和技能，为全人类“共同抗击艾滋病”奉献力量！

消除艾滋病是一项复杂且艰难的系统工程，需要全社会的共同参与。道阻且长，行则将至；行而不辍，未来可期！

附 4-5　遏制艾滋病传播实施方案（2019—2022 年）

其中针对学生方面的措施如下：

1. 强化部门协同合作。教育、卫生健康等部门要坚持立德树人，树立健康第一的教育理念，协同推进学生艾滋病防控工作。卫生健康部门要会同教育部门规范和落实学校艾滋病疫情通报制度和定期会商机制，每年至少通报 2 次疫情。将学校落实预防艾滋病教育情况纳入教育和卫生工作检查内容。普通高等学校、职业院校成立由校领导牵头的艾滋病防控领导小组，疾病预防控制机构为学校开展预防工作提供技术支持和指导。青年学生艾滋病防治知识知晓率达 95% 以上。

2. 加强普通中学、中等职业学校的性健康和预防艾滋病教育。普通中学、中等职业学校开展性道德、性责任、拒绝不安全性行为、拒绝毒品等教育，加强师资力量建设，引导学生树立正确的性观念。利用学校医务室、心理辅导室开展性生理、性心理咨询服务。利用地方课程、班团队活动等，确保落实初中学段 6 课时、高中学段 4 课时的预防艾滋病教育时间。

3. 落实普通高等学校、职业院校预防艾滋病教学任务。普通高等学校、职业院校在新生入学体检中发放预防艾滋病健康教育处方，每学年开设不少于 1 课时的艾滋病防控专题教育讲座。普通高等学校充分发挥在线开放课程作用，鼓励将大学生预防艾滋病教育跨校学分课程等纳入教学内容。加强外国留学生预防艾滋病宣传教育工作。

4. 开展多种形式宣传教育和综合干预活动。学校充分发挥学生社团、学生志愿者等作用，开展预防艾滋病、禁毒、性与生殖健康等综合知识教育。将学生参与艾滋病防治志愿活动纳入学生志愿者服务管理和学生实践活动内容，在资金、场所等方面提供必要支持。因地制宜设立艾滋病自愿咨询检测点、快检点、自助检测材料和安全套自动售卖设施，开展综合干预。

通过宣传教育，使人们自觉摒弃不良性行为，切断其传播的一切途径，避免一切可能感染艾滋病的高危行为。

附 4-6　艾滋病防治知识新国八条

艾滋病是全球重大传染病之一，防控艾滋病传播流行是人类共同责任。以下是我国预防艾滋病的八条基本知识，你知道吗？

1. 艾滋病是一种不可治愈的严重传染病吗？

   A. 是；B. 不是；C. 不知道

2. 男男同性性行为人群是我国目前受艾滋病危害最严重的人群吗？

   A. 是；B. 不是；C. 不知道

3. 通过外表可以判断一个人是否感染了艾滋病吗？

   A. 能；B. 不能；C. 不知道

4. 感染其他性病会增加感染艾滋病的风险吗？

   A. 会；B. 不会；C. 不知道

5. 坚持正确使用安全套可以减少感染和传播艾滋病的风险吗？

   A. 可以；B. 不可以；C. 不知道

6. 使用新型毒品（如冰毒、摇头丸、K 粉等）会增加感染艾滋病的风险吗？

   A. 会；B. 不会；C. 不知道

7. 发生高危行为后（共用针具吸毒 / 不安全性行为等），应主动寻求艾滋病检测与咨询吗？

   A. 是；B. 不是；C. 不知道

8. 故意传播艾滋病需要承担法律责任吗？

   A. 是；B. 不是；C. 不知道

（答案：A，A，B，A，A，A，A，A）

第五章

性心理

人类的性不仅是生命实体的生理存在，也被赋予了精神和文化的含义。人类大脑具有思维、记忆、推理等高级功能，可对客观事物进行直观反映，并形成各自的性格和精神状态。同样，人类对于性也有一个逐步认识与发展变化的心理活动过程。

性心理（sexual psychology）是指人对性别特征、性生理变化、两性交往等的内心体验，并随着人的发育、成熟、衰老而发生相应的变化，是一系列性心理现象的总称。

第一节　性心理概述

心理学家弗洛伊德（Sigmund Freud）以每个时期的主要动情区为标准，将人的性心理发展分为五个时期，即口唇期、肛门期、性器期、潜伏期和生殖器期。弗洛伊德认为，每个时期不同个体之间具有差异，从而形成不同的个体性心理，而且这些阶段会影响成年期的人格。

一、口唇期

1 岁以前的婴儿，嘴和口腔黏膜是最重要的动情区，此时的婴儿不仅通过口腔活动进行交流，还通过吸吮母乳、手指等活动来获得快感，获得心理上的安慰。吮乳可以有效防止婴儿的哭闹，故而母亲们常用哺乳的方法来安抚婴儿的情绪。婴儿通过吸吮活动与母亲建立紧密联系，从而使个体的性心理得到顺利发展。

二、肛门期

在 1 ~ 3 岁的幼儿阶段，肛门是最重要的动情区。父母开始培养幼儿的大小便习惯，而大便的排泄和滞留均可使幼儿获得快感。

三、性器期

3 ~ 6 岁的学前期儿童，开始对自己的生殖器产生兴趣，对性器官具有窥视欲和好奇心，并通过玩弄外生殖器而获得快感。在好奇心的驱使下，此时期的儿童逐渐对异性父母产生性兴趣。男孩的性爱对象为母亲，女孩子多偏爱父亲，而对同性的尊亲产生“忌妒”或“排斥”。

四、潜伏期

6 ~ 9 岁的学龄期儿童至青春期前期阶段，该时期的孩子性心理比较平静，没有口唇期、肛门期和性器期表现得那么复杂。此时孩子对父母及家人的“性”兴趣减弱，而且对异性也没有“性”兴趣。男孩喜欢和男孩聚集在一起，女孩喜欢和女孩扎堆，因此出现类似“同性恋”的现象。

五、生殖器期

10 岁以后，由于性激素的分泌，青少年的性发育逐渐成熟。他们开始被异性所吸引，并出现性冲动，但心理水平还比较幼稚，自我控制能力较为薄弱。随着社会经济水平的发展和人们营养水平的提高，青少年的性生理发育普遍提前，但性心理发育仍然处于相对幼稚的状态，表现为身心发展不平衡。此时如果得不到合理的引导，比较容易出现性心理问题。

第二节　性意识的萌发和形成

在性心理的形成和发展过程中，首先是性意识的启蒙问题。**性意识**（sexual awareness）是指性差别、性身份、性角色及性冲动在心理层次上的反映，即个体对性的自觉认识、内部体验和意志行为的统一。

一、婴幼儿期的性心理

（一）婴儿期的性意识和性特征

婴儿期一般指从出生到1周岁的时期。心理学上认为，婴儿由于神经系统尚未发育成熟，并未形成性意识。但从行为上来看，婴儿期的性心理现象可能是存在的。男孩表现为玩弄外生殖器或者骑在家具上摩擦外生殖器，同时伴有面部充血、表情紧张的现象；女孩则表现为在卧位或坐位状态下两腿交叉并拢，不断摩擦会阴部，并伴有脸部潮红、目光凝视、额头或全身出汗等行为，即“夹腿综合征”。到1岁以后，这种行为逐渐消失。

根据口唇期的性欲特点，几个月大小的婴儿，吮乳并非完全由饥饿所致。1岁左右的婴儿，吮乳动作在很大程度上是一种情感游戏，有些婴儿还有抚摸母亲乳房的习惯，并伴随轻快的表情。

上述这些引起自身愉快的行为，是否属于性意识，至今仍未定论。

（二）幼儿期的性意识和性特征

幼儿期是指1～3周岁的时期。该时期幼儿活动能力逐步提高，活动范围日益扩大，性意识开始萌发，开始发现“性”并认识到“性别”问题。他们会发现男女的外生殖器不一样，并根据其体态、形象来识别对方是男性（如哥哥、叔叔、爷爷），还是女性（如姐姐、阿姨、奶奶）。家庭与社会也以角色的标准和要求对幼儿进行教育，使之进入符合自己“生物学的性”的性角色。

幼儿期的性特征，可概括如下：①虽然意识到男女的性别差异，但在一起玩耍不会感到害羞。②接受亲人的抚爱或与异性接触时自然，有欢悦感。③对身体的自我意识薄弱，故不想遮掩性器官。④男女孩子互相交往没有特别的礼节。⑤男女孩子在游戏和做事方面没有大的区别。

在幼儿阶段，父母对幼儿的性期望、性角色的示范作用及社会的性期望，影响和制约着幼儿的性心理发展。在性期望方面，父母对男孩和女孩的衣着打扮、玩具选择等应有所不同。若父母将男孩当成女孩来打扮、教养，或把女孩当成男孩来打扮、教养，就会严重影响幼儿的性别心理发展。父母对幼儿的性角色示范作用通常体现在日常生活中。父母可通过赞许或者阻拦孩子的行为，使之符合性角色的要求。在过去的传统观念中，多数父母鼓励或肯定男孩自主、逞强或好社交的行为；而对于女孩，则希望并鼓励其表现出顺从、温柔的社交行为。若出现相反的行为，父母则会进行阻止。而在现代的教育理念中，更提倡尊重幼儿的自然天性，顺应幼儿的个性特点。由于父母是幼儿接触的第一个男性和第一个女性，因而对幼儿的性别行为起着示范作用。幼儿总是在有意或无意间模仿父母的行为，将其作为自己的行为模范及衡量标准。所以，父母的性别行为是否符合社会对性角色的要求，将影响幼儿的性别行为和对自己性别的心理选择。社会的性期望，通过环境舆论和压力，一方面直接影响幼儿性心理的发展，另一方面又间接通过父母的性期望而发挥作用。

综上所述，幼儿由于自身性的存在，以及受家庭和社会中周围人群的影响，性意识开始萌发，主要表现为性身份的意识。而性身份的意识，对性心理的正常发育和今后的性角色行为起重要作用。

（三）婴儿期和幼儿期的性心理教育

1. 形成正确的“性别认同”和“性角色”

男女在生物学上的差别称为“性”，在心理学上的差别称为“性别”，在社会学上的差别称为“性角色”，一个人把自己看成男人或女人就是“性别自认”，也叫“性别认同”。通过教育，可以使婴幼儿认识到绝大多数人的性别自认与其生物学上的性是一致的。婴幼儿的性别自认是在生物性征的基础上学习得来的。一般分 3 个阶段完成：

（1）无意识的影响

婴幼儿出生后，就受到父母的性别活动特点的影响，这种影响是无意识的。虽然父母的活动对婴幼儿表现出某种性别自认导向，但真正决定性别自认的基础是婴幼儿的生物学性征。

（2）有意识的影响

在对婴幼儿性别自认的有意影响上，父母可从抚养方式、取名字、服饰选择、玩具购置等方面赋予明显的性别倾向。在日常的活动中还可通过各种方式予以强化，对幼儿表现出与自己性别相符的行为给予鼓励，而不合乎性别的行为则要加以纠正，从而使他们认识并理解行为上的性别模式。

（3）深化的影响

随着年龄的增长，幼儿的活动范围从家庭扩大至学校、社会。学校老师把学生分为“男生”和“女生”，人们从事各项活动时的言谈举止也都以男女性别模式予以区分。

2. 培养幼儿对性的健康态度

父母在家庭日常生活中，可选择洗澡、睡前等合适的时机让幼儿自然地认识自己的身体，并意识到生殖器官与人体其他器官是一样重要的，像对待其他器官一样对待自己的生殖器官，从而破除其对性的神秘感；同时养成爱护和保持清洁的良好卫生习惯，防止教育不当造成“性压抑”。如果父母看到幼儿玩弄、抚摸外生殖器，就急忙加以责骂，粗暴制止或惩罚，就会使幼儿产生“生殖器官是脏的、丑恶的、要受惩罚的”等误解，从而形成“性压抑”心理。严重时可能会导致长大后女性出现性冷淡、无性高潮等性功能障碍，男性出现阳痿、早泄等性功能障碍，有的甚至导致婚姻破裂。由于幼年形成的问题影响较为深远，父母应及时发现问题并加以纠正和引导。

当幼儿提出有关性方面的疑问时，父母可运用恰当的方式和孩子能理解的语言，解答孩子的问题，使其好奇心和求知欲得到满足。倘若父母对孩子的疑惑采取避而不答或含糊的态度，将有损孩子的性求知欲及对父母的信任感。因此针对幼儿的性问题，父母应是“有问必答”，鼓励幼儿既要和同性幼儿接触，也要和异性幼儿接触。

此外，父母自身的行为规范对孩子具有重要的引领作用。父母之间真挚、融洽的感情和高尚的道德情操，将给幼儿树立良好的榜样，使幼儿热爱人生，热爱生活，正确对待性问题。父母除了言传身教，还可鼓励幼儿阅读有关性教育的绘本。幼儿性教育绘本是帮助家长和幼儿园开展幼儿性教育活动的有效手段。同时，家长和教师可将性教育内容融入游戏、教育活动和日常生活中，这有助于帮助幼儿建立正确的性角色，了解身体护理知识，并形成自我保护意识。

二、儿童期的性心理

（一）儿童期的性意识

1. 性角色行为

性心理研究的儿童期是指3~9岁这一阶段。从性角色行为来看，幼儿期可以说是初入角色，而到了儿童期，对性角色行为的培养得到不断强化，男、女儿童开始具有明显的性别差异。在成年人性角色行为模式的影响和训练下，男、女儿童的性角色行为差异日益明显，并形成了各自的性角色意识。虽然人们定义性角色行为的标准是在生物学和心理学特征的基础上形成的，有一定的依据和道理。但随着时代的变迁和社会的发展，两性在性角色行为上的边界日益模糊，两性的性角色行为也趋于融合和多元。比如，以往的观点认为男性应该是坚强、勇敢和积极进取的，而女性应是温柔、娴静和循规蹈矩的。在学校，男生虽常因粗野莽撞受到批评，但并不如女生所受到的批评那么严厉，而女生的忸怩胆小、娇气，则会受到谅解甚至有意无意的呵护。而现代的观点提倡男女儿童在人格和情感上的发展方向应该是双性化的，即两性取长补短，全面发展。可见，性角色行为的表现和标准也需与时俱进。

2. 性别爱慕

儿童期性意识的另一个表现是性别爱慕。性别爱慕即对异性的爱慕，它是性心理的重要内容，也是性心理发展的重要组成部分。性别爱慕是由异性某些特殊的性别特点所引起的。据观察，3~5岁的儿童虽然没有性别好奇感，但对同性和异性儿童的态度却不同。如3岁的男孩多与男孩打架，和女孩则少打架，有时甚至突然去抱她、亲她、保护她。然而，小男孩这样做并非是意识到自己和异性的性别不同，而是潜意识里做出的反应。

儿童对异性的兴趣，首先表现在解剖结构即性器官上，这是合乎规律、自然的。因为到了 3 岁左右的儿童，已学会了跟别人比较，当他们发现大家的头、手、脚、眼、耳、口、鼻等器官都一样，唯独外生殖器不同时，就会产生疑惑和兴趣。同时，他们对异性的兴趣还表现在性游戏上，如男孩子在扮演“爸爸”“丈夫”，女孩子在扮演“妈妈”“媳妇”时，常常表演得惟妙惟肖。虽然儿童的性游戏在很大程度上是好奇心的一种表现，这是由于在日常生活中的耳闻目睹，如从影视里表现爱情的镜头中学来的，并非带有真正的性色彩，但这些正是性意识的萌现。

当有异性在场时，儿童的行为也会发生变化，这也是一种明显的性别爱慕行为。女孩子们会用独特的声调夸张地高声谈话，或是互相温情地搂靠在一起等。男孩子则是跑跳、打闹，有时会有意无意间展现自己的优势等。这些行为虽然是无意识的，但也是一种对异性的行为反应，是个体在发育中表现出的一种最初的性别爱慕。当然，它与成年人的表现是明显不同的。

娇态、腼腆、害羞等也是性别爱慕的行为反应。娇态是一种无意识的综合性的行为反应，包括面部表情、声调和语调等特点。其中最特别的是媚眼，即眼睛向一方看，而头和躯干部朝向另一方。娇态是女性常有的反应，男性则极少。此反应实际上是让别人注意到自己。腼腆是小女孩的另一种性别爱慕反应，其特点是把外表上的“消极、软弱”同内部的“紧张、兴奋”（目光有神、心跳加快、呼吸急促等）结合起来。心理学家认为，女性的腼腆可以刺激男性的行为。怕羞与腼腆相似，常见于 3 岁以后的孩子，但女孩比男孩更易怕羞。怕羞是指对躯体暴露、裸体的反应，其程度会随孩子的发育而增强，起初在与所有人的关系中表现出来，后来仅在与异性的关系中才表现出来。此外，怕羞的程度取决于每个孩子的特点，也取决于家庭的生活环境与教育。如果在家里对暴露躯体不太在意，那么怕羞程度是不会越过正常界限的，也不会变成矫揉造作。

从儿童期到青春期的过渡阶段，对性意识形成和性心理发展有着重大影响，在这个时期内形成的性观念和性准则，在很大程度上决定以后性行为的形成，所以应给予高度重视。就以对性器官、生育等的问题而言，如果家长和教师对儿童提出的疑问采取斥责、隐瞒的方式，对儿童玩弄生殖器或性游戏采取粗暴的制止甚至惩罚，可能使其萌发对性的“耻辱感”“罪恶感”，这不仅影响性心理的健康发展，甚至可能导致以后发生性功能障碍。

（二）儿童期的性心理教育

在儿童期前期（3～6 岁），儿童对性的反应基本处于朦胧状态。玩耍是这一时期儿童生活的中心内容，男孩和女孩无拘束地在一起玩耍。在儿童期后期（7～9 岁），儿童开始萌发对性的关注，表现在公共场合、集体活动中拒绝男女拉手，开始有了害羞感。在儿童期的后期，性发育开始，性意识也加强，与异性接触时表现出害羞、有意躲开，而后转变为愿意与异性接近，但又觉得胆怯、害羞。根据儿童不同时期的性心理特点，可将儿童时期的性心理教育分为儿童前期的性心理教育和儿童后期的性心理教育。

1. 儿童前期的性心理教育（3～6 岁）

此时期的性心理教育可从以下方面入手：①科学答疑。对儿童提出的有关性的问题要直率地给予科学的比喻、解释，并赋予健康的情绪体验。②强化性别自认。家长通过日常生活的言行举止，学校通过角色扮演等方式，引导儿童进一步建立性别自认、性角色与生物学性别的统一。③保护隐私部位。帮助儿童科学地认识性器官，并形成初级的性认知。如除了自己和父母外，谁都不可触碰自己的隐私部位。此外，还应教育儿童尊重父母，爱护兄弟姐妹、同学和朋友，这对于健康、正确的性观念的培养具有重要作用。苏联教育家 Makarenko 说过："如果一个年轻人不爱自己的父母、朋友，那么他任何时候都不会爱自己的未婚妻或妻子。"

2. 儿童后期的性心理教育（7～9 岁）

此时期由于性成熟过程具有个体差异，性教育也应因人而异。可从以下方面入手：①建立友好的男女协作关系。由于该阶段的儿童结伙意识逐渐增强，可通过组织各种集体活动，促进男女同学之间的相互尊重与爱护，建立起健康的男女合作关系。②加强健康的性意识教育。由于儿童对性知识日益好奇，可能接触到社会上的色情文化，因此要加强健康的性意识教育和引导，以抵制不健康的性意识的影响。教师可设计合理的教学内容，结合地区和学校的具体情况，采取生动、丰富的教学方式和方法来满足学生的好奇心，如图片、卡通视频、情景剧等。家长也可在日常生活中通过一些具体案例加以引导。

第三节　青春期的性心理

青春期是指由儿童期过渡至成年期的年龄阶段，一般为 10～20 岁。随着我国经济发展水平的提高，性发育提早，青春期也提前到来。由于第二性征的出现与性功能的发育成熟，此时期孩子的性意识已逐步向成年人的性意识发展。心理学家认为，这一时期是性意识全面觉醒与性心理发展的重要阶段。事实上，许多孩子青春期的生理发育提前了，但心理的发育是相对滞后的。

一、性意识的觉醒

青春期的生理变化促使性意识的觉醒和发展。此外，社会上各种文艺作品、报刊、影视、网络中的性信息及两性交往活动等，也促进孩子性心理的发展。

女孩在出现第二性征时，尤其是乳房发育、前胸隆起，会产生局促不安和羞怯心理，并害怕旁人注视。有的女孩会因月经初潮而焦虑不安，特别是在性教育缺失或不足时，更会产生羞怯的心理，但也会出现兴奋、激动等情绪。这时的少女会萌发一种“母爱”的性情感，表现为喜爱婴幼儿和小动物等。

男孩第二性征的出现由于没有女孩表现得那么突出，其心理波动也不像女孩那么大。不过在其阴毛生长、声音变粗后，“男子汉”意识随之而生，他们喜欢以“小大人”自居。部分男孩在出现第一次遗精时，仍会出现焦虑不安的心理，甚至害怕被人发觉或是被误解为“思想不健康”。一般来说，初期的遗精往往发生在睡梦中，如梦见在奔跑、攀登时遇到障碍，惊醒时已发现遗精。

二、青春期性心理的发展

（一）青春前期的性心理（10 ~ 12 岁）

随着性生理的发育，性意识觉醒，10 ~ 12 岁的孩子逐渐出现男女之间彼此疏远的心理，称为两性疏远期，表现为迷恋同性的小伙伴，不喜欢与异性交往。

男女界限分明，即使是儿童时期很要好的朋友，这个时期也会出现不自然的回避。在学校集体活动中，男女之间不愿接触，有的甚至对异性产生反感，这种情况在女生中表现得更为突出。在家庭中，有的孩子甚至不由自主地疏远异性长辈，男孩喜欢接近父亲，女孩愿意与母亲说悄悄话等。对异性的疏远，其实潜藏着少男少女对异性的好奇和向往。我们只要稍加留意和分析，就会发现他们其实是疏而不远。例如，在玩游戏时，女生往往乐于围观男生的活动，热心做他们的观众；而男生虽然表面上装出一副不屑的样子，但内心很渴望得到女生的加油助威。

青春前期的孩子由于身体的发育和变化，会出现不同程度的不安和烦恼等情绪波动现象；对自身和异性的美丑感也变得更敏锐；开始有真正的“性好奇”，更关心异性和关注性问题。此后，男女交往逐渐增加，个别自控力弱者容易出现性错误。

（二）青春中期的性心理（13 ~ 15 岁）

青春中期为接近异性阶段，这时候他们的性功能不断成熟，开始出现性欲、性冲动和性好奇。他们逐渐摆脱心理上的闭锁状态，希望接触、了解和爱慕异性。男女之间相互怀有好感，愿意相互接近，并出现情感上的相互吸引。起初，孩子们往往迷恋那些年龄稍长的青壮年异性，如娱乐圈里的明星、运动员，甚至教师。这种偶像迷恋现象主要是为了获得精神上的愉悦。

随后，孩子们开始在同龄异性面前表现自己的爱慕。他们喜欢和异性在一起，喜欢有男女生共同参与的集体活动，同时会想方设法地表现自己，以引起异性的关注。在这个过程中，男女生表现出不同的特点：男生比较外露和热烈，喜欢显露自己的才能来博得女孩的好感，并开始注意个人形象；女生则表现为腼腆和矜持，开始学会隐藏自己的感情，即使对某个男生有好感，也不轻易外露。

由于他们的身心尚处于发育阶段，心理发展具有不稳定性。男女间表现出的兴趣和爱慕往往不是针对某一个人，而是某一类人，不具有专一性和排他性。到了此阶段的末期，少男少女们开始有了自己的目标。大部分男孩往往在自己喜欢的女孩面前表现得好强、逞能，主动找对方说话，试图以"保护者"姿态自居。大多数的女孩则表现为以倾慕的态度来留意喜欢的男生，并主动帮对方做事或寻求其帮忙。也有部分表现出与传统截然不同的性心理，例如，女孩表现出主动、积极，男孩被动、含蓄。然而，不论是何种表现，此时期的少男少女们实际上还不懂得如何与对方相处，除了引起异性的注意，他们更喜欢聚集在一起讨论异性。

（三）青春后期的性心理（16 ~ 20 岁）

青春后期是由青春期到青年期的过渡阶段。此时期的少年显然比青春中期更为成熟，对异性的爱慕和追求表现为专一性，因此萌发出爱情，此阶段为两性初恋期。他们逐渐把兴趣转向异性的个体并非某一群体，渴望与异性亲密接触。

1. 高中生的恋爱心理

高中生的初恋，一般表现为蕴藏在内心深处的爱，他们大多不愿意以直接的肉体接触来表达爱情，而是从精神的寄托表现出纯洁的爱恋，这与青春中期的初恋萌芽状况明显有所区别。青春中期的少年多是性情感胜于性理智，多半是凭直觉的"一见钟情"。高中生的理智逐渐加强，能控制自己的性情感，不过仍未达到青年时期的程度，主要表现在交往时以容貌、外表气质作为标准。由于性理智并未完全占上风，在交往过程中容易被"甜言蜜语"和"表象"所迷惑，冲动之下也可能会发生婚前性行为。

此时期的中学生性发育成熟，性冲动增加，和异性接近的欲望增强，若家庭中父母关系不和，学习成绩不理想或学习热情不足，则容易用谈情说爱甚至发生性行为来填补精神上的空虚。

2. 大学生的恋爱心理

大学生开始对恋爱、婚姻、家庭等进行构想，对两性之间的价值观、人生观和世界观进行思考。由于大学生的身心日趋成熟，性理智胜于性情感，对恋爱的考虑更为慎重，这与其他的社会青年一致。

相比于一般的社会青年，大学生因受其环境、学习与就业等因素的影响而表现出不同，最为突出的是大学生对待恋爱的态度在不同的阶段有所不同。在大一时，大学生的精力多集中在学习和适应新环境上。大二学生已基本适应大学的集体生活。由于性心理日趋成熟，大学生开始以审慎、冷静的态度去挑选恋爱对象。进入三年级后，由于部分同学已确定恋爱关系，或多或少给周围的同学带来一定的紧迫感。因此大学生会积极寻找机会来增加与异性的接触。到了最后一年，大学生的注意力更多集中在毕业、工作、考研等问题上，可能暂时将恋爱问题搁置。

随着互联网的发展，在多元价值文化思潮的影响下，近年来大学生的恋爱动机呈现多样性。吴继红等人的研究结果显示，接近八成大学生被对方的优点所吸引而产生了恋爱动机，少部分大学生因从众而恋爱，也有的大学生因寻找精神寄托、弥补心理空虚产生恋爱动机。蔡振京等人的研究也发现，超半数的大学生因双方性格契合且有感情而恋爱，但也有三成的大学生因为寂寞或者性而恋爱。总的来说，大部分学生的恋爱动机源自双方的吸引，但也有部分大学生存在恋爱动机不纯、恋爱盲目的现象。

恋爱是大学生活的一部分，大学生正处于建立亲密关系的关键期，恋爱动机存在一定的盲目性和过于理想化等问题。学校、家长应加强恋爱教育，引导大学生树立正确的恋爱观念和动机，在恋爱过程中保持良好的心态和积极的动机，避免盲目从众或只为玩乐体验等消极动机。培养大学生的恋爱能力，保持健康的恋爱心理。

3. 大学生的失恋心理

失恋心理是指恋爱对象否认或中断恋爱关系给恋爱者造成的挫折反应和痛苦体验，包括失落感、虚无感和耻辱感。失落感，即失去了肉体和精神的寄托和依赖而产生的孤独和悔恨；虚无感，即由感情失常和意识偏差产生的悲观或绝望；耻辱感，即好胜心和荣誉心受到打击而产生的羞耻和嫉恨。

与一般青年一样，在面对失恋时，大学生也会有被抛弃、难过、孤寂等感觉。大学生由于失恋所产生的心理反应一般体现在认知、情绪、行为几个方面：①认知失调，失恋后对自身价值的否认。②情绪情感偏差，失恋后产生焦虑、抑郁、绝望、易激惹、悲观、敏感、苦恼等情绪情感体验。③行为障碍，具体表现为逃避现实，急切寻找恋爱对象，报复以前的恋人甚至自杀等，不能有效排解失恋的压力，可能做出过激行为，伴随心理问题的出现。因此，如何引导大学生正确应对失恋问题，显得尤为重要。简言之，摒弃“归属、讨好、依从型”人格，树立“自尊、自信、自爱型”人格，转移注意力，充实自我，尽早走出失恋的阴影。

4. 婚前性行为

青春后期的性发育已成熟，出现性欲、性冲动是正常的心理现象。此阶段的青少年具有一定的性理智和性自制力。然而，近年来的调查发现，大、中学生发生性行为的人数有上升趋势。发生婚前性行为的原因与以下心理因素有关：

（1）情感归属

青年男女在相处过程中，如果亲昵过度，在强烈性冲动的驱使下，无法进行自我约束，性行为的发生也就在所难免。一般来说，发生婚前性行为的主要心理因素是归属感在起作用。

（2）捆绑爱情

部分青年男女企图以发生两性关系来促进爱情的程度，如男性在女方态度尚处于若明若暗时，便想方设法令对方欢心、动情，试图“占有”对方；或在对方理智处于较低水平时，提出性行为要求，促使对方确定关系。有的则是女性主动谈恋爱，在男方若即若离时有意无意地挑逗对方，引起对方性冲动，继而发生性行为。

（3）好奇心驱使

在恋爱中，有的情侣可能由于好奇心的驱动而发生性行为，他们并没有考虑性行为可能引起的种种后果。

三、青春期性心理的教育

该阶段的性心理教育应该以科学性为基础，强调内容的综合性、有序性和完整性。秉着以引导为主，坦诚尊重、细致深入、科学实用的原则，以学校为主要教育场所，构建具有科学性、实用性、针对性的性心理教育模式。建议根据不同时期的年龄阶段，采用不同的教育手段和方法。

（一）青春前期的性心理教育

该时期的孩子可塑性很大，较易出现问题。这时应加强性生理、性心理和性卫生方面的教育，同时要特别重视性道德教育。学校教育要与社会、家庭紧密配合。具体应做到以下几点：

1. 消除生理变化引起的紧张情绪

可简单地介绍有关生殖功能的知识，使学生了解并正确面对性发育过程中出现的第二性征，如遗精、月经等生理变化，对手淫等问题及时给予指导，对可能出现的思想负担、紧张心理进行心理疏导。

2. 提倡男女集体活动

提倡集体交往，避免频繁的个别接触。此时期的少年存在性成熟和人格成熟不同步的矛盾，教育者可引导少年正确理解男女之间的生理、心理差异，促进异性间的相互了解，消除神秘感，要把其对异性的好奇心引导向关怀、体谅和具有“人类爱”的健康方向发展，进行性道德教育；引导他们使自己的行为符合社会的道德规范，用健康的思想和法制的观念来指导自己的行动。

（二）青春中期的性心理教育

对青春中期的青少年，要着重进行有关性问题和男女关系问题上的人生观、价值观和恋爱观教育，加强性法规法律的教育。教育者可积极引导学生参加有益于身心健康的体育活动、文娱活动和社交活动，使其性心理得以健康发展；引导青少年辨析认识性解放和性自由的本质和危害。在教育模式上，除了课堂教育，还可以采取“同伴教育”的模式，即先教育一部分学生，再让这些学生去影响和教育身边的同学，构建健康主流的性观念。

当前，在中学中存在学生早恋并且恋爱年龄提前的现象，应引起学校、家庭和社会的重视。教育者应引导他们以热情和稳重的态度对待异性，异性之间的交往以在友谊范围之内为宜。对已发生早恋的青少年，可对其进行友谊和爱情观的教育，教导他们区分友谊与爱情的界限。遵循“动之以情，晓之以理”的原则，切忌简单粗暴地用强行“隔离”“监视”“开除”等办法来阻止，更不应用打骂的方法来解决问题。

（三）青春后期的性心理教育

青春后期的学生，由于性发育成熟、性冲动增加，因此渴望与异性交往，甚至容易在把持不住时出现性行为。对该时期学生的教育主要是进行两性交往、婚前性行为、性传播疾病的防治、性道德及避孕知识的指导，帮助学生树立科学的人生观、恋爱观和婚姻观。学校可开设心理信箱，解决学生在相关方面遇到的困扰，对发现的问题及时干预。在中学可通过专题讲座、主题班会或开发校本课程的形式进行教育。高等院校除了开展相关的讲座，还可根据各院校的具体情况，开设相关的性教育课程。特别是师范院校，培养的不仅是未来的家长，还是未来的教师，这对提高全民的综合性健康知识具有重要意义。

第四节　青年期的性心理

20～39 岁这个时期为青年期。由于个体的差异性和当前人类寿命的延长，对于青年期的年龄界定可能有所不同。此时期的性心理发展一般遵循从恋爱的欲求到情爱的发生，再到婚姻（性爱）的规律。这是正常的性心理现象，也是性心理成熟的重要标志。成年人的情爱和性爱有一个逐步发展与成熟的过程。男女双方的情爱由弱到强变化，直到灵与肉的结合，这是一种生理、心理与社会相互结合的极为复杂的演变过程，一般经历以下阶段：择偶、恋爱、结婚和生育。在这个过程中，也可能经历分手、离婚和再婚等阶段。

一、青年期的性心理特点

（一）恋爱期的心理特点

1. 性理智胜于性情感

对待爱情由以往的情感胜于理智，变为理智胜于情感，恋爱对象较稳定。

2. 注重形态美与内在美

青少年时期看重异性的容貌和气质，而青年择偶心理上更注重形态美与内在美，对两性气质不仅要从外表气质去了解，更注重内在本质，如人品的好坏、事业心、是否志趣相投等。另外，择偶心理还会受到社会背景、文化水平、经济状况等因素的影响，所以存在很大的个体差异：有的注重人品，有的注重文化水平，有的注重经济收入等。

两性在择偶心理上也有一些明显的差异：男性更注重女方的相貌、情感和性格等，女性则更注重男性的才华、经济条件。择偶心理健康与否直接关系到婚姻生活的质量，健康的择偶心理将促使夫妻感情融洽，性生活和谐；不健康的择偶心理则往往导致婚后夫妻不和，甚至婚姻破裂。

3. 热恋中的排他性、波动性与冲动性

男女青年选择了意中人后，便产生了恋情行为。大多数青年在初恋开始时都有些羞涩。进入热恋阶段后，心理状态开始发生变化，表现为：

（1）排他性　排他性是指抵御任何一个异性接近自己的热恋对象，例如，看到自己的对象与异性接触就不舒服。排他性积极的一面是可以保证恋爱的专一与执着，而消极的一面是可能产生自私、嫉妒、猜疑和占有欲，会干扰甚至破坏恋爱关系。因此，建议处于热恋中的男女青年要把握好“排他性”的程度，在“专一”和“占有”中取得平衡。

（2）波动性　主要表现为情绪不稳定，顺利时兴高采烈，挫折时垂头丧气。这种波动性容易导致产生过激的行为，也易引发焦虑、抑郁等精神问题。因此，青年男女要认识到热恋中的情感波动性的存在，尽可能管理好自己的情绪，在感性和理性中取得平衡。

（3）冲动性　冲动性是对热恋对象强烈亲近的一种心理倾向。这种冲动性往往可使热恋中的青年不顾一切，在情欲高涨时容易发生性行为。恋爱期的性行为属于婚前性行为，一旦发生性行为，则有可能导致意外怀孕的风险。因此，冲动之下发生的性行为，需要做好防护措施。

（二）婚后期的性心理

婚后的共同生活，使夫妻双方由未完全熟悉逐步变为完全熟悉，曾经狂热的爱会逐渐平静下来，感情也由恋爱时期的爱情慢慢转化为亲情。不同于恋爱时的浪漫和无所不谈，婚姻生活更多面对的是柴米油盐等生活琐事。甚至对于热恋时不在意的缺点或原本可以迁就的生活习惯，由于角色的转换，包容性会有所降低，从而引发各种矛盾。与此同时，家庭关系、子女教育、经济收入等因素也会引起诸多心理变化。更有些已婚者可能会因遇到更倾心的异性，把持不住，而出现第三者插足或以离婚收场。

因此，针对婚后的各种心理变化，夫妻双方需进一步进行心理协调。

第一，价值观一致。夫妻双方对爱情、婚姻、性生活等客观事物的是非标准应取得一致。

第二，心理上相容。现代夫妻双方各有各自的事业，一方不应成为另一方事业的绊脚石，夫妻之间应相互信任、扶持和照顾。夫妻之间不仅是生理上的吸引和满足，还应是心灵上的伴侣。

第三，把握性爱与情爱的平衡。和谐的性生活是婚姻稳定的基础，性生活中夫妻双方都有配合对方的义务，也有获得性满足的权利。丈夫不应以事业忙为由而忽视妻子的性爱需求。在生育孩子后，双方应充分理解养儿育女是父母应尽的责任和义务，共同承担。同时，加强性心理的调整，让孩子的到来成为加强情爱的因素。

（三）大龄未婚青年与不婚族的性心理特点

根据《2022 年民政事业发展统计公报》，我国结婚率从 2000 年的 6.7‰上升到 2013 年的 9.9‰，随后逐年下降，2022 年结婚率仅为 4.8‰。我国离婚率从 2000 年的 0.96‰上升到 2020 年的 3.1‰。由于 2021 年开始实施离婚冷静期，2022 年离婚率降至 2.0‰。此外，初婚年龄大幅推迟。从 2020 年人口普查数据可以看出，我国的单身成年人口高达 2.4 亿人，其中有超过 7 700 万成年人是独居状态。20～24 岁女性的未婚比例为 75%；25～29 岁女性的未婚比例高达 27%。在未婚男女青年中，有些是到了一定年龄有婚恋意愿却找不到合适对象的，本书将这部分人统称为“大龄青年”；到了适婚年龄却没有结婚意愿的，则称为“不婚”族或“恐婚”族。他们一般具有不同的心理特点。

1. 大龄青年的心理特点

初婚迟于法定婚龄（女 20 周岁，男 22 周岁）三年及以上的结婚者，即晚婚。当今社会，人们的结婚年龄普遍推迟。大龄青年的年龄界定也随着社会的发展发生变化。目前社会上的大龄青年多指 30～39 岁的未婚男女群体。大龄青年存在“择偶难”的问题，既有主观因素也有客观因素，主要与其择偶心理有关。随着自身文化水平的提升和自我意识的加强，大龄青年在择偶过程中不再选择将就，而是宁缺毋滥。

大龄青年出现的原因有很多，如男女比例不均衡、贫富悬殊、受教育水平高及高择偶标准等。据 2022 年末统计，我国男女总人口性别比为 104.69∶100（以女性为 100），呈现男多女少的局面。而我国年轻女性多集中在经济发达地区，男性则在经济落后的地区较集中，这就造成落后地区的男性娶不到老婆，在经济发达地区则有更多女性找不到合适对象。当代年轻人找对象更注重价值观的匹配，而价值观与受教育程度相关。男女青年受教育水平的不均也成为影响他们找对象的主要因素。

越来越多人接受高层次教育，毕业时间延后，相应地，结婚时间也推迟。尤其是接受高等教育的女性，往往在完成学业后已达到法定结婚年龄，但这时多数年纪相当的男性已结婚，再加上要找教育水平或经济水平相当的异性，就难上加难。而男性高学历者完成学业后也尚未具备成立家庭的物质基础，便有“先立业再成家”的想法。同时，现代社会繁忙的工作使青年们可支配的业余时间减少，交友范围缩小，因此减少了婚恋的机会。

2. “不婚”与“恐婚”

婚姻作为一种最基本的社会制度，在人类历史发展的长河中发挥着极其重要的作用。然而，随着时代的变迁，“家本位”的观念被弱化，人们的婚姻观正经历着激烈的转变。日渐下降的结婚率和日益增高的离婚率数据表明，人们的婚姻观正在改变。

“不婚族”是指坚持独身主义、不结婚的人群，但不等于没有恋爱对象。不婚族向往自由和重视个人幸福感。选择不婚的理由可总结为：①注重个人感受。与传统婚姻观念相比，更注重个人的自由和幸福感。②实现自身价值。在男女受教育权利平等的背景下，越来越多的女性接受高等教育，女性价值的实现不再局限于婚姻家庭中，宁愿选择高质量的独身，以提升自身的社会地位和自我价值。③婚姻不是必需品。面对现代快节奏的婚姻生活和高离婚率的现状，越来越多的青年发现理想的婚姻遥不可及。此外，“养儿防老”的观念显然在不婚青年眼里已不适用。

关于恐婚族，目前尚无统一的定义，一般是指较强烈排斥或逃避婚姻的适婚人群。产生恐婚的原因，可能与人们所处的社会环境、自身经历和经济条件等有关系。调查显示，社会上的高离婚率、童年时父母不幸福的婚姻、家暴、高昂的结婚成本等对人们的结婚意愿造成强烈冲击。也有部分人是因为崇尚自由，不愿承担婚姻所带来的家庭责任和社会责任。

然而，“男大当婚，女大当嫁”依然是当前社会的主流观念。不婚的“弊”在于可能遭受他人的非议和异样的眼光，以及面临着经济危机、生活压力、老无所依、社会信任度降低等风险。再者，从国家发展的长远看，不婚会降低出生率，影响人口结构，从而影响国家经济的发展。婚姻为生育提供可能性，在人口的生产和再生产方面发挥着重要的作用。不婚青年数量的增多将导致出生率下降，使得人口结构走向衰老，社会老龄化问题更加凸显。

二、青年期的婚恋对策

通常人们一提到性教育，就认为只是在青少年中才需要进行。其实，从幼儿时期直至老年时期，人的一生都需要接受性教育，只是不同时期性教育的内容、侧重点有所不同。从某种意义来说，幼儿至青春期这个阶段显得更为迫切和重要。而青年期的性教育一般以婚恋对策为主。

（一）未婚青年的婚恋对策

1. 择偶对象的选择

可以开花结果的美好恋情，须建立在科学的恋爱观之上。恋情始于择偶，因此择偶是成年人必须面临的问题。择偶标准因人而异，主要取决于个人的婚姻观和家庭观，并且常受到生理因素、精神因素、民族文化传统和时代的审美潮流等因素的影响。一般来说，择偶可遵从以下原则：①健美的原则。健康的体魄、端庄的容貌、优雅的谈吐和举止是择偶人优先考虑的。②德才兼备的原则。③年龄、学历、职业、经济状况、生活习惯相似的原则。④互补的原则。双方在性格、生活和工作等方面能互相补充、互相支持而不冲突。

总之，适婚阶段的男女青年，应不断地培养自己良好的气质、性格、个性，如谦逊的态度、坚强的意志、豁达的风度、乐观向上的精神，提高自身修养，这将有利于找到真纯善美的爱情。而对于大龄青年而言，建立新的择偶观念，降低择偶标准，重新定义婚姻带来的意义，将利于自己步入婚姻殿堂。

2. 恋爱的表达技巧

恋爱过程中适当的表达技巧将利于恋情的维系和升华。表达技巧包括语言和体态等。两性交往中掌握恰当的语言表达技巧，如女性多用委婉、巧妙的语言，可轻声细语，有条件的可表现自己艺术方面的能力；而男性对女性可多用赞美、幽默诙谐的语言，用尊重的语气，有条件的可以展示自己见多识广的能力，这将提升自己在对方心目中的魅力。交往过程中切忌大声呵斥和粗鲁的语言。对于不善言辞的人，文字语言也是一种有效的示爱方式。有时，文字传情可以更恰当地表达内心的情爱。在交往的不同阶段使用不同的措辞来表达内心的真诚，切忌虚情假意。

恋人之间除了言语交流、文字传情，还有体态语言，如面部表情、目光交流和身体姿势等。首先，面部表情是爱情的直接表达，微笑是最常见的恋爱表情。恋人的微笑能带给对方温暖，而随意的愁眉苦脸则是负能量满满，久而久之将影响双方感情。其次，男女间目光接触的长短、频率可以作为喜欢与否的标志。含情脉脉的眼神代表喜欢，躲避的目光则表示不感兴趣。目光既可以避免被拒绝的尴尬，也可以给对方某种含蓄的暗示。

此外，恋爱中的肢体语言也可以表明对对方的态度。当一方示爱时，另一方身体前倾表示感兴趣和积极的态度，转身躲避则表明消极的态度。人的身体姿态不可能完全被意志所控制，有时无意识采取的动作行为恰恰能表露出内心的真实想法。然而，身体姿势传达的性信息是模糊的，有时也易产生误解。正因如此，它造成了一种朦胧之感、含蓄之意，两情欢洽是一个双方互相欣赏、缱绻缠绵的回环往复的过程，倘若没有这些，就失去了性爱的诗意与魅力。

3.“恐婚”与“不婚”的对策

婚姻是家庭的基础，是情感的升华，长期和谐的婚姻家庭有助于社会的稳定发展。因此，帮助当代青年摆脱“恐婚”与“不婚”的心理极为重要。

首先，防胜于治，父母可为子女树立良好的榜样。父母的相互尊重、彼此忠诚等夫妻之间的相处之道、和谐的婚姻生活有助于子女对婚姻持有积极的态度，产生对婚姻的向往，避免出现“恐婚”“不婚”的心理障碍。

其次，学校可开展婚恋教育。学校应将科学的婚恋观作为教育的重点内容，开展涉及恋爱、婚姻、家庭等层面的性教育，帮助学生形成科学的婚恋观。

再次，社会可进行正面引导。大多数“恐婚”“不婚”者对婚姻绝望，是基于别人失败的婚姻案例，因此各级政府、社会组织应积极行动，发挥各自的职能作用，加强对性道德和观念的引导，帮助“不婚”和“恐婚”者分析原因，予以协调和干预。

（二）婚姻的经营策略

有人说，恋爱是美丽的，婚姻是神圣的。也有人说，婚姻是爱情的坟墓，恋爱时的一切美好在进入婚姻后就荡然无存。如何给婚姻保鲜，是人们一直探讨的话题。美满幸福的婚姻需要夫妻双方共同经营，可从以下几方面着手：

第一，妻子在日常生活中切忌对丈夫埋怨唠叨，应多些包容和赞许；对于丈夫的日常工作和交友，应持理解、信任、尊重的态度；应保留自己的兴趣爱好，不断提高自身综合素养，增加夫妻间的共同语言。

第二，丈夫在日常生活琐碎中切忌只对妻子批评指责，应不吝赞美；忌被动顺从，应主动承担，做家庭的掌舵人；忌做甩手掌柜，应与妻子共同分担在家务和对子女的教育工作。此外，增加生活情趣、适时的情感交流和对共同奋斗目标的追求有助于形成积极向上、乐观的婚姻生活态度。不求进取、没有理想的婚姻生活容易造成精神空虚，甚至导致家庭破裂。

第三，和谐的性生活是美满婚姻的基础。在婚姻中，夫妻有获得性满足的权利，也有让对方获得性满足的义务。和谐的性生活可给夫妻双方带来愉悦和温情。如果长期的性生活不和谐，则会让其中一方对性生活感到厌倦，影响夫妻感情，甚至导致婚姻破裂。

第五节　中老年期的性心理

一、中年期的性心理

本书将 40～54 岁这一阶段归为中年期。中年人在社会上是中坚力量，在家庭中则承担着赡老抚幼的繁重责任。从性心理的角度，这个阶段主要是如何协调性功能与性生活，如何保持性爱和情爱的平衡。

（一）中年期性心理的特点

1. 性欲和性能力的个体差异大

中年人性欲的个体差异大，有的随年龄增长逐渐增强，也有的基本上不变，但多数中年人的性欲和性能力呈现间歇性增强或减弱，这给他们带来困扰。据研究，这种现象往往和本人某阶段的生理和心理状态有关。如在工作不顺利、家庭负担比较重的情况下，性欲可能降低；而在工作条件和家庭环境都比较好的情况下，性欲可能增强。据性学家 Masters 和 Johnson 的研究，女性性欲最强的年龄是在 40～50 岁。甚至有人把 50 岁出头的女性性欲增高现象称为“第二次蜜月”。

2. 由性爱逐渐转向情爱

中年人随着年龄增长和事业的发展，生理、心理都有所变化，这时应掌握科学的性知识，使性生活不断适应和调适，保持和谐。据报道，以夫妻性生活不协调为理由在离婚案例中占有一定的比例。如何保持性的吸引力，处理好性爱和情爱的关系，使夫妻感情巩固发展，须从性生理、性心理、性道德等方面给予指导。对性功能障碍者需帮助他们正确对待和掌握克服的办法。

人到中年，社会和家庭都赋予他们一定的重任，因此性爱的激情已不像青年人那样狂热。中年人的性生活更多要求心理上得到满足，要求更和谐的情感交流。然而，由于性欲和性能力的个体差异和两性之间的差异，有可能出现性功能的不平衡和性生活的不协调。再者，有的夫妻把感情的重点逐渐移到孩子身上，这些都会使夫妻之间的性爱和情爱淡化。因此，如何从生理和心理上调整，协调中年人的性生活，进行感情的再调适，对中年人的身心健康关系重大。

（二）中年期性心理的调适

1. 个体与家庭的和谐统一

中年人的爱不可能像青年时期那般热烈，而是日常生活的组成部分之一，是和自己的家庭及社会环境密切联系在一起的。细水长流是中年情爱生活的自然规律，因此，需要双方更多的理解体贴和谅解。有时男性会因日常生活的平淡而怀念单身生活，女性由于枯燥的家庭事务而缅怀甜蜜的恋爱时期。这就要求彼此给予理解，并给予生活必要的新鲜感。不必对家庭琐事纠缠不休，多看对方的长处，更不要因配偶和异性接触而大动肝火、无端猜疑。

如果任由爱的淡化继续发展，将可能导致爱的消失。当发现配偶有外遇时，多数人会怒发冲冠或伤心欲绝，但指责、抱怨和伤心失望并不能解决问题。正确的态度，应是给自己腾出一段时间和空间，全面审视自己的内心世界，评估自己对对方的情感程度。如果觉得可以原谅对方，则可以跟对方深入沟通，携手对感情进行再调整，使情爱之火复燃。当然，若情感确已崩溃，性爱全无，勉强只能给双方带来痛苦，学会放手也是对自己和家庭负责的一种方式。在进行感情再调适时，性美感的调适也很重要。因此，应留意对方的感官爱好和审美特点，不断调整自己的风度、打扮和言语，使对方充分感受到自己的性美。在现实生活中，有的人对此并不注意，总认为是“老夫老妻”，不必那么多讲究。但是，一个不修边幅的丈夫、一个蓬头垢面的妻子怎能令对方对你保持美好的印象？如果再加上其他因素，这就必然使爱淡化。

2. 实现婚、爱、性的协调统一

可以通过以下途径获得婚、爱、性的和谐统一：

（1）与相爱的异性结成伴侣　选择你所爱的，爱你所选择的。寻找自己最合意、最理想的异性，不要轻易结婚，不要勉强结婚。凭一时冲动去系下终生的情结，容易招来终生的悔恨。

（2）婚姻不是爱的结束，而是爱的保障和新起点　婚后要保持爱的新鲜，爱的活力，不要让它脱落美丽的光彩，而变得暗淡无光。富兰克林（Franklin）说："哪里有没有爱情的婚姻，哪里就会有没有婚姻的爱情。"

（3）把少爱的婚姻转化为多爱的婚姻，把爱的危机转化为爱的动力　爱是可以培养的，只要双方心里有爱心存在。

二、老年期的性心理

随着科学的进步和人们生活水平的提高，人类寿命普遍延长，而传统往往对老年人的性需求起着压抑作用，影响了老年人的幸福与健康。因此，老年人的性心理问题，是一个应引起社会关注的问题。了解老年人的性心理特点，并帮助他们进行调适，利于社会的稳定发展。

（一）老年期性心理的特点

1. 情爱高于性爱

随着年龄的增长，中年期的性爱逐渐转向情爱。进入老年期，性欲和性能力有所降低，情爱高于性爱，"少年夫妻老来伴"说的便是如此。但是，性老化并不意味着性欲的必然减退和获得性高潮能力的丧失。老年人并非不能有性行为，其性欲很大程度受社会、环境、文化的影响。

应指出的是，老年人性生活的意义不仅表现在性交行为上，而且表现为感情上彼此依恋和需要。老年人害怕孤独，需要配偶；害怕寂寞，需要倾诉；害怕冷落，需要爱与被爱。这种感情上的强烈依赖感，是青年人和中年人不易体会到的。对老年人来说，在某种意义上情爱比性爱显得更为重要，正如 Vasilev 在《情爱论》中所说："被性的潜能之火点燃的爱情，在秋风瑟瑟的晚年，又会因那时隐时现的回忆而放出余晖。这时的爱情，是一种精神和美感的珍贵物品，是精神和情感文明的表征，是生命的溢流。"由于性爱和情爱能促进老年人的身心健康，因此社会应对他们给予理解和帮助。

2. **两性差距加大，同性个体差异大**

综合国内外研究资料可知，男性性行为停止的原因多为阳痿、患其他疾病或丧偶，只有少数人源于性兴趣丧失。女性性行为停止的原因以丧偶的比例较大，其余为丈夫有阳痿或其他疾病、离婚或分居，以及失去性兴趣。虽然有性行为的老年女性比男性少，但有性欲望的却不是少数，这可能是女性比男性寿命长，女性老年丧偶比例较大，由丧偶而停止性行为导致的。

更年期会引起一系列生理和心理上的变化，一般以女性较为明显。部分女性之所以在更年期发生性欲和性功能减弱，主要是受社会、环境因素的影响，从而造成心理上的性压抑。如社会上通常认为到了更年期，意味着人已逐步老化了，如果再像年轻时那样热衷于性生活是反常的表现。在这种心态下，性爱被压抑，加上这一时期情绪易波动，男方若忽略这些特点，就更加使得女方对性生活由敷衍变为厌烦甚至反感，加速性欲的下降。

同样，也许由于受到心理因素的影响，部分女性出现性欲增强。因为无需担心怀孕，再加上此时家庭负担也大为减轻，心情更为舒畅，所以更年期性欲不但没降低，反而增高。

（二）老年期性心理的调适

老年期的性生活，心理满足要比生理满足更为重要，适度的性生活对老年期的身心健康是有益的，还可延缓性功能的减退过程。老年期的性反应，由于性器官的老化及性激素水平的低下，会出现一些有别于中、青年期的变化，但这些变化并不影响老年人性生活的进行。

1. **质重于量**

根据自身的身体素质和内心需求，控制频率，一般建议 60 ~ 70 岁老年人的性爱频率为每月 1 ~ 2 次。性生活时血液大部分集中于生殖器周围，血管收缩，脑部供血减少，体内水分流失。因此，建议老年人在性生活后需静躺片刻，适当饮用温水和补充能量。另外，注意性爱过程中的安全性，尽量不借助酒精和药物，避免过度兴奋，同时不选择难度系数过高的动作和方式。

2. **借助用品**

老年女性可以借助人体润滑剂，降低身体变化带来的影响。除了狭义上的性行为，拥抱、亲吻和日常的肌肤接触都能够增添老年夫妻之间的亲密关系，从而达到愉悦身心的效果。

（三）再婚与求偶

老年人的婚姻满足感对其健康有促进作用，有配偶的老年人，无论是生理状况还是心理状况，一般都比无配偶者好得多。我们常常可以看到，晚年丧偶后，存活的一方身心受到沉重的打击，甚至会使寿命大减。丧偶后，原来能从配偶那得到的体贴、情爱、照料等突然消失，故出现严重的心理创伤和孤独空虚感。

由于丧偶，老年人的心理过程、人格特征及生活适应能力发生明显改变，因此，他们需要重新获得配偶，以得到情感上的支持和生活上的帮助。然而，传统观念对老年人再婚往往持否定的态度。现代的年轻人也不认同自己父亲或母亲的再婚。有人认为，单身老人不愁吃，不愁穿，为什么还要结婚？难道还那么迷恋性生活吗？人们往往忽略老年人的再婚不仅是生理上的需要，而且是心理上的需求，不应只看到性活动与生理的关系而忽略它在心理上的作用。

所以，虽然大部分丧偶老人的子女对父母都能体贴尊重，并给予生活上的照料，但是，两代人在情感需求和行为方式上都有一定的差别，子女的情感和行为不可能代替老夫老妻之间特有的情感和行为。况且生活上的事情有些是不便让子女去做的，这些都使丧偶老人产生难言之苦。因此，老年人是否再婚完全是他们自己的权利，家庭和社会都不应横加干涉。

思考题

1. 简述个体性心理的发展过程。
2. 简单介绍如何对不同年龄的人进行性心理教育或指引。
3. 你认为婚姻是否应当门当户对？

附 5-1　走过花季雨季

2020 年，某县某中学 13 岁女生小娟（化名）被校长叫到办公室谈话，在校长的“帮助”下写了一份描述男女之事的“检讨书”……这类频频发生在校园的新闻，引人深思。如何看待中学生的早恋？如何教会中学生避免意外怀孕？当家长和教师还在如履薄冰地讨论性教育的内容时，社会生活和虚拟空间中的色情内容已泥沙俱下、倾泻而来……

1. 早恋，早恋

（1）何谓早恋？

早恋，也叫青春期恋爱，是人类性心理和性生理从不成熟到成熟过程中的一种异性间互相探测到爱慕的心理体验。“早恋”一词，本身包含着成人对青少年情感的不认可，带有一定的偏见。多早才算“早”，什么样的交往程度才算“恋”？目前并没有形成普遍的共识。一般情况下，认为对异性产生爱慕就算是“恋”，而早于大学时期（18 岁以下）的“恋”就算作早恋。

（2）善待早恋

早恋是青少年性生理发育的必然结果，也是性心理转化为行为的实践。哪个少女不怀春，哪个少年不钟情。一般来说，青春期的性心理包括三个阶段：疏远异性期（高小阶段）、接近异性期（初中阶段）和两性初恋期（高中阶段）。在初中阶段，虽然男女生相互愿意接触或接近，但大多没有专一性与排他性。即使到了高中阶段的两性初恋期，青少年对异性的爱慕与追求虽有一定的专一性，但尚处于浅表化的阶段。此时的“早恋”并不等同于成年人以谈婚论嫁为目的的“恋爱”。

有学者认为，早恋是青少年对男女交往的探索和学习，适度的异性交往有利于性心理的发育和完善，也为未来形成正确的婚恋观打下基础。如果高中阶段不允许男女生交往，大学毕业之后，又要遭受家长的催婚，这对青少年来说，实在太难了，也太不公平了。青春萌动时，情感被压抑。短短几年，还没学会如何与异性相处，却要面临“谈婚论嫁”。

（3）家长教师，何以为安？

早恋是家长与孩子、教师与学生之间的永恒话题。早恋固然是青少年成长过程中的常见现象，但家长和教师决不能袖手旁观、放任自流。那么，家长和教师，该有何作为？

① 真心换真情　早恋本身具有私密性和隐蔽性，家长和教师应表示理解和尊重。尊重是沟通的前提，理解信任是倾诉的基础！切忌发怒和训斥，避免人身攻击！设身处地为孩子着想，以真心换取真情，让孩子感受到父母和教师是可以亲近和倾诉的对象，并非敌我关系。

② 现身说法　家长和教师可以以过来人的身份，分享早恋趣闻。以真实的案例，说明早恋不可以被提倡和鼓励的缘由，以及如何看待早恋的情感问题。早恋的最大影响就是分散精力，容易产生烦恼。不论是相恋还是单恋，一旦恋上了，患得患失，心神不宁！比如，担心被家长、教师和同学发现，担心被拒绝，担心被人挖墙脚……

③ 约之以规　爱和被爱都是一件美好而幸福的事情，但青少年还不具备处理好学习与恋爱之间关系的能力。如果真的是两情相悦、无法割舍，也应该“约法三章”。在尽可能不影响学习和生活的前提下，适度交往，但不可以越界，如发生性行为。退一步来说，真的发生性关系，一定要做好安全（避孕）措施，避免出现意外。

2. 避孕，你学会了吗?

避孕是指男女发生性行为时避免女性受孕所采取的措施和行为。避孕是全面性教育的重要内容之一，《中华人民共和国未成年人保护法》（2020 修正）明确提出，学校、幼儿园应当对未成年人开展适合其年龄的性教育，而了解避孕的知识可以帮助青少年远离性侵害和非意愿妊娠。

（1）避孕与怀孕：难兄难弟

一项在 2019—2020 年针对 53 508 名 15～24 岁中国青少年的网络调查发现，性行为报告率达 21.6%，其中 54.2% 的青少年首次性行为发生在 18 岁之前，5.7% 的青少年首次性行为发生在 15 岁之前。在有婚前性行为的女性青少年中，超过 20% 的人曾非意愿妊娠，其中高达 91% 的非意愿妊娠诉诸流产。未婚青少年人工流产、重复流产已成为一个备受关注和亟待解决的问题，也是影响我国青少年女性生殖健康的公共卫生问题。

避孕的疏忽和失败，衍生了另一个词：**青少年妊娠**（teenage pregnancy），指 18 岁以下女性的妊娠。自 20 世纪 70 年代以来，青少年的性行为和初次性经历均趋向低龄化。未婚妊娠者越来越集中在青少年人群，未婚先孕给少女们带来了巨大的生理和心理创伤。防止青少年妊娠成为家庭、学校和社会的共同责任。

（2）避孕知多少?

避孕是指通过药物、工具或手术的方法，抑制排卵，阻止精子产生或成熟，阻止精卵结合及受精卵着床，从而达到避孕的目的。从时间上说，有事前避孕和事后紧急避孕两种；从方法上，可以分为工具避孕、药物避孕和绝育手术。目前最为常用的避孕方式是使用男用避孕套，也称安全套。

① 安全有效，价廉物美　使用安全套是一种简便有效的避孕方式，男用安全套因其避孕成功率高、便携、成本低、易使用和减少性病的传播，被世界卫生组织推广使用。虽然男用避孕套的理论有效率高达 98%，但实际使用的成功率却只有 80% 左右。原因何在?

② 正确用套，你会吗?　成人首次使用安全套之前，建议仔细阅读说明书，小心驶得万年船！例如，乳胶安全套不能与油性润滑剂混合使用，因为油性润滑剂会分解乳胶，导

致避孕套破裂。此外，避免指甲意外划破，区分正反面，把握戴套和卸套的最佳时机及正确手法，这些都是影响成功率的关键因素。对于中学生，学校可以用香蕉作为道具，教给孩子们正确的使用方法，使安全套真正发挥安全的作用。

性教育不能再沉默！学校是开展性教育的主阵地，理应发挥主力军的作用。与其遮遮掩掩、欲说还休，等问题出现才急急忙忙补救，倒不如主动施教，防患于未然，帮助青少年顺利度过萌动不安的花季雨季！

附 5-2　男大当婚！

《三十而已》开播以来，掀起许多全民话题，里面揭露的婚姻问题更值得人们思考：王漫妮单纯而深情，却遇到渣男；顾佳作为全职太太，在事业上辅佐丈夫，最终却以离婚收场；钟晓芹个性开朗，但与丈夫过着合租式的生活，历经结婚—离婚—复婚的曲折过程。婚姻，到底是不是爱情的最终归宿？近年来，我国离婚率不断上升，网络上关于恐婚、不婚的言论也越来越多，似乎当代青年人越来越不愿意走入婚姻的殿堂。那么，男女两性在对待结婚这件事上，态度有何不同？为此，近期我们对广州 18 所高校的 848 名大学生进行调查，其中男生 158 名，女生 690 名。

1. 想要有个家，男 > 女

调查结果发现（图 1），男生“渴望婚姻，希望过上家庭生活”的意愿（29.1%）显著

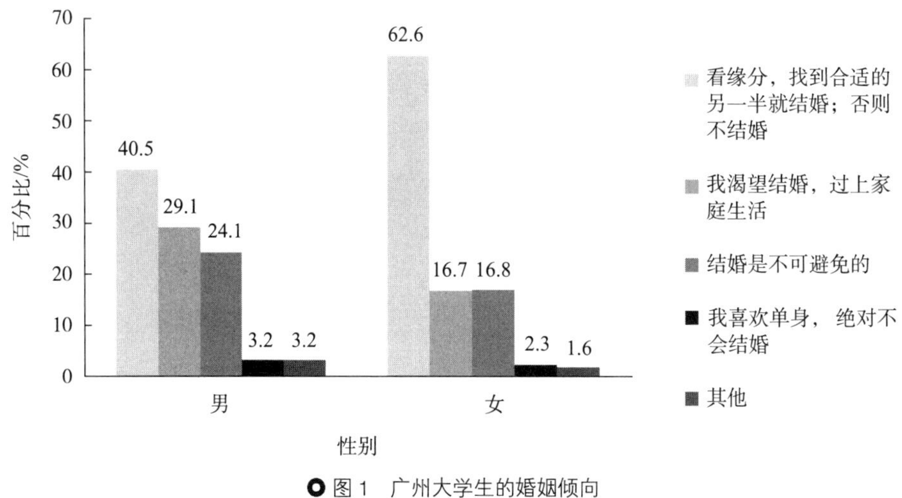

图 1　广州大学生的婚姻倾向

比女生（16.7%）高；男生认为未来“结婚是不可避免”的比率（24.1%）也明显高于女生（16.8%）；而女生（62.6%，男生 40.5%）更倾向于“随缘、不将就”的婚姻态度。这提示男女两性在对待婚姻与家庭的态度上有所不同：男生的结婚意愿高于女生，男生比女生更想通过婚姻拥有一个家。

2. 结婚意愿，为何男 > 女?

（1）婚姻收益：男 > 女

当问及“为何结婚”时，男女生的主要观点均包括“找个生活伴侣，互相扶持”和“婚姻是爱情的升华”，但认为“婚姻是为了生儿育女”和“生儿育女是维系婚姻的方法”的男生比率均明显高于女生。这可能与我国传统的重视传宗接代观念有关，而且因为男生不需经历怀孕、分娩和哺乳的艰难和辛劳，所以这一选项的调查结果让人产生一种男生“站着说话不腰疼”“只需播种，不问耕耘”的感觉。

（2）感性与裸婚：男 > 女

如图 2 所示，男生（31.0%）比女生（7.7%）择偶时更倾向于“完全根据自己的感受”，而绝大部分的女生（74.5%，男生 46.2%）则倾向于“结合父母、朋友的意见”，提示女性在择偶上更加慎重和理性，男生则更加感性和随缘。另外，32.9% 的男生赞同“裸婚”，远高于女生的 17.7%。一般情况下，婚前买房的重任大多需要男性承担，经济能力在某种程度上决定了男性进入婚姻的成功率，“裸婚”无疑降低了男性结婚的经济成本。女生在婚姻选择上表现得更为实在和谨慎，与传统“女怕嫁错郎”的婚姻观一致。

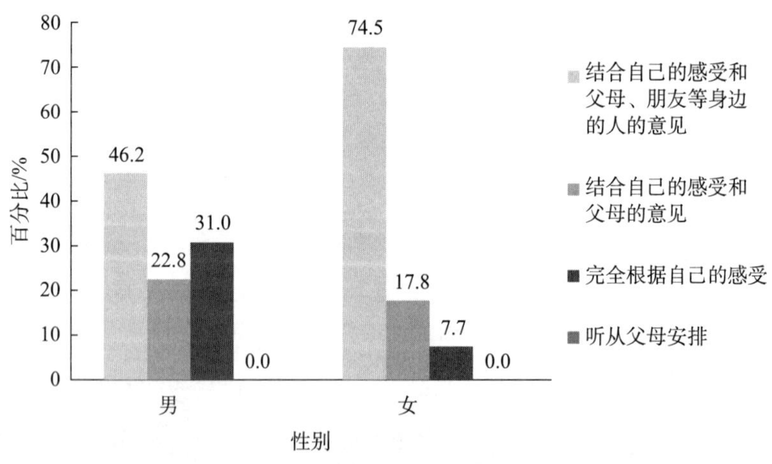

图 2　广州大学生的择偶自主性

（3）出轨宽容度，男 > 女

如图 3 所示，男生总体上对婚外情的宽容度更高，表现为：男生中认为绝对不能发生婚外情的比率（77.9%）比女生（89.9%）低，认为可以精神出轨或肉体出轨的比例也高于

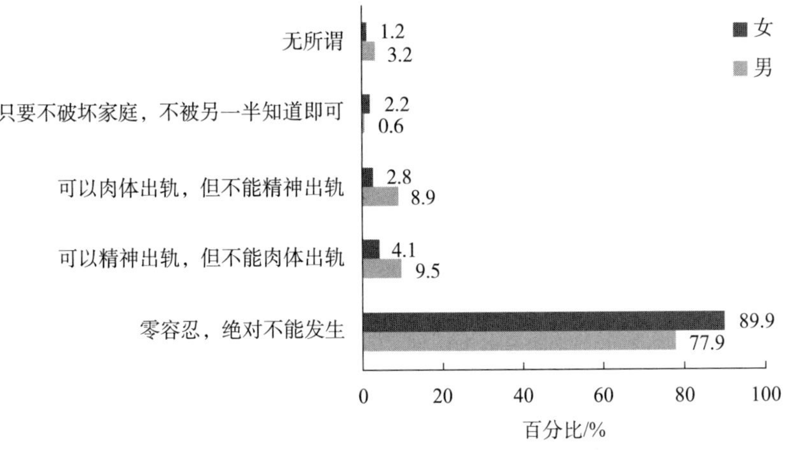

图3 广州大学生对婚外情的看法

女生。对于离婚的看法，69.6%的男生认为“不合适就离婚，及时止损”，女生比率则达到91.9%；更多的男生选择“为了孩子，不离婚”，秉持“既然结婚，就不该离婚”的传统观念。该结果提示男生在对待婚姻的态度上，似乎更加“宽容”，这或许与男生“结婚经济成本高”及在婚姻中“收益更高”有关。另外，调查结果还显示：现代女性在对待婚姻的态度上，有别于传统的“忍让克制、委曲求全”，体现了女性更加严肃和“苛求”、尊重自我感受和宁缺毋滥的婚姻态度。

3.“男大当婚”小 Tips

男大当婚，女大当嫁！在传统观念里，结婚是天经地义的事，谈恋爱都奔着结婚去，而结婚的目的大多是为了传宗接代和老有所依。随着教育程度和社会地位的提升，女性在婚姻和家庭的选择中拥有更大的自主权，越来越多的女性敢于对传统的婚姻观念“say no”。那么，对于结婚意愿更高的男生来说，怎样才能实现“当婚”的愿望？

（1）提升自我，体现价值

本调查结果显示，女大学生认可“爱情和经济是婚姻基础”的比率远高于男生，提示较强的经济实力成了男生“可婚、能婚”的必要条件之一。此外，大学生普遍认同“夫妻在事业上共同进步有利于维系婚姻”的观点，经济收入是家庭稳定的基石之一，如果一个家庭天天为柴米油盐犯愁，爱情也易输给面包。

（2）用情专一，杜绝出轨

如上所述，对于婚外情和离婚的看法，男生比女生似乎更“宽容”。换句话说，新时代的女性遇到“出轨和离婚”问题时，更愿意选择“快刀斩乱麻、及时止损和离婚收场”的解决方案。因此，男生在婚姻路上应改变传统的男权思想，用心经营，方能保卫自己的婚姻。爱情、婚姻路上绝不允许三人行，不管是精神出轨还是肉体出轨，对另一方的伤害都是无法估量的，而且女性对男性的不忠或出轨更加在意，更加“难以释怀”，这可能与女性的情感更加细腻、敏感和脆弱有关。因此，男生出轨，后果很严重！

（3）多做多赞，少摆道理

传统的“男主外，女主内”的婚姻家庭模式已不适合当今时代的发展，现代女性事业有成，经济独立的比比皆是。聪明的丈夫，往往在孩子教育和家务上主动参与，与妻子共同承担。女性结婚意愿低于男性的原因之一，可能是“男女在家务中处于不平等的地位，大多数女性害怕被家务所累”。“进得厨房，出得厅堂”“要想抓住他的心，先要抓住他的胃”，这样的古训同样适用于当代男性。

在婚姻路上，两个完全不同的人生活在一起，难免会有许多磕磕碰碰，吵架是难以避免的。吵架之后的处理方式有可能决定了两人的感情走向，甚至影响着彼此的关系。男生们要注意：吵架之后，不要试图与女生讲道理。不是姑娘们“不明事理”，只是在爱情面前，女生是感性多于理性的。家不是讲理的地方，家是爱和感情的港湾！多些理解和包容，多些赞赏和肯定，婚姻方能走得长远！

男大希望当婚，而女大未必当嫁，在男女生结婚意愿不匹配的当下，男生们需要适度改变传统的婚姻观念，给女生以信心和希望；而女生们也需要调整心态，勇于接纳婚姻和家庭。

附 5-3　女大当嫁？

资料显示，2017 年中国单身人口总数达 2.49 亿，占总人口的 18%；2018 年离婚率达 38%，多数离婚申诉的原告为女性。随着结婚率降低、离婚率上升及单身人口的持续增多，越来越多的人加入不婚族的行列当中，女性选择不婚亦成为一个社会热点话题。

1. 不婚族和不婚女性

婚姻作为一种最基本的社会制度，在人类历史发展的长河中发挥着极其重要的作用。然而，随着时代的变迁，“家本位”的观念被弱化，人们的婚姻观正经历着激烈的转变。在经济发达的城市，具有较高学历、较好职业和较为稳定收入的“幸福派”们，在“当婚”的时候，却对婚姻说起了“NO”，由此衍生了不婚族。不婚族是指坚持独身主义、不结婚的人群，但不等于没有恋爱对象，不婚族向往自由和重视个人幸福感。

不婚女性则被定义为具备一定社会地位、经济独立、受过良好教育、注重自身需求、不结婚的女性。从原因上区分，有主动不婚和被动不婚；从时间上区分，包括终身不婚和暂时性不婚。暂时性不婚是指单身女性对婚姻处于观望态度，短时间内不结婚的群体。不论何种类型的不婚，均体现了女性对婚姻不轻易迁就的态度。

2. 选择不婚的理由

（1）注重个人感受　现代女性崇尚自我，追求男女平等，在情感生活中更加关注自身需求。不婚女性不完全认同“相夫教子”“男主外女主内”“以家为大，牺牲自我”的传统婚姻观念，更注重个人的自由和幸福感。尤其是经历婚姻失败后选择不婚的女性，更加关注个人感受。

（2）实现自身价值　在男女受教育权利平等的背景下，越来越多的女性接受高等教育，职场中叱咤风云的独立女性比比皆是。学识较高、经济独立的女性，更加注重内心的满足和现实中的成就感。女性价值的实现不再局限于婚姻家庭中，宁愿选择高质量的独身，以提升自身的社会地位、职场发展和自我价值。

（3）婚姻不是必需品　面对现代快节奏的婚姻生活和高离婚率的现状，越来越多的女性发现理想高质的婚姻遥不可及。婚姻不仅是两个人的日子，婚姻背后是三个家庭（婆家、娘家和自家）的繁琐杂事，传统“男主外、女主内”的观念使得男性参与家庭生活不多，女性对家庭的付出远高于男性。此外，“养儿防老”的观念显然在不婚女性眼里已不适用，不婚女性认为“我的生活我做主”，人生的归属不应依附他人。

3. 不婚女性的情感调适

女性不婚，“利”“弊”俱存！“婚”与“不婚”，务必慎重选择！对于不婚者，无论是主动还是被动、终身还是暂时，要想摆脱不婚带来的“他人质疑”“社会困扰”，以及情感缺失和精神孤寂等负面效应，则需要在情感上做出调适，方能形成自我认同和提高抗压能力，以抵抗外界压力和舆论困扰，不违初衷！

（1）情感转移　通过转移情感生活来获得情感能量，包括横向转移和纵向转移。横向转移是指将男女爱情延伸至其他情感领域，如亲情和友情。当遭遇困境或感到孤独时，亲人与好友的陪伴、交流和互动可以使不婚女性获得情感上的满足。纵向转移是指将情感跳转到与爱情不同等级的其他领域，如发展事业、养宠物、旅行等兴趣爱好。宠物的陪伴能够带来情感支持，研究证明拥有宠物的不婚女性具有较高的心理健康水平。

（2）情感补偿，包括物质补偿和精神补偿　物质自由可以为一个人的生活带来快乐和满足。不婚女性多数经济条件较好，可以适度通过物质补偿来填充感情生活中的部分缺失。此外，做志愿者和慈善机构的义工，甚至关注娱乐圈的影视明星动态也成了不婚女性获得精神补偿的途径。在上述过程中，不婚女性可以唤起自己的情感需求，并获得精神寄托和情感能量。

选择不婚是个人自由，但绝不是盲目崇尚！选择不婚，可以遵从自己的内心需求，注重的是个人感受；选婚姻，需要个人学会包容和适当改变自我，甚至做出适度的让步。“婚”与“不婚”，皆是利弊共存。一旦选择了，请好好珍惜，切忌见异思迁！不论何种选择，女性都要做更好的自己，过精彩的生活，不负初心！

附 5-4　无性婚姻，谁之过?

1. 无性婚姻的定义

中国人民大学性社会学研究所在过去十几年里的追踪调查结果显示，在全国已婚或同居的男女里面，约有 1/3 的夫妻过着无性婚姻的生活，年龄集中在 30 ~ 50 岁。无性婚姻的现象与经济水平的发达程度呈正相关，城市比县城和农村更为普遍。

何谓无性婚姻？一对夫妻或情侣，在身体和精神状态正常的情况下，超过一个月以上没有和谐默契的性生活，或者每年的性生活频率在 10 次以下，就属于无性婚姻的范畴。

2. 无性婚姻的原因

（1）工作繁忙，生活压力大？

经济时代催生了“双城夫妻”和“假日夫妻”。夫妻即使处于同一屋檐下，也可能因为作息时间不同步、工作过于劳累而忽视“夫妻生活”。社会和经济压力导致中年男性性功能提前衰退，加上女性性意识的觉醒，导致中年夫妻性生活的不同步和不和谐，这是无性婚姻产生的原因之一。

（2）互联网时代的副产物？

以前的日子过得很慢，慢得一生只够爱一个人。而如今人手一“机”，工作之外的时间和精力都给了网络世界。晚上闭眼前看的是手机，早上睁眼后看的还是手机；没有多余的时间进行交流，夫妻感情自然也随“机”而逝，性爱更加谈不上。

（3）相看两相“厌”？

有人说婚姻是爱情的坟墓，可如果没有婚姻，爱情死无葬身之地。柴米油盐的日常琐碎，逐渐磨平爱情的棱角。激情消逝，生活趋于平静。婚前眼里看到的全是优点，婚后看到的全是缺点。人还是那个人，是我们看人的角度变了，还是那个人真的变了？

（4）孩子背锅？

婚后随着孩子的到来，女性由于角色的转换和精力的转移而忽视了丈夫的性需求，有可能因此而影响了夫妻关系，甚至有人视孩子为“第三者”。而另一种情况却是：孩子长大了，维系一个家的纽带没了，原本不和谐的夫妻生活无需再装。这是中年夫妻的另一种伤痛！

3. 让婚姻幸福如初

（1）我的幸福我做主

沟通是解决无性婚姻最好的良药，冷漠（冷暴力）对婚姻的杀伤力是致命的。我们要勇敢对爱人表达自己的性需求。夫妻双方在“性”面前是平等的，当双方在性爱频率和方式上达成一致，能够提高幸福感，有利于婚姻和家庭的和谐稳定。

（2）夫妻关系第一位

孩子不应该成为导致“无性婚姻”的理由，有了孩子才能构成一个家庭，而夫妻关系是家庭关系的核心。工作再忙，生活再累，也要挤出属于彼此的时间和空间，重温“二人世界”，大到定期旅游，小到半天的闲暇时光。另外，夫妻关系不能依附于亲子关系。如果夫妻已成陌路，裂痕无法修补，那么，学会放手，各自珍重，也是对婚姻的一种尊重。

（3）求同存异，一起精彩

由于工作性质和兴趣爱好的不同，加上手机和互联网提供的便利，导致很多夫妻“各自精彩各自欢”。然而“物以类聚，人以群分”，能够成为夫妻的，至少在三观和一些基本的原则底线上应该有共同之处。因此，在两人独处时，可适当改变各自刷手机的习惯，多找一些共同的话题进行分享和交流。在保留自己空间的前提下，注重“求同”，一起精彩。

（4）注重“仪式感”，适当投资自己

性是爱的最深层的表达方式，在特殊的日子里（结婚纪念、生日等），可以给对方准备惊喜，增加生活情趣。此外，夫妻再怎么熟悉，也要适当注重个人形象，适时提升自我，防止审美疲劳，保持适当的神秘感和新鲜感！

合理规律的性生活不仅有益于身心健康，也是婚姻的保鲜剂和润滑剂。适时适度的性生活还可以化解夫妻关系中的一些矛盾和误解。

附 5-5　当你老了

随着社会老龄化的加剧，老年人的幸福越来越受到关注。大多数人对老年人的关注局限在物质层面的衣食住行，却疏漏了精神层面的需求，更是忽略了老年人的“性需求”。

1. 老年人的性需求

进入老年期之后，身体机能整体下降，性器官和性功能逐渐衰退。女性表现为排卵和月经逐渐停止，体内雌激素水平下降，阴道分泌物减少，阴道黏膜变薄，导致性生活时有不同程度的不舒适感。男性进入老年期后，阴茎海绵体萎缩，血管逐渐硬化，阴茎勃起速度减慢，性高潮期缩短，不应期延长。

生理的变化对老年人的心理产生不同程度的影响，以至于大部分长者认为自己有性欲和性需求是一件羞耻的事情。然而，一项对英格兰老年人性健康状况的研究表明，平均年龄为 66.9 岁的老年男性和平均年龄为 66.8 岁的老年女性均有性欲望和性生活。

对于老年人来说，在身体状况许可的前提下，规律适度的性生活有利于增进身体健康。研究发现，规律的性生活可提高老年人的词汇能力和视觉功能，预防早老性痴呆；促进血液循环，降低心血管疾病的发生概率；降低男性前列腺 / 女性乳腺增生乃至肿瘤的发病率；性爱对内分泌和新陈代谢有促进作用。

2. 注意事项

老年人在性爱方面适合采用“细水长流，润物无声”的方式，且行且珍惜。

（1）频率适度　根据自身的身体素质和内心需求，控制频率，一般建议 60～70 岁老年人的性爱频率为每月 1～2 次。

（2）力度合理　注意性爱过程中的安全性，不借助酒精和药物，避免过度兴奋，不选择难度过高的动作和方式。

（3）借助用品　老年女性可以适当借助人体润滑剂，降低身体随年龄增长带来的影响。除了狭义上的性行为，拥抱、亲吻和日常的肌肤接触都能够增添老年夫妻之间的亲密关系，达到愉悦身心的效果。

（4）充分休息　性生活时血液大部分集中于生殖器周围，血管收缩，脑部供血减少，体内水分流失。因此，建议老年人性生活后静躺片刻，适当饮用温水和补充能量。

3. 他山之石

荷兰布拉邦省护理机构 Brabant Zorg 曾启动了一项关注老年人性爱健康的工作计划，要求职员们要及时觉察老年人的性需求，尤其是对于性功能依然活跃的长者要特别关注。英国 ITV 电视台的聊天节目“This Morning”在某期节目中，邀请了性学专家向老年人讲授性生活的注意事项，鼓励老年人不仅要大胆说出自己的需求，还要学到如何安全地获得性爱体验。

性爱不仅仅是年轻人的专属特权，了解自己，健康生活，安全行事。当你老了，幸福依旧！

第六章

性心理异常

第一节　性心理异常概述

在人的一生中，如果在性心理发展的某个阶段遇到挫折，个体的性心理得不到顺利发展，那么就有可能出现性心理异常。例如，婴儿如果在口唇期遇到挫折，经历创伤性体验，那么成年后可能会出现习惯性咬人或口头攻击别人的习惯；如果幼儿在肛门期遇到心理挫折，成年后有可能发展成为施虐狂；如果儿童在性器期遇到心理创伤，成年后可能会出现性恐惧，造成性冷漠；如果青少年在生殖器期遇到挫折，缺乏自我控制能力，则可能容易出现性罪错。

性心理异常（psychosexual disorder）指的是与社会的性道德规范明显不一致的心理体验或异常行为。现代学者主张用“性偏离”或“性偏好”等中性词，来泛指这类偏离正常性心理而导致性行为异常的现象。虽然其名称、概念与分类等目前还没有严格统一的标准，但这类心理或行为的概念都包含有以下含义：

① 以正常人的性心理作为参考标准，其行为不符合社会公认的性道德规范。而所谓的正常人的性心理，又是在特定历史条件下，在特定民族、文化传统和道德习惯前提下表现出来的性心理活动，故所谓的正常标准也不尽相同。例如，同性恋问题在中世纪的古罗马、古希腊及当今的某些国家或地区是可以被接受的，甚至同性恋婚姻是合法的，但在有些国家还是被认为是违反公认的道德习俗，是一种性心理异常。

② 行为对他人可能造成伤害，如施虐狂、恋童癖等。

③ 对正常的性活动没有要求，甚至心怀恐惧，常常带有强迫性与反复发作的特点，但没有突出的人格障碍，主要表现在寻求性欲满足的对象或性行为方式的异常。

需要注意的是，如果只是在某种特定情况下出现一时的变态性行为，即境遇性的，或由于道德败坏去实施变态的性行为，均不属于性心理异常。因为一般的性心理异常者不一定是道德败坏者或犯罪分子，他们中的大多数人工作尽职尽力，个性内向、文雅、害羞，除性行为异常外，一般具有正常的伦理道德观念。性心理异常者尽管其表现形式不一，且存在程度上的差异，但大体可分为以下几类（表6-1）：

① 性取向异常，指除社会主流的异性恋之外的性取向，如同性恋、双性恋、跨性别者和酷儿等，近年来，人们把这类人群统称为性少数群体。

② 性爱对象异常，是指性爱的中心偏离了社会所公认的合理的成年异性个体的一类性心理异常，如恋童癖、恋老癖、恋物癖、皮格梅隆癖等。

③ 性爱表达方式异常，如异装癖、露阴癖、窥阴癖、性虐狂等。

④ 其他，如易性癖、性瘾和性冷漠等。

下面将对性少数群体类型和一些常见的性心理异常类型加以论述。

表6-1 性心理异常类型

异常表现形式	分类	主要特点
性少数群体（性取向异常）	同性恋	性活动对象指向同一性别但满意自己的生物学性别
	双性恋	对两种性别的人均会产生性吸引或性冲动
	跨性别者	心理上不认同自己的生理性别，不一定要求改变生理性别
	酷儿	不想落入任何一种固有性别认同
性爱对象异常	恋童癖	成年人以儿童或性发育未成熟的少年为性行为对象
	恋老癖	以老人为性欲满足对象
	恋物癖	反复收集异性使用过的物品，并以此获得性满足
	皮格梅隆癖	偏爱模拟人体造型的无生命物体，以此获得性满足
性爱表达方式异常	异装癖	通过穿着异性服装而得到性满足
	露阴癖	偏爱反复在异性面前暴露自己的外生殖器，以获得性满足
	窥阴癖	以偷看异性裸体、性器官或性交场面来获得性满足
	性虐狂	通过性虐待获得或加强性欲，以获得性快感
其他	易性癖	心理上不认同自己的生物学性别，具有强烈改变生物学性别的心理诉求
	性瘾	个体出现强烈的、被迫的连续或周期性的性冲动
	性冷漠	对性生活无兴趣

第二节　性少数群体

广义上的性少数群体泛指那些与大多数人不同的性心理者和性行为者。狭义上的性少数群体是指除异性恋之外的少数性取向人群和非顺性别者，是从性倾向和性别认同角度提出来的。最初的性少数群体包括**女同性恋者**（lesbian）、**男同性恋者**（gay）、**双性恋者**（bisexual）和**跨性别者**（transgender），简称 LGBT。后来，人们把**酷儿**（queer）也纳入其中，因此性少数群体被简称为 LGBTQ。

一、同性恋

同性恋（homosexuality）是指性活动的对象指向同一性别的人。其特点是以同性个体作为性恋和性欲满足的对象，而对异性反感或不感兴趣，但满意自己的生物学性别，这一点与易性癖患者有所不同。同性恋在男女中均可发生。在男同性恋中，可有一方心理或行为上显得女性化；在女同性恋中，也可有一方在心理或行为上显得男性化，但也有角色互换的。在同性恋者中，有的是绝对的同性恋，对异性毫无兴趣。有的既可恋同性，但也可与异性有正常的性活动，且情况和程度多种多样，有的同性恋程度多于异性恋程度，有的两者并无侧重，还有的异性恋程度多于同性恋程度。

同性恋现象在人类历史的各个时期都存在，而且比较广泛。学者潘光旦在译注 Ellis《性心理学》一书中，附有《中国文献中同性恋举例》。文中详尽地论述了同性恋现象在我国的渊源，叙述了史传中所记述的各个时代的实例，又从小说、野史等中考证出种种实例，以及曾在某些地方形成一种风气的史实，并对解释同性恋产生原因的文献作了详细的介绍。在现代文明社会中，同性恋亦并非少见。一些知名人物，包括文学家、艺术家、学者，乃至政治家，也存在同性恋行为。因此，同性恋现象是跨地区、跨文化而普遍存在的，存在于各个种族、各个阶级、各个民族和各种宗教信仰的人们当中，也可见于各个年龄段，其中以未婚青少年多见，西方国家比东方国家多见。

目前对同性恋现象的产生与评价，以及法律问题，世界各国尚无统一的观点，分歧很大。一些西方国家规定，只要是双方自愿，年龄超过 21 岁的就不算违法，如荷兰于 2001 年 4 月 1 日起承认同性恋婚姻的合法性。美国也有不少州和城市承认了同性恋家庭的权利。我国以前将同性恋划入性变态范畴，但 2001 年新版的《中国精神障碍分类及诊断标准》（CCMD-3）不再将同性恋划为病态，承认同性恋的性活动不一定是心理异常的表现，只有在同性的性行为导致心理矛盾、焦虑，严重影响正常生活和学习的情况下，才被认为是性心理障碍。近年来，我国学者开始不把同性恋看成病态，而是性取向不同或个人生活方式的一种选择。有关同性恋形成的原因，目前一般认为是多种因素共同作用的结果，主要是生物学因素和环境因素。

（一）生物学因素

生物学因素包括激素水平、遗传水平和脑组织解剖结构等。生物学研究认为，人类的胚胎原本是“双性”的，在完全分化为男、女性器官后，体内性腺既分泌雄激素，也分泌雌激素，因而心理和生理也都同样存在异性的成分，这可能是导致同性恋的重要因素之一。基于这种观点，同性恋的生物学因素可进一步分为以下类型。

1. 同性恋与性激素分泌失调有关

研究者发现男同性恋者尿液中的睾酮较对照的异性恋者少，而女同性恋者尿液中的睾酮较对照的异性恋者多。但目前还不能确定是激素水平的变化引起同性恋行为，还是同性恋的心理及行为引起继发的激素水平变化。给男同性恋者补用睾丸激素后并不能激起他的异性恋行为，而只是增加了同性恋行为中的性欲强度，故这一观点还需更多的研究方能阐明。

2. 同性恋与遗传因素有关

有研究发现，同性恋者在同卵双胞胎中远比异卵双胞胎中多见。但后来又有不同的报道，不少的同卵孪生中只有一人是同性恋，故这个观点也不能得到肯定。1993 年，哈默（Hamer）等人发现男性同性恋者（40 人中的 33 人）的 X 染色体长臂顶端区域上具有相同的 *Xq28* 基因，并由此认为 *Xq28* 基因可能控制着男性同性恋行为和趋向。但也有人对这一结果产生怀疑。1995 年，Hu 等人对男同性恋家庭的系谱和基因连锁进行了分析，证实了先前报道的男同性恋与 *Xq28* 基因的相关性。此外，穆斯塔基斯（Mustanski）等人发现 3 个相关基因，即 *7q36*、*8p12*、*10q26* 与男性同性取向的相关性，其中 *10q26* 是由母亲遗传的，从而再次证实了遗传与同性性取向的相关性。

3. 同性恋可能与脑组织结构的变异有关

1993 年，伊利亚斯（Elias）研究发现，男同性恋者的下丘前部的神经元密度只有异性恋者的一半。也有人发现男同性恋与男异性恋的大脑结构存在显著差异，男同性恋与女异性恋的大脑结构较为相似，两者大脑结构呈现对称状态，反之男异性恋与女同性恋的大脑结构存在明显的不对称。

（二）环境因素

这主要是从心理与行为因素的角度分析。有研究表明，同性恋者在幼年时期往往受到环境的影响，主要是家庭环境对角色期望倒错的影响，男性被按女性的角色培养，女性被按男性的角色培养，从而导致儿童在性角色自认上发生倒错。这样，到了青春期时就对同性产生好感，对异性失去兴趣，且逐渐对异性反感、厌恶，最后发展成为同性恋。即正常的性心理发育受到不良的家庭或环境的影响，导致成熟的异性恋驱动力被阻滞或者歪曲。

此外，有人认为同性恋与社会风气有关。例如，在太平洋西南部的马来群岛上的土著居民中，鼓励年轻人通过手淫达到快感来替代异性性交，男同性恋也得到社会的赞同。也有部分人认为同性恋既可满足性器官的快感，又可避免怀孕带来的麻烦。此外，失衡的男女性别比例也会导致同性恋现象，并使人们逐渐将其合理化。

总之，同性恋的产生是多种因素共同造成的，至今尚无明确和权威的学说。家庭的和谐、儿童成长期间正确的引导、异性间正常的交往、科学的性知识和适当的性教育，对于形成正确的性别意识和婚恋观都是必不可少的。

二、双性恋

双性恋是指对两种性别的人都会产生性吸引或性冲动，其表现是男女皆恋，是绝对异性恋和绝对同性恋两者之间的过渡类型。双性恋者虽然会被两种性别所吸引，但被吸引的程度不一定相等，即对于性别的选择仍然存在偏好（包括性行为偏好、情感偏好与社交偏好）。一类表现为同时保持与两种性别的性爱关系，另一类却只与其中一种性别维持单一的性爱关系，所以往往会偏向这种性别或者只与这种性别的人有性关系。

双性恋的成因众说纷纭，主要认为与幼年时期出现心理创伤有关，也可能是在青春期遭遇消极的性经历。如首次性经验的恶性刺激，将导致自我性别认同障碍，妨碍正常性倾向的建立。

虽然目前社会对非常态的性倾向逐渐宽容，但国内的大多数人还是不认同双性恋行为。对于双性恋者来说，他们面对的不仅有异性恋的不理解，还有同性恋者的不理解，这种尴尬处境导致他们难以拥有足够的勇气来承认自己的身份。所以，大多数的双性恋被迫选择隐身，在大众群体中保持低调。

三、其他类型的性少数群体

（一）跨性别者

跨性别者是指一个人在心理上无法认同自己的生理性别，而认同自己应该属于另一种性别。跨性别这一术语最早于 1974 年出现在医学领域，指接受治疗的性别紊乱患者，包括性别错乱者、男扮女装的同性恋者、异装癖者，还有男性化的女同性恋者，以及任何具有跨越生理性别或社会性别界限的人。因此，跨性别者是相对顺性别者而言的。顺性别者指的是一个人的心理性别与出生时的生理性别相符。

根据《2017中国跨性别群体生存现状调查报告》，跨性别群体可以分为跨性别男性、跨性别女性、异装者等。跨性别男性指的是生理性别为女性，但自我认同为男性的人；跨性别女性是指生理性别为男性，但自我认同为女性的人；异装者是指穿衣打扮与其生理性别不相符的人，也有学者将异装者列入性爱表达方式异常一类，本书采用此观点，即把异装者列入性爱表达异常的范畴（见本章第四节）。异装者、跨性别者并不一定都要求改变生理性别，所以跨性别者不一定是变性人。

（二）酷儿

酷儿是指不想落入任何一种固有性别认同的群体，“酷儿理论”于20世纪90年代初在西方兴起。“酷儿理论”认为人在性倾向和性行为上具有多元化的可能，性别认同和性取向不是天生的，而是会随着社会和文化的发展而改变。

第三节　性爱对象异常

一、恋童癖

恋童癖（paedophilia）是指成年人以儿童或性发育未成熟的少年为性行为对象，而对成年人则相对或完全缺乏性兴趣的一种性心理异常现象。根据《精神障碍诊断与统计手册》提出的诊断标准，恋童癖者对儿童，特别是13岁以下的儿童有性幻想、性唤起冲动或者性需求，这些特征只要持续6个月或以上，即可临床诊断为恋童癖。

大多数恋童癖者（50%～70%）有并发的性心理障碍，他们通常采用诱导法，使受害者脱敏。往往先从无害的抚摸开始，最终发展到侵略性的行为：①露阴癖。恋童癖者可能向儿童暴露他（她）的生殖器。②窥阴癖。有些恋童癖者窥视裸体的儿童，也可能给儿童脱衣服。窥阴癖可能触摸儿童，也可能不这么做。③摩擦癖。恋童癖者可能会摩擦儿童的生殖器、臀部或乳房。一些人在儿童面前进行手淫或强迫儿童相互手淫。④性交。有些人最终发展为口交、肛交和阴道性交。

恋童倾向大多在青春期前或者期间出现，且不受患者自己选择或控制。因此，有一些业内人士会建议把恋童癖视为一种性倾向，与同性恋或异性恋相似。然而，现有的研究证据并不能支持将恋童“去病化”，因为恋童者有可能会对他人造成伤害，并且有研究表明他们可以在专业人员帮助下避免采取伤害儿童的行为。在我国，恋童目前只能够被认为是性犯罪的一种行为动机，但并不等同于性犯罪。需要注意的是，恋童者有可能会犯下儿童性侵害、儿童性诱拐等罪行。

恋童癖发生的原因复杂，包括先天的生物学因素和后天的环境因素。有研究指出恋童癖者的大脑结构有所不同，如脑灰质有降低的倾向。如果一个人在儿童时代受过性虐待，或长期遭受心理挫折，则容易成为恋童癖者，希望退回童年，而其性唤起的模式是受虐待时期留下的深刻印迹。也有人认为与身体损伤有关，如阳痿、酒精中毒、衰老等。

二、恋老癖

恋老癖（gerontophilia）指以老人为性欲满足对象的一种性心理异常现象。恋老癖者通常对正常成熟同龄异性没有性欲望，而嗜恋老年人，常见于青年男性，且多有同性恋倾向。恋老癖的本质是“恋母或恋父情结”，与个体在幼儿期严重缺乏某一性别亲长（父亲或母亲）的关爱有关。个体出于对亲长关爱的渴求，在成年后演变为恋老倾向，最终发展为恋老癖。恋老癖表现为一旦与所恋的老年接触，就可出现明显的激动或兴奋，而对同龄异性无任何兴趣。因此，他们常常主动与老年人接触，并对他们进行性挑逗。恋老癖者除了性心理处于幼稚和非成熟的状态，其他的心理表现是正常的。

三、恋物癖

恋物癖（fetishism）是指经常反复地收集异性使用过的物品，并将此物品作为性兴奋与性满足的性心理异常现象。患者大多数为男性，多为异性恋者。按照《精神障碍诊断与统计手册》对恋物癖的临床诊断标准，这些幻想、冲动或行为在至少 6 个月内经常出现。因此，他们千方百计寻找异性用过的物品，甚至不惜冒险去偷窃所恋的物品，如异性的内衣、内裤、胸罩、发卡和手帕等，并用这些物品引发性兴奋甚至达到性高潮。恋物癖者一般对异性的整个身体及性器官不感兴趣。若拿不到异性物品，便会焦虑不安；一旦得手，虽然性心理得到了满足，但常常又会因憎恨自己而产生自责、悔恨、忧郁、痛苦及自卑等心理冲突。因此，经常是有改过之心，无改过之举。

关于恋物癖发生的原因，至今仍不清楚。据心理专家的观察，可能与患者自幼较受溺爱，遭受过某些心理创伤，个性孤僻、胆小、拘谨，在性心理发展过程中缺乏正确的引导，缺乏正常的男女交往，缺乏科学的性知识等有关。

因此，从幼儿期起，应根据年龄特征给予适当的性教育和良好的个性培养，这对于预防形成恋物癖是有积极意义的。对于患者可通过心理疏导以消除病因，帮助他们重建与异性的正常交往，进而使用厌恶疗法等，可以有效引导恋物癖患者逐步克服恋物行为。

四、皮格梅隆癖

皮格梅隆是希腊神话中的塞浦路斯国王，他热恋着自己亲手雕刻的一尊少女雕像，日夜与其相伴，而不理会其他女子的追求。皮格梅隆癖是指对某些模拟人体造型的无生命物体的偏爱，并通过它获得性满足的一类性心理异常现象。这些物体可以是人体塑像、玩具娃娃和服装模特等。皮格梅隆癖者对异性可能有一种天生的恐惧心理，甚至不敢与异性独处，而在与非生命物体相处时，则不会产生这种自卑的恐惧心理。大多数情况下，皮格梅隆癖者与他所眷恋的物体之间存在着一种休戚与共的关系，这些被眷恋的物体可以启发他们的性想象。

第四节　性爱表达方式异常

性爱表达方式异常是指性爱的表现方式或满足方式不同于社会所公认的合理方式的一类性异常现象。如异装癖、露阴癖（裸露癖、暴露狂）、窥阴癖（窥淫癖、观淫癖）、性虐狂等。

一、异装癖

异装癖（transvestism）又称异性装扮癖，是指通过穿着异性服装而得到性兴奋的一种行为障碍。患者多为男性，且通常只作异性穿着打扮，而仍有正常的性爱指向，也有与异性结合的需求，常在异装后进行手淫或性行为。异装行为多数始于童年期或青春期，最初一般不在公众场合，常在自己房中穿着异装，在镜中自我欣赏，以后逐渐出现在公众场合。

关于异装癖形成的原因有很多的探讨与研究，归纳如下：①幼年时家庭环境的不良影响，如父母为了填补心理上的缺憾，把孩子打扮成异性并给予更多的关爱。②教育引导不当，有些父母把孩子当成异性来教育，使孩子在童年和青少年时期缺乏与正常的同性交往，逐渐养成异性化的气质和性格。③心理因素，也有人认为患者穿着异装来获得性满足，这可能与异装解除了患者潜意识中对性生活的惧怕、忧虑情绪等心理因素有关。需要注意的是，一般的异装癖与幼年的环境有密切关系，而且自幼就有这种表现或迹象。从预防的角度来说，应在孩童时期的教育中予以关注。早发现，早引导，早纠正。若成年以后，特别是婚后再进行纠正，就有一定的困难。

二、露阴癖

露阴癖（exhibitionism）指偏爱反复在异性面前暴露自己的外生殖器，从而获得性满足的一种行为障碍，也称为裸露癖、暴露狂。多见于25~35岁的青年男性，大部分为未婚，女性罕见。其特点是在不适当的环境中对异性公开裸露自己的生殖器，引起异性的紧张性情绪反应，而获得性满足或快感的一种性偏离现象。

露阴对象多是素不相识的年轻异性，裸露程度不一，男性多数仅显露生殖器，女性显露乳房，少数暴露全身。露阴癖者常常在黄昏或不太黑暗的晚上，守候在街头巷尾、公园或电影院附近人不多或者十分拥挤但又有机可乘的地方，也有的白天站在住房的门口、窗口、偏僻角落，当异性走近时突然暴露自己的性器官，使对方惊恐不已，露阴癖者则从中感到性满足。有的还伴有其他行为，如手淫、与对方说话，但一般不对异性发生其他不轨行为。露阴癖虽然不侵犯对方身体，但败坏了社会风气，影响社会安定，属违反《治安管理处罚法》的行为。

露阴癖产生的原因目前还不太清楚，可能与下列因素有关：①从种族和个体发育角度分析，露阴者被认为是原始行为的释放，是本能冲动的控制能力削弱所致；②与环境有密切关系，露阴者在童年时曾窥视过父母不同程度的裸露，性教育缺失，诱发性早熟；③与人格不健全有关，因为露阴者性格多内向、腼腆、拘谨，不善于与异性交往，性心理不成熟，停滞在儿童期的某一发育阶段，或者在个体遇到困难时退缩到较为幼稚的阶段，用儿童式的幼稚性行为来解决成年人的性欲问题。目前认为心理治疗可以达到一定的效果。

三、窥阴癖

窥阴癖（voyeurism）指以偷看异性的裸体、性器官或性交场面来达到性满足的一种行为异常，俗称“目淫”。以男性为多见，对正常的性亲昵和性生活无兴趣。患者往往冒险在浴室、厕所偷看异性，常因此而被抓获。

窥阴癖与性侵、猥亵等行为是有区别的，窥阴癖一般只满足于窥视，对异性很少有正常的性要求。性侵则是由于一时冲动而作案，其目的是满足一时性的心理需要，往往有性交的欲望。对窥阴癖的法律责任与处理原则同露阴癖。

一般认为，以窥阴行为来满足性需要是一种幼稚的、儿童化的行为，成人的性满足应该是以和谐的性交来实现的。形成窥阴癖的可能原因有：①幼年时接受不良视觉性诱惑或不良的性经历，导致性心理发育过程受阻。②偶然的窥阴行为与手淫结合产生的不良影响，以后通过手淫的反复加强而固定下来。③色情文化的影响、智力缺陷或者性压抑亦可能导致窥阴癖的产生。

四、性虐狂

性虐狂是通过性虐待获得或加强性欲，以达到性快感的行为异常。极端的情况是只能通过性虐待才可获得性快感，但大多数情况下，性虐待只作为一种催化剂而起作用。按其方式的不同，分为施虐狂与受虐狂两种。凡以通过在异性身上造成痛苦来获得性满足者，称为**施虐狂**（sadism）；凡以通过受到异性施予的痛楚才能获得性满足者，称为**受虐狂**（masochism）。因此，性虐狂也简称SM，即施虐狂和受虐狂英文字母的缩写。

虐待行为可轻可重，一般是手拧、脚踢、口咬或捆绑。轻者用幻想激发自己的性欲，最严重的施虐行为可导致虐杀致命，成为色情杀人狂。患者从杀人行为中获取性快感，多见于男性。由于这种人对社会危害严重，世界各国法律皆对色情杀人狂罪犯处以重刑或极刑。

目前对性虐狂形成的原因尚不清楚。可能其在童年时期遭受性侵害或其他打击凌辱，因而形成强烈的报复与反抗心理，借在异性身上施虐，显示自己的力量或征服，从中获得性快感；也可能是过度自卑感的补偿，有些人对自己个人能力、生理素质、社会地位等方面的缺陷深感自卑，因而通过对异性实施伤害，以发泄被压抑的性本能和心理紧张。

第五节　其他性心理异常

一、易性癖

易性癖（transsexualism）属于性身份识别障碍的一类性异常，表现为心理上不认同自己的生物学性别，即性心理身份或性别意识的完全颠倒，并有多种异常性行为。患者具有强烈改变生物学性别的心理诉求，往往通过外科手术或激素治疗改变性器官和副性征，即实施变性手术，使自己尽可能与所偏爱的性别一致，并希望得到他人的理解和认可。因此，这是一种性角色的异化，不同于前面介绍的异装癖。异装癖是通过异性穿着来获得性的满足。易性癖男女均有发生，但以男性为多，大多数在幼年性心理形成之初已有迹象，在青春期显露出来。

关于易性癖发生的原因，目前还不是十分清楚。一般认为是由生物因素和环境因素共同作用的结果。如有的父母想要个女孩，却偏偏生了个男孩，于是违背客观事实，给孩子留长发、涂口红、穿着女装、取女名，处处以女孩相看待，这种不良的社会角色培养，可使孩子的性身份识别发生障碍，导致性心理异常。成年人如果在生活中遇到挫折，如婚姻或事业上的失败，也可能出现易性癖。也有人认为体内激素失调，下丘脑与雄激素的关系失调是易性癖形成的原因之一。周江宁等报道下丘脑中终纹床核的中央区，一般正常普通男性比普通女性大 44%，但是在男变女性者中仅为普通男性的 52%，这提示了易性者的脑结构与普通人可能不一样。

易性癖的治疗是比较困难的，患者多依赖于心理治疗，然而实际上心理治疗效果并不佳。比较一致的看法是，既然没有好的治疗办法，倒不如按患者的意愿使其生理性别得到改变。自 1930 年第一例变性手术以来，已有大量的变性手术获得成功，中国也有不少成功的手术报道。

异装癖与易性癖不同的是，异装者并不厌恶或怀疑自己的性别，纯粹是满足内心需求，但在性的多个维度中异装癖表现出对社会性别认同的障碍。严重的异装癖患者会有一部分发展成易性癖。

二、性瘾

性瘾（sexual addiction）又称性爱成瘾症，是指个体出现强烈的、被迫的连续或周期性的性冲动行为。如果这些性冲动得不到满足，就会产生焦虑不安的性心理异常。这是在 20 世纪 80 年代由帕切克·卡恩斯（Patrick Carnes）提出来的概念。大部分的性瘾者具有其他如酗酒、赌博等癖好，一旦性瘾发作，就会不顾一切去寻找发泄的对象。形成性瘾的原因有生物因素和环境因素等。生物原因主要是内分泌系统紊乱，如肾上腺肿瘤、垂体肿瘤等使机体雄激素水平升高，可导致性亢进甚至性瘾。在缺乏温暖的家庭中成长的孩子，长大后会选择不同的成瘾方式，如吸烟、喝酒、赌博、性爱等方式麻痹自己。不良的色情书刊、互联网的诱惑、精神压力过大也可能让人对性爱产生依赖。性瘾者对自己和他人家庭均有破坏力，在社会上可能会导致犯罪行为的发生。

三、性冷漠

性冷漠（sexual apathy）是指性欲缺乏，即对性生活无兴趣，也有说是性欲减退。性冷漠与性快感缺乏是两个不同的概念，两者可以同时出现，亦可不同时出现，因此，性冷漠又分两种类型：有性快感缺乏的性冷淡综合征和无性快感缺乏的性冷淡综合征。

在调查受过良好教育而身体健康的夫妇中，16% 的男性和 35% 的女性有性冷淡综合征。在未育夫妇中，性冷淡占 2%，但是真正毫无性欲的人很少见。

综上所述，在性心理的形成与发展过程中，绝大多数人的性别自认及性行为都是与生物学上的“性”一致的，只有少数出现不一致。由于这少部分人可能受生物因素或心理、环境因素的影响，而偏离了正常的性心理发育方向，成年后可出现性心理上的异常。尽管部分性心理异常的原因目前尚未十分明了，但几乎所有成年的性心理异常者，都在儿童或青少年时期便显露出某些偏离趋向，这就启示我们早期性健康教育具有重要作用。性教育离不开家庭、学校和社会的共同参与。

思考题

1. 谈谈你对同性恋的看法。
2. 简述易性症、异装者和同性恋的异同点。
3. 从性心理的发展过程，介绍性心理异常的预防措施。
4. 对性心理异常者，我们应持怎样的态度？

附 6-1　性别重置低门槛，几人欢喜几人忧

小华从小就不想当男人。TA 留着齐肩的直发，言行举止充满着女性特质。父母带他去看医生，母亲跪在诊室，苦苦哀求医生劝说小华放弃变性的想法。医生表示当前科学技术尚无法改变人的意志。20 岁那年，小华走上性别重置术的“不归路”……

1. 性别重置来新规

2022 年 4 月，国家卫生健康委发布了最新修订的《国家限制类技术临床应用管理规范（2022 年版）》，降低了接受性别重置技术的门槛要求，并为术后身份证件的变更提供便利，相关用词也更加友好。此次的性别重置修订，将性别重置手术对象年龄从 20 岁下调至 18 岁。

那么，到底什么是性别重置技术？它离我们有多远？今天，我们就跟大家聊聊关于性别重置的话题。

性别重置，简言之就是变性、易性。性别重置手术是指在心理、药物等手段治疗无效的情况下，通过整形外科手段使易性癖者的生物学性别与心理性别相符的一种变性手术。由于两性生理结构的差异，“男变女”的手术难度远低于“女变男”的。“男变女”的手术包含喉结整复、隆乳、阴茎睾丸切除和阴道成形，“女变男”则包括子宫及双侧卵巢切除、乳房组织切除、睾丸假体植入和阴茎成形。

2. 何人需要性别重置？

有性别重置需求的人群以易性癖者为主。易性癖是指个体具有强烈渴望改变自己生理性别的一种心理现象。易性癖群体与跨性别人群的最大区分在于是否有改变生理性别的愿望。跨性别者，是指个体的心理性别与其出生时被指定的生理性别相违背的人群，包括跨性别男性和跨性别女性。

跨性别男性（transgender man，FTM），又称女跨男：指生理性别为女性，心理性别为男性的跨性别者。

跨性别女性（transgender woman，MTF），又称男跨女：指生理性别为男性，心理性别为女性的跨性别者。

跨性别者虽然存在心理性别和生理性别的不一致，但并非所有的跨性别者都有改变生理性别的愿望。

3. 性别，为何要重置？

（1）性别焦虑　多数跨性别者在小时候就出现性别认同障碍的情况，他们不喜欢甚至讨厌自己的生理性征。公共厕所的不知所措、心灵上的压抑痛苦……“灵魂被装错躯壳”成为这一人群的真实写照。性别焦虑，使他们苦不堪言！

（2）三重困扰　一重困扰，来自家庭。家庭的不接纳，包括父母的不理解、亲戚的闲言碎语和异样的目光，使跨性别者无所适从。他们害怕回家，拒绝参加家庭和亲友的聚会，把自己封在了黑暗的柜子里。二重困扰，来自社会。对于跨性别者来说，恋爱和交友是一道难以逾越的坎。社交的屡屡碰壁，给跨性别者的柜子又加了一层锁，使他们低入尘埃，不见天日。三重困扰，来自职场。很多跨性别者虽然在能力、学历、相貌和工作态度上被认可，但每每到了身份验核环节，身份证上的“男”或“女”，便把他们拒之门外，甚至被解雇。

有人说，没有天生的性别，只有社会构建的性别。易性癖者的身份和身体就像莫比乌斯环上的蚂蚁，永远找不到出口。性别重置，成了他们自我救赎的唯一希望！

4.“一易”了事？

性别重置，是一种破坏性、不可逆的手术，一旦选择便没有回头路可走。漫长的治疗过程、术后恢复的痛苦、可能出现的后遗症及重置后需要面对的人际关系，这一切，并非可以“一易”了事的！

（1）三重风险　一重风险，生理落差。易性后出现假体移位、疤痕增生及使用外源激素带来的副作用，都可能导致生理结构与预期产生巨大的落差，如外阴的形状、阴道或阴茎的轮廓、尺寸不合适。二重风险，心理落差。重置后的性别气质，有的达不到自身预期，两头不靠岸；有的却矫枉过正，给人产生矫揉造作之感。三重风险，人际关系依然存在障碍。重置前有关“求职、恋爱、交友、家庭和社会的不接纳”的困扰依然存在。易性者，“易”己易，“易”人难，“易”天下，难上难！

（2）性别认同障碍，防重于治　导致性别认同障碍的原因很复杂，既有先天因素，也有后天因素。我们无意去评价性别认同障碍人群的“对”与“错”、“是”与“非”，只是希望在性别认同的形成过程中，能够帮助青少年顺利度过敏感期，使他们更好地悦纳自己的生理性别！毕竟性别重置是不得已的办法，费用高，风险大，收益不可控！

第七章

性道德与性法规

为了调节人与人之间、个人与社会之间的相互关系，以及维护社会生活的正常运转，人类社会产生了各种社会规范，用以指导和约束人们的行为。其中，以道德规范和法律规范最为重要。

从对人类行为的规范与调节来说，道德与法律是一致的。两者的区别在于，道德是由社会“约定俗成”的，通过社会舆论、道义、传统习惯和个人的信念，用倡导、教育和评判的方式执行。法律是由国家制定并强制执行的，凡违法犯罪者，都要被依法惩处。人类的性行为是人类行为的重要组成部分，必须受到性道德与性法规的制约。

第一节　性道德

一、性道德的概念与内容

（一）性道德的概念

性道德（sexual morality）是人们在一定社会中应遵循的两性关系的行为准则，是人们评价性行为的价值标准。性道德是在时代经济关系、政治制度和社会思想文化等多种因素长期演变下的产物，并通过传统习俗、社会舆论和内心信念等方式发挥作用。性道德作为一种价值尺度，起到规范性关系、指导性行为的作用，有利于婚姻家庭的建立和人类社会精神文明的发展。

（二）性道德的内容

性道德是关于两性关系和性行为（包括婚姻性行为、婚前性行为和婚外性行为）的道德准则，不仅表现为一定的观念、情感、思想，还体现在各种活动之中。性道德的内容包括性道德认知、性道德情感和性道德行为品质。其中，性道德认知包含性价值观、性道德基本规范和性审美观念；性道德情感包含性道德责任感（性的权利和义务）、性羞耻感和性克制力；性道德行为品质则体现在性交往的方法、分寸和言谈举止中。

综上所述，性道德的内容可以概括为：以性道德规范为核心，基于性道德环境的外部条件，涵盖爱情观、贞操观和生育观三个范畴，包含婚前性关系、婚内性关系和婚外性关系三种性道德关系。

两性关系并不只是两个人之间的事，还会给他人或周围环境带来一定的影响。夫妻之间违背性道德的性行为，如性乱行为、卖淫、嫖娼等，除了对当事人的身心健康造成伤害，对家庭、子女和亲属也会造成一定的心理创伤，还会对社会造成不良影响，产生一系列的社会问题。因此，培养健康、正确的性道德尤为重要。

二、性道德的养成

性道德的养成，体现在性道德感和性责任感的培养上。

（一）培养性道德感

性道德感是在两性关系上表现出来的性道德情感。性道德感的培养可通过以下方面来达成：

1. 倡导性自然观，正确对待人的性欲，肯定性的自然性、正当性、合理性与神圣性。
2. 反对纵欲和性解放，倡导学习科学的性知识。
3. 纠正性压抑与性玷污的观念，进行科学的性道德教育。
4. 提倡恋爱自由、婚姻自主。
5. 纠正错误扭曲的性观念，建立自愿、平等、自主的新时代性观念。

性道德感的培养使人们能控制好自己的生物性本能，能够运用正确的性道德感来指导自己解决两性关系的问题。

（二）培养性责任感

性责任感（sexual responsibility）是人们在一定社会历史条件下所形成的，是为了建立美好婚恋关系而承担相应责任、履行各种义务的自觉意识或情感体验。性责任感往往通过人们对婚恋责任的认识、理解、态度及行为表现出来，反映了一个人社会化和人格完善化的程度。性责任感的培养体现在自我责任、相互责任、家庭责任和社会责任上。

1. 自我责任　在两性关系中保持专一、忠诚，洁身自好；在对方需要或遇到困难时，给予关心与体贴、帮助和鼓励。

2. 相互责任　彼此精心培育情感，合力维持和谐美满的两性亲密关系；扮演好各自的角色。

3. 家庭责任　夫妻恩爱和睦；孝敬父母、赡养老人，培育良好的家风；关心和爱护孩子，创造和谐的家庭氛围。

4. 社会责任　社会责任是维持两性关系的保障和义务，表现在对工作、社会、民族、国家未来的责任和义务。如遵纪守法，维护社会稳定；积极投身于社会工作，为社会创造财富。

第二节　性犯罪与性法规

一、性错误与性犯罪

（一）性错误

性错误（sexual errors）是指在两性关系中表现出不正确的认识和行为。比如，中学生早恋导致的意外怀孕，这就是性错误。因为他们是两情相悦，不存在强迫行为，所以不属于性犯罪。如果男女双方均未成年，发生性关系导致女方怀孕的，一般按女方家长的意见来处理。若男方已经成年，与未满 14 周岁的幼女发生性行为，不论女方是否同意，都构成强奸罪。

（二）性犯罪

性犯罪（sexual crimes）是指基于个人的性冲动和性需要的满足，不择手段地侵犯他人人身权利、危害社会秩序、破坏人与人之间关系的各种违法行为。违法行为分“一般违法行为”和“严重违法行为”两种。一般违法行为根据违法情况，有的受行政处分，有的受民事处分。严重违法行为是指触犯了刑法，应受到刑事处分的行为，这种违法行为构成犯罪。

随着社会经济水平的发展和互联网的普及，当前的性犯罪呈现以下特点：

1. 低龄化

犯罪者对性的了解、接触、尝试及性的违法犯罪都呈现出低龄化的趋势。青少年在性犯罪中占比大，重复性和重大犯罪率高。

2. 文化程度两极分化

在性犯罪者中，大多数文化程度偏低。由于受教育程度低，他们对性法律知识了解甚少。不知法、不懂法、不学法，容易导致性犯罪行为的发生。然而，也有部分存在高智商性犯罪的情况，如“杀猪盘”（一种以谈恋爱为幌子、以互联网为工具、专门诈骗大龄女青年的行为）、电信诈骗等，呈现出性犯罪者受教育程度的两极分化现象。

3. **手段野蛮残忍**

性犯罪除了使用暴力、胁迫等手段，也采取诱骗、药物麻醉等方式进行性犯罪活动，表现为强奸、轮奸等。

4. **形式复杂多样**

性犯罪的形式日趋复杂化、多样化。从单纯以性满足为目的向一体化和多样化的方向发展，比如，以性犯罪为主，伴有抢劫、杀人等其他刑事犯罪，或以贩毒、吸毒、诈骗等刑事犯罪为主，伴有性犯罪。

5. **团伙犯罪突出**

性犯罪团伙逐年增加，并带有黑社会性质或封建黑帮色彩。犯罪者以一定的特征，如地域、性格、年龄等，形成团伙，以团伙形式共同作案。

因此，了解性犯罪发生的原因和特点，有针对性地采取预防措施，尤其是对青少年加强法制教育，是一项极为迫切的任务。

二、《中华人民共和国刑法》中的性犯罪行为

我国关于性犯罪的法律和规范，主要体现在《中华人民共和国刑法》(简称《刑法》)和《中华人民共和国民法典》(简称《民法典》)中。《刑法》是1979年颁布，1997年修订，2023年12月29日通过《中华人民共和国刑法修正案(十二)》，自2024年3月1日起施行。在2023年修正的《刑法》中，性犯罪问题并未设专章规定，而是分散于各章条文之中。有关性犯罪的具体罪名有：强奸罪(包括奸淫幼女罪)，强制猥亵侮辱妇女儿童罪，组织、强迫、引诱、容留、介绍卖淫罪，聚众淫乱罪，妨害婚姻家庭罪，传播性病罪，嫖宿幼女罪，制作、贩卖、传播淫秽物品罪，走私淫秽物品罪。

(一)强奸

《刑法》第236条规定："以暴力、胁迫或者其他手段强奸妇女的，处三年以上十年以下有期徒刑。奸淫不满十四周岁的幼女的，以强奸论，从重处罚。强奸妇女、奸淫幼女，有下列情形之一的，处十年以上有期徒刑、无期徒刑或者死刑：强奸妇女、奸淫幼女情节恶劣的；强奸妇女、奸淫幼女多人的；在公共场所当众强奸妇女、奸淫幼女的；二人以上轮奸的；奸淫不满十周岁的幼女或者造成幼女伤害的；致使被害人重伤、死亡或者造成其他严重后果的。"

同时，第236条规定："对已满十四周岁不满十六周岁的未成年女性负有监护、收养、看护、教育、医疗等特殊职责的人员，与该未成年女性发生性关系的，处三年以下有期徒刑；情节恶劣的，处三年以上十年以下有期徒刑。"

（二）猥亵

《刑法》第 237 条规定：“以暴力、胁迫或者其他方法强制猥亵他人或者侮辱妇女的，处五年以下有期徒刑或者拘役。聚众或者在公共场所当众犯前款罪的，或者有其他恶劣情节的，处五年以上有期徒刑。猥亵儿童的，处五年以下有期徒刑；有下列情形之一的，处五年以上有期徒刑：猥亵儿童多人或者多次的；聚众猥亵儿童的，或者在公共场所当众猥亵儿童，情节恶劣的；造成儿童伤害或者其他严重后果的；猥亵手段恶劣或者有其他恶劣情节的。”

（三）组织、强迫、引诱、容留、介绍卖淫

《刑法》第 358 条规定：“组织、强迫他人卖淫的，处五年以上十年以下有期徒刑，并处罚金；情节严重的，处十年以上有期徒刑或者无期徒刑，并处罚金或者没收财产。组织、强迫未成年人卖淫的，依照前款的规定从重处罚。犯前两款罪，并有杀害、伤害、强奸、绑架等犯罪行为的，依照数罪并罚的规定处罚。为组织卖淫的人招募、运送人员或者有其他协助组织他人卖淫行为的，处五年以下有期徒刑，并处罚金；情节严重的，处五年以上十年以下有期徒刑，并处罚金。”

《刑法》第 359 条规定：“引诱、容留、介绍他人卖淫的，处五年以下有期徒刑、拘役或者管制，并处罚金；情节严重的，处五年以上有期徒刑，并处罚金。引诱不满十四周岁的幼女卖淫的，处五年以上有期徒刑，并处罚金。”

（四）聚众淫乱

《刑法》第 301 条规定：“聚众进行淫乱活动的，对首要分子或者多次参加的，处五年以下有期徒刑、拘役或者管制。引诱未成年人参加聚众淫乱活动的，依照前款的规定从重处罚。”

（五）妨害婚姻、家庭

《刑法》第 257 条规定：“以暴力干涉他人婚姻自由的，处二年以下有期徒刑或者拘役。犯前款罪，引起被害人死亡的，处二年以上七年以下有期徒刑。”第 258 条规定：“有配偶而重婚的，或者明知他人有配偶而与之结婚的，处二年以下有期徒刑或拘役。”

（六）传播淫秽物品、组织播放淫秽音像制品

《刑法》第 364 条规定：“传播淫秽的书刊、影片、音像、图片或者其他淫秽物品，情节严重的，处二年以下有期徒刑、拘役或者管制。组织播放淫秽的电影、录像等音像制品的，处三年以下有期徒刑、拘役或者管制，并处罚金；情节严重的，处三年以上十年以下有期徒刑，并处罚金。制作、复制淫秽的电影、录像等音像制品组织播放的，依照第二款的规定从重处罚。向不满十八周岁的未成年人传播淫秽物品的，从重处罚。”

三、与婚姻相关的法律法规的调整

2020 年 5 月 28 日，十三届全国人民代表大会第三次会议表决通过了《民法典》，自 2021 年 1 月 1 日起施行。《中华人民共和国婚姻法》同时废止。《民法典》中第五编为婚姻家庭，该编调整因婚姻家庭产生的民事关系，是婚姻家庭关系的基本准则。

第 1041—1042 条规定："婚姻家庭受国家保护。实行婚姻自由、一夫一妻、男女平等的婚姻制度。保护妇女、未成年人、老年人、残疾人的合法权益。禁止包办、买卖婚姻和其他干涉婚姻自由的行为。禁止借婚姻索取财物。禁止重婚。禁止有配偶者与他人同居。禁止家庭暴力。禁止家庭成员间的虐待和遗弃。"

《民法典》第五编第四章专门规定了离婚有关的法律法规。其中，离婚冷静期在我国民事法律体系中的成文化表达最早见于《最高人民法院关于进一步深化家事审判方式和工作机制改革的意见》，2020 年 5 月 28 日通过的《民法典》第 1077 条最终采用了 30 天冷静期的规定，标志着我国立法上正式确定了离婚冷静期制度。这为婚姻登记机关适用离婚冷静期提供法律依据，对完善我国离婚制度具有重大意义。此外，设置离婚冷静期能够有效防止当事人因冲动而离婚，对于维护和睦与平等的婚姻家庭关系具有重大意义。

第三节　性同意与性侵害

一、性同意

性同意（sexual consent）是指在意志自由和自愿的前提下，对方以明示或默许的方式对正在发生的性接触或性交行为所做出的真实许可。性同意不是指一次性的事件，而是伴随着从一个行为到下一个行为的性发展过程。例如，接吻并不意味着同意发生其他性行为，口交不代表同意阴道性交或肛交。

根据我国《刑法》第 236 条的规定，行为人与未满 14 周岁的幼女进行性交，不论幼女是否出于自愿，均构成强奸罪。对于 14 周岁以上的女性，则在行为人采取强制手段、违背女方意志的情况下与之发生性交，构成强奸罪。此外，根据我国《刑法》第 17 条对刑事责任年龄的规定，已满 14 周岁但未满 16 周岁的人实施强奸行为，须承担刑事责任。上述两个条款，均表明我国的刑事"性同意年龄"为 14 周岁。

有学者认为，"性同意年龄"不仅要考虑女性可以发生性行为的生理年龄，还要考虑女性能够对性行为给予有效同意的认知年龄。虽然性生理发育成熟的年龄段在 13～14 周岁，但并不代表其性心理发育也成熟了。因此，有必要将民事上的"性同意年龄"提高到 16 周岁。由此，不仅可以降低“性侵未成年人”案件的举证难度，而且有利于增强全社会保护未成年人性权利的意识。

二、性侵害

（一）性侵害的类型

性侵害是指未经他人同意而对其实施与性有关的行为，包括未遂行为和完成的行为。性侵害的类型及其具体表现见表 7-1。

◎表 7-1　性侵害的类型及具体表现

性侵害类型	具体表现
完成的强奸	违背他人的意愿，使用暴力、威胁或伤害等手段，强迫对方进行性行为，将生殖器插入对方体内的阴道进行性交
强奸未遂	违背他人的意愿，使用暴力、威胁或伤害等手段，企图强迫他人进行性行为，由于行为人意志以外的原因，并未将生殖器插入对方体内的阴道进行性交
完成的性胁迫	反复要求他人进行性活动；撒谎或做出虚假承诺，以诱骗他人进行性活动；威胁他人，以强迫对方进行性活动；利用个人的影响力或权威来迫使他人进行性活动
性胁迫未遂	反复要求他人企图进行性活动；撒谎或做出虚假承诺，以诱骗他人企图进行性活动；威胁他人，以强迫对方企图进行性活动；利用个人的影响力或权威来迫使他人企图进行性活动
使用暴力或者暴力威胁完成的性接触	直接施以殴打或人身强制等暴力手段，对他人施以威胁、恫吓，达到精神上的强制，以迫使他人就范、不敢抗拒，并隔着或透过衣服对乳房、臀部、生殖器实施亲吻、舔、吸吮等行为
未用暴力的性接触未遂	使用暴力、胁迫以外的手段，使对方不知抗拒、无法抗拒，隔着或透过衣服企图对乳房、臀部、生殖器实施亲吻、舔、吸吮等行为，如假冒为对方治病企图进行奸淫；利用他人患病、熟睡之机企图进行奸淫；将对方灌醉、麻醉后企图进行奸淫等
强奸恐吓	对他人威胁、恫吓，达到精神上的强制的手段，迫使对方忍辱屈从，强行与其发生性行为。如扬言行凶报复、揭发隐私、加害亲属等相威胁；利用迷信进行恐吓、欺骗；利用教养关系、从属关系、职权及孤立无援的环境条件进行挟制、迫使其发生性行为等
使用暴力的性接触	采用殴打、捆绑、卡脖子、按倒等暴力手段，使他人不能抗拒，有意地直接或间接通过衣服接触他人的生殖器官、肛门、腹股沟、乳房、大腿内侧或臀部等私密部位
未用暴力的性接触	采用暴力以外的其他手段，有意地直接或间接通过衣服接触他人的生殖器官、肛门、腹股沟、乳房、大腿内侧或臀部等私密部位

（二）性侵害的危害

1. 对个人的影响

性侵害轻则导致受害者性器官等身体部位出现抓痕和被撕裂等现象，重则可能使其染上性病、怀孕。除了身体伤害，受害者可能在长时间里会表现出一系列不同程度的心理症状和行为，如恐惧、焦虑、自责、羞愧、不洁感、抑郁、噩梦、愤怒、敌意、攻击性行为、注意力不集中、药物滥用、企图自杀或自杀等。性侵害的后果不仅损受害者的身心健康，甚至会对其学业、事业、家庭、人际关系或婚姻生活等方面产生持续不良的影响。

2. 对家庭的影响

性侵害不仅摧残受害者的身心健康，外界压力、经济负担等也会使受害家庭出现破裂。性侵害事件发生后，可能被周围人群肆意传播和非议，使家庭成员不得不忍受各方压力。若是夫妻一方遭受性侵害，必然使双方心理产生隔阂，情感出现裂痕，进而影响夫妻感情。若是孩子遭遇性侵害，家庭成员不仅要安抚孩子，还要应对各种严峻的挑战，容易使家庭陷入沉闷、压抑、痛苦的氛围，影响家庭稳定。有的家庭为了惩治侵害者，全力投入司法诉讼中。受害家庭可能会因沉重的司法负担，或因需要反复的医疗检查及治疗而陷入经济困境。

性侵害会引起社会关系和社会秩序的改变，对社会产生极其恶劣的影响，破坏社会风化和妨碍社会伦理道德秩序。此外，有的受害者可能由于没有及时得到家庭和社会的关爱，容易产生报复社会的念头，由此增加社会的不稳定性。

（三）性侵害的防护

根据性侵害防护的实施主体不同，可以从国家、社会、学校、家庭和个人层面提出应对措施。

1. 国家层面

国家要加强立法，设立专门的政府机构和配套机制，出台和完善相应的法律法规和政策性文件。如对成人和未成年人采取不同的司法证据审查标准，并制定具体的程序法及监督评估机制，以保证法律法规的有效实施。

在法律法规的制定和执行过程中，应秉承性别平等原则，细化性侵犯主体和对象的范围，如男性侵犯女性、女性侵犯男性、同性之间侵犯等，对男女采取力度相应的保障和惩治机制。加大执法力度，公安、教育和监察等多部门联动，对于潜在的可疑人员及重点人口进行把控，把预防做到第一位。

2. 社会层面

加强大众媒体防范性侵害的宣传工作，如张贴宣传海报、发放宣传单和法律常识小册子、开展讲座，利用网络平台普及法律知识，加强网络监管力度，净化网络环境。加强对公共场所，尤其是娱乐场所的监管，为公民特别是未成年人营造良好的成长环境。

发挥妇联组织和志愿者组织的作用，通过社工和志愿者，建立家庭临时监管制度和支持互动网络，关注对孤寡老人和留守儿童的性教育。提供心理支持，开展社区法律援助活动，提高居民的法律观念与意识。

3. 学校和家庭层面

“家校联动，以校为主”，家校合力开展和普及性教育，加强对性侵害的防范。学校建立完备的性教育课程体系，采用多元化教育模式，可组织家长和学生以游戏、讲坛等形式开展性教育活动，多方位提高对性教育的推广和普及。

家长要树立正确的家庭性教育观，认真全面履行监护职责，对子女进行必要的性教育指导，提高子女的自我防护意识，加强家庭成员之间的沟通和交流，及时发现和解决存在的问题。良好和谐的家庭氛围，有利于家庭成员尤其是孩子的性心理健康成长。

4. 个人层面

提高防范意识和自我保护意识，注意以下方面：①警惕各种可能发生性侵害的场所，减少与他人在密闭空间单独相处的可能性。②避免深夜独自出行，建议结伴而行，选择安全路线，避开荒僻和陌生的地方。③不搭乘陌生人的便车。④外出聚会、聚餐时少饮酒，不轻易接受他人的饮料和食物。⑤正确使用网络和社交软件，不轻易在社交媒体上结交陌生人和随意暴露自己的个人信息。

（四）如何应对性侵害

1. 个人层面

在遇到性侵害时，尽可能保持沉着冷静。若是在周围人群多的公众场所受到性侵扰，可以严厉怒斥。若是在离人群不远的地方遭遇危害，可以大声呼救。若是暂时不能逃脱，可以采用权宜之计敷衍对方，尽力分散性侵害者的注意力，然后寻找逃脱或求救的机会。若是不幸遭遇性侵害，要记清案发时间、地点和性侵害者的外貌特征等，保留证据，及时告诉家人、朋友或老师，并迅速报案，协助和配合公安机关缉拿性侵害者。

2. 家庭层面

发生性侵害事件后，家庭成员应采取积极有效的应对方式和态度，尽快陪伴受害者报案和验伤，诉诸法律，不让犯罪者逍遥法外。同时，家庭要理解和关爱受害者，密切关注受害者的情绪和行为举动，及时做好心理安抚工作。帮助受害者回避一些应激性境遇，降低事件对整个家庭带来的伤害，并尽早帮助受害者走出阴影和重建对生活的希望。

3. 社会层面

相关部门要严控把关网络媒体和周围人群对性侵害事件的传播，及时回应和澄清事实，以正视听。新闻媒体在报道时应秉承理智、合法、道德的原则，从保护受害人隐私的角度合理报道性侵害事件，不可为追求收视率和经济效益，一味地“有闻必录”“过度跟踪”。媒体要引导人们给予受害者更多的关爱和包容，冷静客观地看待社会舆论，避免推波助澜和肆意传播不实消息，对受害者及其家庭造成间接的伤害。

4. 国家层面

设立高效规范的性侵害举报机构，完善和落实强制报告制度。建立健全多专业的社会服务机制，由政府和社会提供有效的救助服务。设立专门的救助资金协会，在民事法律范畴内给受害者提供一定的补偿，如司法补助、治疗费用和生活补助等。

建立泄露受害者隐私和有损名誉的追责机制，在司法执行、媒体报道和日常生活中对受害者的权益进行重点全面保护，如对了解案情的人员施以必要的法律约束，改善询问案情和出庭作证方式，限制新闻媒体采访受害者等，最大限度地避免受害者受到“二次伤害”。

思考题

1. 性道德包括哪些内容？
2. 简述性道德的养成。
3. 如何对性骚扰说“不”？
4. 性同意、性骚扰和性侵害有何异同？
5. 受到性侵害时，如何运用法律武器保护自己？

附 7-1　高校女生，你识破 PUA 的套路了吗?

2019 年 5 月，江苏省厅网安总队、连云港市局网安支队成功查处一起搭建网站兜售非法 PUA 教程，传播涉及实施诈骗、淫秽色情等违法信息的案件。这起案件是全国首例查处发布违规违法 PUA 信息的案件。高校，世人眼中的象牙塔，现如今也并非一片净土。2019 年 10 月，腾讯《和陌生人说话》曝光了高校 PUA 实录，高校女生也成为 PUA 的猎物。

1. 关于 PUA

PUA（pick–up artist），即搭讪艺术家。“pick–up” 一词最早出现于二战时，指的是期望以发生性关系为目的、与陌生人偶然相识的一种行为。后来 PUA 的文学作品主要集中在描述引诱女性的技巧，且 PUA 通常和 “性诱惑” 社团（seduction community）联系在一起，这种社团旨在培养男性提高与女性性接触的能力，通过与不同类型的女性接触交往来提高自己的诱惑力。PUA 文化的发展和演变催生了一系列培训诱惑技能的产业链，培训内容包括从简单的搭讪到两性吸引、建立联系、升级关系，直到发生亲密性接触的整个过程，甚至谋财害命。该文化已覆盖了心理学、行为学和性学等学科。

现实中的 PUA 善于把自己包装为成功人士，借助网络世界展示各种虚假的豪车、豪宅、名牌服饰等（一般以图片或背景的形式），以此吸引年轻女性，甚至在女性上钩后进行谋财或害命。

2. 为何女大学生容易成为 PUA 的目标?

当代高校中的女大学生，部分女性自我价值感缺失，往往需要依靠外界的肯定和关注来实现自我认同。

在商品经济的冲击下，当代女大学生性行为比以往更加开放，性价值观也出现多元化：传统型，认为有爱才能有性，因爱而性；开放型，认为不管双方有无爱情，只要你情我愿（各取所需），即可以发生性关系；现实型，觉得现实比理想更重要，更注重男性的家庭地位和经济基础，即重物质轻精神。然而，网络时代中，很多物质的东西也可能是虚拟的，女孩子们的上述心理特点和性价值观让 PUA 有机可乘。

3. PUA 的套路及反套路

PUA 很少会有真正婚恋的想法，更多的是一种游戏人生的心态，只在乎性的本身。而对于女大学生来说，更多的是希望在交往的过程中建立恋爱关系，觅得真命天子。PUA 对付高校女生的套路可以归纳为以下流程：先包装自己博得眼球，建立人设投其所好；进而施展性诱惑技能，得其身，虏其心；继而大反转，颠覆自己和女生的形象，摧毁女性心理防线，实施灭其志，最后结束游戏。

那么，女大学生从反套路上，可以从以下几方面进行自我保护：

（1）慧眼识人　对于外表光鲜的成功人士，尤其是对于主动搭讪的，少些媚崇，多些警惕。天上不会无缘无故掉下个金龟婿！

（2）独善其身　男女双方进一步交往，有了好感之后，不急于发生性关系，更不要投怀送抱。女性该有的矜持还是要有的，真正爱你在乎你的人，不会逼着你做自己不想做的事。

（3）自爱自强　就算两情相悦有了性行为且发现对方的真面目之后，也要及时止损，切忌看低自己，甚至妄自菲薄。在两性性行为中，只要是你情我愿，就没有谁对不起谁，更不能良莠不分将错就错，一错到底。甚至最后自轻自贱、自暴自弃。

慧眼识人、独善其身、及时止损、自爱自强，是当代女大学生在男女交往中必备的法宝！

附 7-2 《民法典》来了，反性侵不再立案难

性侵与反性侵，并非新鲜话题。然而，性侵案件依然存在着取证难、立案难的窘迫局面。所幸的是，《民法典》来了，反性侵不再立案难。

1. 性侵，无处不在

2020 年 6 月 1 日，最高检发布《未成年人检察工作白皮书（2014—2019）》，统计表明，2019 年有近 1.3 万成年人强奸未成年人被诉；2020 年 3 月曝光的韩国 N 号房集体性侵事件，其涉及面之广，手段之残忍，令人头皮发麻、难以置信。我们与恶的距离到底有多远？2017 年 10 月 15 日，女演员艾莉莎·米兰诺（Alssa Milano）在推特上发起的 Me Too 运动，席卷全球，引发了人们对男权社会下性接触边界的讨论……关于性侵的事件不胜枚举，上至政界、演艺圈，下至职场、学校，为何性侵事件时时上演，总有性侵者胆大妄为？

2. 性侵者何以逍遥法外

（1）取证难

诸如强奸、猥亵等情形，往往发生在房间里或无人之处，缺乏目击者。而且施害者可能对受害者下药、威胁等，导致受害者难以及时保留证据，无法指认受害人的罪行。而性骚扰较少在受害人身上留下明显的身体表征，大多受害人也缺乏报案意识，大多情况下都是不了了之。

（2）立案难

对于未成年人性侵案件，由于大部分是熟人作案，未成年人年龄小、自我保护能力弱；

加之家长没有及时发声，证据保存不足，导致这类案件难以进入司法程序。而对于成年人性侵案件，由于存在一些利益牵扯、上下级关系，以及如何鉴定受害人是否自愿等因素的影响，导致立案难。

（3）法律漏洞

中国法律对受性侵未成年人的特别保护覆盖14至18岁的未成年人不足，鉴于近年来频发的未成年少女被性侵的事件，有专家建议把性同意年龄从14周岁提高至16周岁。因为大部分14～16周岁的未成年少女心智并不成熟，难以适应日益变化的社会环境。此外，由于我国长期缺乏对未成年人的性教育，导致未成年人的性心理成熟度偏低，自我保护意识弱，极易给犯罪分子留下可乘之机。把性同意年龄定得过低，极有可能成为犯罪分子躲避法律处罚的漏洞。

（4）社会偏见

受害者在被侵害后隐忍不发，除了迫于施害者的权势，很大程度是担心、害怕社会异样的眼光。由于种种原因，有时候人们不是指责犯罪分子的非人行为，而是对受害者指指点点，如指责受害者衣着暴露、行为不检点等，对受害者造成二次伤害。对受害者的偏见就是对施害者的纵容！

3.《民法典》和《意见》出炉

2020年5月28日，十三届全国人民代表大会表决通过了《中华人民共和国民法典》，这是中华人民共和国历史上第一部法典化的法律。在人格权编中，明确“机关、企业、学校等单位”防性骚扰责任。与此同时，最高人民检察院等9部门共同建立了《关于建立侵害未成年人案件强制报告制度的意见（试行）》（简称《意见》）。国家反性侵相关法律的完善，使人们在反性侵路上，不再是单枪匹马。

（1）有法可依

对性侵的惩罚，在《刑法》《民法》《治安管理处罚法》《妇女权益保障法》和《青少年权益保障法》中都有相关规定。而随着《民法典》和《意见》的出炉，法律法规进一步得到完善。《民法典》在“性骚扰”条例中规定“违背他人意愿，以言语、文字、图像、肢体行为等方式对他人实施性骚扰的，受害人有权依法请求行为人承担民事责任。”这里的“他人”，包括了男女两性，弥补了男性遭到性骚扰无法可依的空缺。

（2）有法必依

无论是《民法典》的权责明晰，还是《意见》的强制报告制度，都强调了相关机构和人员的反性侵责任，并对反性骚扰提出了具体措施，确保法律得到落实。面对性侵，希望人们能拿起法律的武器，行使公民的权利和职责，而不是袖手旁观或明哲保身。

（3）执法必严

多数女性在面对性侵时选择沉默的原因，除了社会对受害者的偏见，可能跟法律制度的执行监管不力存在一定的关系。当执法者习惯于把性侵案件“大事化小、小事化了”时，多数受害者最终只能选择放弃抗争的屈服。法律是一个社会的灯塔，希望执法者能够恪守自己的职业操守，捍卫法律的尊严。执法必严，方能彰显法律的作用！

（4）违法必究

谁人触碰了法律的底线，践踏了法律的尊严，必将受到惩罚。再也不能让性侵犯罪分子钻法律漏洞，逍遥法外。

时代在进步，法律在完善！加强责任防线，坚守法律底线！捍卫公平正义，守护美好生活！

附 7-3　儿童性侵，谁之殇？

据报道，从 2018 年 1 月至 2019 年 10 月，全国检察机关共起诉性侵害未成年人犯罪 3.25 万人。2019 年 1—11 月，全国法院共审结 4 159 件猥亵儿童罪案件。2019 年 7 月，一名强奸幼女致死的罪犯被判处死刑。儿童性侵，并非遥远的话题，就在你我身边。

儿童性侵是指成年人或年龄较大的孩子通过威逼、利诱、欺骗等方式，让儿童与其发生明显或不明显、接触或非接触性的性行为，满足侵犯者的需求。接触性性侵的方式有生殖器插入、亲吻、抚摸；非接触性性侵表现为暴露生殖器、要求孩子触摸自己、要求孩子做性动作、引诱或强迫儿童观看与性活动相关的书刊和视频等。

1. 儿童性侵的特点

（1）隐蔽性强　儿童防范意识薄弱，不知哪些动作或行为属于性侵。而学龄前儿童及学龄儿童难以完整阐述被性侵的过程。即使被性侵了，也可能浑然不觉，让性侵者得逞。

（2）熟人作案　家长们都会告诉孩子不要跟陌生人说话，不吃陌生人给的东西。殊不知，熟人可以利用孩子的信任和善良，使孩子放松警惕而实施作案。大多数的儿童性侵事件发生在熟人之间。

（3）难以取证　出于种种原因，被性侵的儿童及家长不愿发声或没有保留证据。此外，非接触性性侵在儿童身上并没有留下明显的身体表征，导致儿童性侵取证困难。

2. 性侵对儿童的伤害

（1）身体受伤甚至丧命　性侵导致的身体伤害不仅仅是生殖器官，身体各部位均有可能被伤害。电影《素媛》里的素媛被强暴后，从直肠到大肠顶端出现多发性创伤和撕裂，大小肠部分坏死，最终只能靠人造肛门维持生命。素媛只是千千万万儿童性侵案的一个缩影，有的儿童甚至被夺走生命。

（2）心理阴影乃至精神崩溃　如果说身体的伤害可以随着时间慢慢恢复，那么被性侵后精神上的折磨可能会伴随一生。有些被性侵的女童长大之后因惧怕男性、抵触男性而很难过上正常的婚姻生活。电影里的素媛虽然不幸，但也是幸运的，她得到了社会的关爱和援助。而大多数被性侵者选择沉默隐忍，即便发声也得不到理解和援助，甚至还可能招来嘲讽和鄙视，被性侵的阴霾一生挥不去。

3. 如何防范儿童性侵

（1）适时适度的家庭性教育　性教育应从娃娃抓起，不分男孩和女孩。家长应尽早告知孩子内裤和背心遮盖的是身体的最隐私部位，除了爸爸妈妈，不可以被其他人看到和触碰，也不能去触摸其他小朋友的隐私部位。此外，家长应关注学龄儿童在校内和网上的交友情况，防止校园涉性霸凌和网友性侵的发生。

（2）带“眼”识人，坏人脸上没标签　家长应让孩子知道，坏人脸上没标签，不论长相丑美还是穿着好坏，哪怕是身边的老师、同学、亲人、朋友，只要提出观看或触碰孩子隐私部位的非分要求，或做出令孩子不舒服的行为，都应果断地说“不”，立即离开，并告诉家长或报警。在预防儿童性侵上，没有熟人与陌生人之分，只有人与兽之别！

人之初，性本善。孩子的善良也会被别人利用！家长要告知孩子，帮助他人时要选择适当的方式（如不可以帮忙带路，但可以帮忙报警，有困难，找警察），避免与他人独处，尤其是帮助成年人。

4. 被性侵后该怎么办？

（1）避免二次创伤　一旦发现孩子被性侵，家长应控制好自己的情绪，切忌怒形于色，更不应谴责孩子，否则会对孩子造成进一步的伤害。例如，在《房思琪的初恋乐园》中，被老师性侵的房思琪试图与父母沟通，而父母的回答却是“这个孩子太不要脸”，一句话把孩子逼上不归路。被性侵不是孩子的错，父母应用爱抚平孩子的创伤，做好心理疏导，密切关注孩子的情绪变化，把对孩子的身心伤害降到最低。

（2）不做沉默的羔羊　保留证据，报警并送孩子到医院验伤检查。切忌忍气吞声，自认倒霉！有些家长为了孩子（尤其是女童）日后所谓的“名声”，不仅不敢声张，甚至帮忙掩盖被性侵痕迹，宁愿做沉默的羔羊。这会让性侵者更加嚣张，更加为所欲为。

孩子是上帝赐给我们最好的礼物，是父母的未来和希望！愿更多的家长重视家庭性教育，学校多些投入，社会多些包容，共同筑起防范儿童性侵的长城，不再有儿童性侵之殇！

第八章

性美学

第一节　性美学概述

性美学是一门性科学与美学相结合的新兴边缘学科，是研究性美本身及人们对性美的感受和创造的一般规律的科学，包括性审美规律、性审美的标准、性审美的心理特征、性美的塑造等。性美学是搭建在“性”与“美”之间的桥梁，赋予人们对“性”与“美”的感受、鉴赏和创造价值。

一、性美学的研究目的

性美学的研究目的在于进行性美教育，即进行性审美教育或性美感教育。通过性审美教育，可以引领人们掌握正确高雅的性审美知识，提高人们感受性美、鉴赏性美和创造性美的能力，树立和发展人们正确的性审美观念和性审美意识，培养健康的性审美情趣、性审美取向和高尚的性审美理想。

二、性审美价值观

人们在认识性、发生性活动时总是伴随着一定的审美活动。性审美是一种价值活动，性审美价值观是在性审美活动中，审美主体按照自己对美的本质的认识，通过感受、体验、评判和再创造等心理过程形成的。

性审美价值观的形成受审美主体内部因素（如人生观、世界观）及外界客观因素（社会性道德标准、性文化发展及社会思潮等）的影响。正确的性审美价值观对人类的生命历程及发展有着重要的意义。性审美价值观决定着个体的性审美趣味、性审美意识、性审美价值判断等。

三、性审美的特点

当性审美主体在面对性审美客体时，不仅主体的知觉、想象、情感、判断等多种心理因素发生相互协调，主客体之间的心理因素也发生反馈互作，这是一个动态的变化过程。由于性审美主体与客体之间相互影响的复杂性，性审美具有独特的审美特点。

（一）感性与理性的统一

在性审美过程中，主体产生的感知觉和情感态度反映了人们对性审美客体的要求和理想。由于性审美主体的实践经验和知识水平不同，性审美主体最初产生的感觉、知觉和表象均带有个人的情感因素，因而产生不同的性审美情感活动。从这个角度上讲，性审美情感活动是性审美过程的产物。反过来，性审美情感活动又会对性审美过程产生推动作用，最终使主体在感觉、知觉、表象等感性认识基础上产生理性的性审美认识活动。

性审美的产生过程中，感性的成分表现得十分突出。尽管人是有感情的，但人更是理智的。因此，在性审美过程中，应遵循理性法则体系的道德和审美标准，确保感性与理性的统一。

（二）理想与现实的统一

对性审美对象的追求，其实是对理想客体的追求，表现为恋人彼此之间寻找一种理想的具体化身。这种理想化身存在于每个人的心里，这种心理效应会把审美对象过度完美化和理想化。

然而，现实中的人是具体而实在的，性审美对象也必须是现实的。理想与现实总是存在着一定的差距，如果不把理想美化的对象从虚幻中解脱出来，必然会导致情感的偏离。因此，在性审美过程中，应对具体的审美对象进行现实的审视与判断，理想则起着参照作用。只有理想与现实的统一，才能使性审美落到实处。

（三）欣赏与被欣赏的统一

双方互为欣赏，也称为互悦，即产生共同的喜悦和美感。性审美的产生，必须建立在审美主体和客体互相欣赏的基础上。性审美客体的一方，自觉或不自觉地表现出自身的美。性审美主体的另一方，则调动各种心理功能去欣赏、认识和评价客体展现出来的美。在“互悦”的过程中，双方情感得到交流，美的观念得到加强。

主客体的“互悦”包括形体和精神上的互悦。形体的互悦，可以提高性欲，激发性爱的本能冲动。精神的互悦，可以激发心灵的呼唤与应答，甚至能补偿形体的欠缺。

（四）个人功利与社会功利的统一

功利性是性审美的前提。从个体角度来讲，性爱的实际意义在于能够满足最基本的性需要，客体必须符合主体的功利目的。如果要求主体仅限于欣赏，摒弃欲望，这就从根本上否定了性审美中的性爱美成分。

个体的性爱美是排他的、独占的。但是，自私极端化就会有损个人功利性的实现。性爱的基本色调是愉悦，以美的作用影响人们的性爱态度，进而控制和调节人们的性行为。从这个意义上说，性审美具有社会功利性。所以，性审美作为性欲与爱情的结合，既有个人功利性，又有社会功利性。

四、性审美的标准和内容

性审美的标准是一个时代在社会生活、文化素养与经济基础方面的综合缩影。因而，不同的国家、不同的民族，在不同的时代下，有不同的性审美标准。在中国五千多年的历史长河中，性审美标准经历了由淳朴自然、重修饰，到内外兼备，而后发展为开放与张扬、多元化的变迁。然而，万变不离其宗，性审美的内容始终主要体现在容貌、形体、品德和行为上。不论哪个时代，哪个国家，哪个民族，只有做到个体美和两性美的一致，内在美与外在美的统一，才能实现真正意义上的性“美”。

（一）形体美

形体美是人类所追求和欣赏的美，它不仅是物质躯体的外壳美，也在一定程度上反映人的思想修养和精神风貌。传统观念上对两性的形体美要求为：女子双肩对称，乳部丰满，下腰结实，腹部扁平，呈现温柔之美。男子身材魁梧、体魄健壮，肌肉粗壮有力，呈现阳刚之美。

随着社会观念的变迁和多元审美标准的发展，现代社会对两性形体美的要求已不像过去那么单一，人们更趋向于强调两性身体的健康状态。

（二）心灵美

由于生产力不足和社会分工的不同，传统意义的心灵美按性别进行区分：男性诚恳正直、诚信忠厚、心胸阔达、成熟稳重，富有责任心和勇于担当；女性有高贵的品德、善良的心肠、坦诚的胸怀、纯洁的灵魂。

随着社会的进步，男女两性在职场工作和日常生活中的分工已不像过去那么明确，权利和责任也更趋于平等。因此，现代社会对心灵美的要求已无性别之分，具体表现包括负责、宽容、诚信等。

（三）性格美

性格美是在两性关系中人的个性发展健全并具有吸引对方的气质，是对人、对事的态度和行为方式所表现出来的比较稳定的心理特征。虽然男女两性存在性格上的差异，但在性格美的具体表现上，均包括自信果断、勇敢坚强，遇事头脑冷静，做事坚定专注、善于思辨，善解人意、乐观开朗，与人交往谦虚礼貌、诚实热情等。

（四）语言美

语言美是心灵美在言语上的表现，能在两性关系中促进双方的感情，维持良好而健康的亲密关系。在良好的两性关系中，双方说话平等互尊，并时而带有一两句幽默的话语，充满亲密关系中应有的情趣和甜蜜；善于用实在、体贴温存的语言，倾吐内心的思念、渴望与真实想法。有时用春风细雨般的喃喃细语，抚慰对方的心灵；经常以相互赞美、相互表扬的话，激励对方携手共进退。

第二节　中国性美学的起源与发展

中国性美学的起源和发展有着深刻的社会历史背景，受社会文化、经济基础和地理环境三个因素的共同影响。根据历史时期的不同，中国性美学的发展可以划分为六个阶段：先秦时期、汉魏六朝、唐宋元时期、明清时期、近代及现代。

一、先秦时期

（一）原始社会

原始人类的性意识是懵懂而自然的，伦理道德观和审美观是朦胧残缺的。当时的人们崇拜自然、祖先、图腾与性，一方面祈愿五谷丰登，另一方面祈祷种族繁荣昌盛。基于生殖繁衍及性交带来的快感，人们认为“硕即大、昌则壮盛”，女性巨乳高耸、臀部丰腴更易于生育和繁衍后代，男性高大威武、身强力壮则在狩猎和生产中的作用更为突出，这反映了原始先民们质朴的生育观与性观念。生产、生殖与繁衍是当时性审美的重要评判标准，此时人们对两性的容色之美是不太关注甚至完全忽略的。

（二）春秋战国

春秋战国时期，社会由奴隶制走向封建制，是中国性审美观念发生变化的转折期。基于两性生理、自然本性和父权制度下男性的占有欲，性欲的产生与原始人类对生理本能的需求是一脉相承的，但同时也受到“以礼节情”或“克己复礼”的社会文明制度所制约。贞操观开始初步形成，“柔弱顺从”的女性观念占据上风，士大夫盛行精致细腻的审美意识。男性只有内外兼修，在外在形貌、言行表现为“身正统一”，才能称得上“君子”。女性不仅有《诗经》描述的美丽率真、自然清新之美，更有《楚辞》展示的商周时期的妖冶魅惑之美。人们的性审美观念，由原始的纯粹懵懂逐渐转向对两性具体表征的欣赏。

二、汉魏六朝

（一）汉朝

汉朝两性的美，由《诗经》中的质朴自然之美转向以“德性为美”的时代风尚。汉朝社会更是将教养、礼节纳入对两性美的审视中，男性品德高尚、才干出众、学识渊博更容易被授予官职或提高官位；而良好的教养、勤快干练、手工精巧，同样是汉人对女性审美的重要标准。大到才智德操，小到穿衣洗浴，都被限制在狭小而严格的评判框架中，人们既欣赏外在美，也强调内在道德，甚至表现出“以德压美”的倾向。当时流行男尊女卑、三从四德、夫为妻纲等观念，人们不仅推崇女性“内外兼备”，而且提倡女子要“从人者也”“从一而终”，其中遵守妇道是最重要的性审美标准。后汉及三国时期，人们的美貌标准趋向于玄学化，审美高度上升到哲学层面。

（二）魏晋时期

随着两汉经学瓦解，人的个性得到解放。在魏晋时代，人们对形貌的审美蔚然成风，十分看重两性的内在精神、气质和由内而外的风度。男性有如“何平叔美姿仪”“裴令公有俊容姿”“王敬豫有美形”等姿容、仪表和风神之美，女性有如“洛神秀骨清貌”“谢道韫灵秀洒脱”等疏朗、清爽之美。人们对审美品评主要体现在性灵、精神、气质、风采的欣赏，即通过“形”而发现人的“神”和“韵”，是一种由文化陶冶形成的优雅精致的人格范型。其中，“竹林七贤”的名士风度，“林下风气”的女性独特美，彰显了两性自由、洒脱而不拘礼法的个性美。社会文化氛围宽松自由，两性关系健康自由，家庭内部平等自然、和谐融洽。

（三）南北朝

南北朝淫邪、豪奢之风弥漫，帝王经常以鉴赏女性之美为君臣交欢的依托和才华展示的途径。群臣们聚集在一起观赏女性的倾城美色、绮丽香艳，无需遮遮掩掩。他们从审美的角度观察女性，用欣赏的目光品味女性，用把玩的态度对待女性。女性的一颦一笑、一举一动、衣装头饰，从不同的侧面映入人们眼帘，推动着女性审美向具体、精细的全方位立体式发展。由于男性的赏爱，女性更是大方、坦然地展示自身美。

三、唐宋元时期

（一）唐朝

唐代的时代风尚热烈而奔放，开放程度超越历史上任一个朝代。男性提倡文质彬彬、气骨刚健、阳刚之气、尽善尽美，他们不仅有驰骋疆场、风华正茂的豪侠之士，更有优雅精致的隐逸之士。女性妆容雍容富丽、浓艳奢华、肌肤丰盈、柳腰摇曳，尽显风情万种和活力四射。盛唐的人们以健硕、丰肥、圆润的“丰盈开放”为美。

晚唐时期，感官享乐日益占据重要地位，整个社会对声色之娱、歌舞享乐的追求和耽溺近于迷狂。女子“以色相示人”，男性“买醉贪欢”，似乎两者都有悖于传统的伦理道德，但从“性审美”的角度来看，这是两性之间互相爱赏、满足性欲的体现。此时的贞操观念比秦汉时期更为宽泛，男性甚至试图通过女性的外在形貌和动态揣度她们的内心世界和深度情感，体现男性群体的审美由形貌和品性逐渐深入到精神与灵魂层面。

（二）宋元

宋朝社会上流行着对琴棋书画及石、古玩的赏玩闲散之风，性审美从唐朝的华丽开放走向清雅内敛。男性普遍表现出一种无所用心的闲雅和意志从容的优雅，女性渐渐倾向文弱清秀、柳腰纤足的“纯朴淡雅美”。宋人对女性的风姿绰态、心情品貌、才艺品性有了更细致的品鉴，“柔和气性”“解舞能讴”“有品流”是男性对女性普遍的审美价值取向。

到了宋朝中后期，人们对待女性贞操问题变得严酷起来，提倡女子守节，孀妇不能再嫁。北宋后期，缠足之风在民间开始推广，整个社会以小脚为美，“缠足纤小者”似乎更得男性钟爱，造成了畸形的性审美观。

到了元朝，女性缠足继续发展，“柳眉如弯月”也是该时代流行的性审美元素。

四、明清时期

（一）明朝

明朝时期，由于科举制将考试内容限定在“八股文”的规范中，限制了男性文人自由发挥的空间，使得他们的生命与精神被弱化，人们对男性的审美也呈现出性别弱化的倾向，甚至明显表现出一定的女性化特色。女性粉黛轻施、轻描柳眉，其弱不禁风的“病态凄婉”被视为美，反映了明朝对女性的审美标准和审美情趣。同时，社会上以女子贞节作为家族光荣的象征，将节烈推崇到近乎“疯狂”的程度。明朝缠足风气更盛，坊间女子无不以小足献媚男子。缠足被称为“中国人感官想象力最精致的创作”“人造第二性征”，象征人们对女性的病态审美达到巅峰。这是一个统治阶级、士大夫阶级和底层阶层审美观念逐渐趋同的时代，上至帝王将相，下至庶民百姓，都狂迷于“三寸金莲”的残缺美。

（二）清朝

清朝统治者的倡导和理学卫道士的鼓吹，将女性的节烈文化推崇达到极盛。统治者通过建立庙宇和设立贞节牌坊，来旌表贞女、节妇；刻印“女教”书，用规劝告诫的方式力求女性的言行举止要符合封建礼教规范，完全服从父权和夫权。社会上普遍认为女性恪守贞节是万古不易的经义，该时期明显的特点为“贞妇与烈女”。清朝初始，曾严禁女子缠足，而后又免其禁，缠足风气在汉女中一发不可收拾，旗女则保留了其“天足”。清朝要求女性遵守三从四德、三纲五常，即符合妇道和孝道，对女子的身心进行了全面捆绑。畸形的性神秘、性无知、贞洁观等文化影响人们的性心理和性审美观，女性沦为男子的附庸品。

五、近代

近代以来，“西学东渐”的潮流激起中国传统文化前所未有的蜕变，国人开始学习西方艺术所长，审美上更是关注立体感和平面透视之间的平衡，对女性身体的审美趋于性感和暴露。这一时期的特点是“曲线美”。但由于长期受到封建思想的束缚，人们对于人体美的欣赏处于暴露和遮掩的暧昧之间，于是出现若隐若现的旗袍。它充分展示女性跌宕起伏的韵律、柔媚曼妙的身姿和凹凸有致的曲线美，展现出扣人心弦的性感美。

同时，女性开始“剪发、读书、参政”，见多识广、才华横溢、美丽高雅更是当代女性美的代名词。无论是温柔婉约之美，还是个性张扬之美，都从思想和形式上体现了近代性审美观的突破和进步。

六、现代

（一）建国到改革开放之前

中华人民共和国成立以来，人们的审美情趣随时代潮流发生了本质性的转变。这个时期的特点是“朴实精干与男性化美”，“铁姑娘”形象是这一时期典型的美丽代表，女性们留着齐耳短发，满脸红光，面部表情斗志昂扬，充满青春激昂、奋发向上的朝气。到了“文化大革命”时期，男女整齐划一，以同志、战友代替男女关系。人们忽略了性别差异，劳动和奉献几乎是当时唯一的审美价值标准。

（二）改革开放到 21 世纪之前

改革开放以来，中国人的精神面貌发生深刻的变化。女性的社会地位和参与度在不断提高，性审美价值标准也回归到对美丽追求的理性和自由上。这一时期的特点是“开放与张扬美”。虽然人们的性审美价值很大程度上表现出模仿与追随，但特有气质的展示和个性的张扬，给这个时代的审美内容增添新的色彩。个性得到充分和自由的展现，体现性审美价值的理性回归与自我超越。

（三）21 世纪以来

进入 21 世纪以来，审美价值标准发生翻天覆地的变化，多元化的审美标准占主流。这个时期的特点是“多元化”。“偶像派”“流量小生”等现象，在当今社会屡见不鲜。21 世纪初期，代表优雅、帅气的中性美，颠覆了传统的审美标准。

除了视觉和感官上的美，知性美也成为当今知识时代审美的重要评判，如美丽聪慧、知性优雅。在男女地位和关系中，中国女性开始“变被动为主动”“变迎合为征服”，关注自我，实现女性生活形式和精神层面的双重独立。

第三节　两性个体的审美

性美包括两性个体的美和两性关系的美。因此，性审美的范畴包括两性个体的审美和两性关系的审美。

两性个体的审美，从性别上可分为男性美和女性美。在两性个体的审美过程中，不论男性还是女性，个体既是性审美的主体，也充当性审美的客体。客体是既有生物性、又有社会性的复杂的审美对象，可以通过形体、容貌、声音、语言、姿势、服饰、风度、气质等向性审美主体传递美感信息。因此，两性个体的审美主要表现在人体美、风度美、妆饰美、行为美、言语美等。

一、人体美

（一）人体美的本质

人体是物质世界中最和谐、最完美的有机体。人体既是性对象，又是审美对象，但性意义大于审美意义。把人体既当作性对象，又当作审美对象，才会产生真正的性爱美感。人体美不仅是物质躯体的外壳美，也在一定程度上反映人们的思想修养和精神风貌。

（二）人体美的特点

第一，健康之美。健康是人体美的先决条件。健是美的基础，美是健的完善。健美是体魄、体态和心态的完美统一，健美的形体包括强壮的体魄、匀称的体态和良好的体姿，而宁静的心态是健美的基础。如果用公式表示，健美 = 健 + 力 + 美。健美是身心健康的外部表现和高尚情操的自然流露。

第二，和谐之美。人体之美在于和谐匀称。以头部长度为标准单位，肩宽为头长的1.5～2.0倍左右，小腿长为头长的2倍左右（图8-1）。人体之美，不仅仅表现为几何美，还具有更微妙的非几何形的变化和过渡，头部近椭圆而上大下小，躯体近圆柱而呈S形起伏，乳房近于半球而有尖点，腰与臀过渡处的“维纳斯漩涡”，都充满了美感。

第三，匀称之美。比例是衡量人体美的一个重要尺度。健美的身体结构与黄金分割律有密切的关系。就人体结构整体而言，肚脐是黄金分割点，肚脐以上（上身）与肚脐以下

（下身）之比为 0.618∶1，膝盖至脚后跟与膝盖至肚脐之比为 0.618∶1，喉咙至头顶与喉咙至肚脐之比也为 0.618∶1。

人体比例的绝对标准是从解剖学的角度出发的，是一种纯理论的美学标准，我们不能把人体美的标准建立在纯美的基础上。只要比例适度，就应视为美的人体。

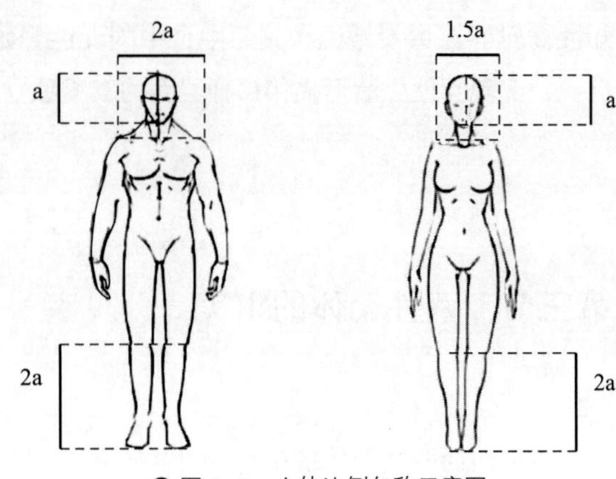

图 8-1　人体比例匀称示意图

（三）裸体艺术与人体美

1. 裸体艺术的本质

裸体艺术是对自然人体的审美肯定，是人类对自身的欣赏与赞美。从艺术角度看，裸体艺术是人体美的自然回归。裸体艺术的诞生源于人类对性的崇拜和对生命现象的热爱。

2. 裸体艺术美的特点

裸露的人体并不是完美的。艺术反映的裸，是将现实的人体臻于完美，成为一种美的裸体。在裸体艺术创造中，艺术家对人体的表现并不是真实地再现真实赤裸的人体，而是根据人们的美学观点描绘出和谐、完美的人体。裸体艺术着重于性爱的艺术性，淡化生物层次的性冲动和性行为，这是裸体艺术的最重要特征。

裸体艺术力图将优雅与自然融为一体，不以刺激人的性欲为目的，而要淡化肉欲本身，美化和升华肉欲。因此，裸体艺术与色情文化有着本质的区别。然而，美与爱是相互伴随的，爱中又有欲，裸体艺术没有丝毫的性的因素是不可能的，过分地强调纯洁性，反而让人感觉不真实。人体是大自然的杰作，是性的象征。美感是区别艺术裸体与色情裸体的基本标准，而美感的产生源于审美主体的自我修养和情操。

二、风度美

（一）风度的美学内蕴

1. 内秀与外美的统一

人之美有两种最基本的划分，一种是外在的形貌美，一种是内在的心灵美。外在美是美的外形的直接反映，是自身美的凝聚和显现。追求外在的形貌美，是人的天性。但人的外在美在很大程度上是由生物遗传因素决定的，且随着时间的流逝而变化。因此，对外在的审美，具有表面性、浅显性、变动性和流动性。内在美是人之美的本质，是人之美的源泉，具有不变性和无限性。内在美可以超越时间和历史所限，比外在美更具无可比拟的深度与广度。

外在美与内在美的和谐统一并不困难，例如，对外貌形体进行恰当适度的美化，如美容化妆、健美锻炼，可以使平庸的形貌变得生动。如果人们坚持进行自身精神的陶冶，也是可以获得精神美的，如腹有诗书气自华。

2. 自然美与装饰美的统一

自然美，是指自身具备良好的自然条件，如五官端正、肢体匀称、色泽鲜明、精神饱满。装饰美，是指以艺术化的修饰方法，提升自身的美学价值。美好的妆饰不仅合情合理，而且应当倡导；得当的妆饰，可使自然美得到升华。

（二）风度美的构成要素

风度美是对人之美的一种综合的、高层次的评价，是气质、性格、仪态等美感的综合体现。

1. 气质

气质是指人的相对稳定的个性特点、风格和气度。气质是风度之灵魂。构成气质的因素，有与生俱来的容貌、体质，更有后天的文化素养、审美情趣、价值观念和心理机制等。

在性审美中，性气质是指由于自然生理差别而形成的具有不同特色的两性气质，即男女两性的特殊心理活动的倾向。性气质对异性有着异常的吸引力。

2. 性格

性格是在两性关系中人的个性发展健全并具有吸引对方的气质，是对人、对事的态度和行为方式所表现出来的比较稳定的心理特征。

人的性格展示了人的不同风度，由于男女两性生理和心理上的差异，传统上认为男性的优秀性格应表现为豁达大度、勇毅坚定，而女性的优秀性格则应表现为柔和细腻、秀丽典雅。事实上，优秀的性格在男女两性之间具有共性，均表现为正直善良、勇敢坚强、乐观开朗、负责担当、谦虚礼貌、诚实热情等。

3. 仪态

人的仪态遵循美学原理，它要求符合和谐、协调、对称的美学原则。一个人有无风度，可见于举手投足之间。若是充满自信，生机勃勃，举止大方，风度必然潇洒自然，自会引起异性的好感。

仪态包括步态美、站姿美和坐姿美。无论男性还是女性，要使自己姿态美观，就应有节奏，动作准确，协调自如，简捷灵敏。

优美的风度令人向往和羡慕，但风度不是与生俱来的，而是靠后天的培养和训练形成的。只有心灵高尚、行为美好的人，风度才能如影随形、翩翩而至。所以，要具有美好的风度，重要的是内外兼修，铸造完美的形象。

三、妆饰美

（一）妆饰美的意义

1. 悦己悦人

妆饰既是给别人看，也是给自己看。男女两性妆饰的目的大多是增强自信、悦己悦人。女性希望妆饰后的容颜可以使自己开心，增强自信，同时也能引起异性的关注。男性的妆饰，如领带夹、袖扣、眼镜等，也蕴含有增强自信、吸引异性的成分。

2. 创造审美价值

妆饰是创造审美价值的过程，它能够通过不同的色彩搭配、技巧运用和造型设计来创造出各种各样的面容形象，体现了人类对美的追求，还能在一定程度上影响和塑造人们的审美观念。

（二）妆饰与性感

1. 肌肤

在性感的姿容里，以色为主，这主要是指肤色。好的肌肤犹如衣服的质料一样非常重要，有一种自然光彩。古人敷粉以饰面，以白为美。随着人们审美观念的变迁，健康的肤色和光泽更符合当前主流的审美观念。

2. 眼睛

面容是整个身体的主要部分，眼睛又是整个面容的关键。眼睛是心灵之窗，性感女子的眼睛往往能勾魂摄魄。因此，化妆术里十分强调画眼线，以增大眼的轮廓。倘若再巧涂眼影，就愈发妩媚娇美、楚楚动人。涂抹眼影的目的就是使其美目流盼，达到“巧笑倩兮，美目盼兮”的效果。

3. 眉毛

眉毛的灵秀与否，也与性感有密切关系。古人以“眉若远山”“眉如新月”为性感标志。美的眉有远山起伏蜿蜒的势态，有新月弯弯的曲势。眉毛的修饰要自然，忌呆板的一横，也忌把两眉抹成“倒八”状。

4. 嘴唇

饱满而滋润的嘴唇，是十分性感的，若再启齿微笑，唇红齿白，更是诱人。嘴唇是面容最醒目的部位，是化妆的焦点，最简单的化妆所不能省略的就是画唇。

在嘴唇的妆饰中，唇色是最感性和最富于感染力的。现代女性选择口红的颜色主要根据皮肤、年龄、唇形和唇色而定。白皙者可选用大红色，浅黑者可选用棕红色。年轻女性口红色宜亮些，柔嫩一些，年长女性口红色宜沉稳，象征一种成熟、宁静的美。唇小宜浅，唇大宜深。

5. 头发

头发属于第二性征，在人类社会中，头发是唯一可以公开炫耀的性征。男子的头发代表着雄健和力量，人们通常把头发浓密的男子视为威武强壮者。因为头发能作为男子威武强壮的标志，所以男人经常用假发和头饰来装扮自己。如印第安人首领的羽毛头饰、美国卫士的熊皮盔、皇帝和国王的冠冕、英雄的桂冠等，都是为了显示男性的权威和力量。神话中大力士因被人剪掉了头发，便丧失了力量。这是一种象征性的阉割。而古代男子出家剃光头和女子削发，即意味着放弃性生活。

头发与性在许多方面有着密切联系。如果在社交场合不梳头发，就会给人一种放荡的印象。男人对女人头发的亲吻和爱抚，是性爱的一种行为。头发所表示的性感特征是十分突出的。男子以短直发为基调，英挺超拔，气宇不凡，追求刚劲庄重的男子气。女子发型丰姿秀美，表现出女性清丽婉曲、活泼柔美的魅力。因此，头发对加强对异性的吸引力是十分重要的。

四、行为美

行为美即在两性交往的言行举止中体现出来的美，是心灵美的外在表现。由于男女性的力量、速度、性格等生理和心理上的差异，所表现出来的行为美也有所不同。

（一）运动美

一般来说，男性动作在力度和速度上相对优于女性，而女性动作在灵巧性和协调性上更有优势。在过去的运动项目中，人们普遍认为男性更擅长举重、投掷和赛跑等项目，而女性更擅长跳舞、跳绳、体操等项目。在现代的运动比赛中，只有极少数运动项目专属男性或女性参加，男女两性在绝大多数的运动项目中均可以各展风采、各领风骚，展现出运动之美。

（二）姿势美

与运动美类似，人们对两性姿势美的认识也存在着一个变化的过程。在传统观点中，人们认为男性动作姿态多属主动型和开放型，姿势偏向于刚、速、直；女性则多带防卫性和收敛性动作姿势，偏向于柔、缓、曲。到了现代，人们已不再强调两性姿势美中的区别和差异，更多的关注两性姿势美的融合、多元化和个性化。

（三）接触美

男女在性接触时，只要遵循自愿、平等、尊重的原则，不论谁主动，两性的接触都能激发美好、愉悦的心理体验。需要指出的是，性接触产生的美感，需要男女双方动作的协调配合。性交是最高程度的性接触，双方从生理到心理都处于极度兴奋的状态。性行为的亲密接触也加深了爱情的意义。

第四节　两性关系的审美

如本章第三节所述，性美包含两性个体的美和两性关系的美，性审美的范畴包括两性个体的审美和两性关系的审美。两性关系，包括生理和精神两个方面，具体表现为“性”与“情”。相应地，两性关系的审美可以分为性爱之美和情爱之美。依据两性关系所处的不同阶段，两性关系的审美可分为恋爱之美和婚恋之美。

一、性爱美

（一）性爱美的内涵

性爱美包含两个层次的内涵，即性快感和性美感。

1. 性快感

性快感是由于生理接触产生性冲动，进而带来整个身心的性放松与满足。具有如下特点：

（1）生理性　生理性是性快感的属性，它引起一系列生理现象，如血液循环加快，呼吸急促，身体起伏，眼睛沉醉，面色红润等。

（2）短暂性　性快感是较为短暂的，它伴随着性刺激而兴起，伴随着性欲释放而消失。

（3）个别性　性快感只属于个人，它受个人生理需要的急缓强弱程度的影响。

（4）功利性　性快感必须是在性爱主体实际占有时才能发生。

性快感虽然满足的是人的最基本的生理需要，但它带给人的愉快程度是相当强烈的，与纯精神享受的审美愉快有着本质的区别，可以升华为性美感。享受性快感的性器官，受到的性刺激可以反映到大脑，经过对审美意识的追求而完成审美功能。所以，性快感提升至性美感的关键是性爱主体主观上对精神愉悦的追求。成功的性生活是对性爱的快感享受，美满的性生活则是对性爱的美感享受。

2. 性美感

性美感是性爱审美经验的情感反应中最富于特征的一种心理现象，是人类独具的精神需求与生理需求合而为一的性爱享受。从美学上看，美感无疑是在审美主体上引起的一种积极、复杂的情感反应，生理快感是美感的引发机制。若没有性快感作为激发因素，性美感就成为无源之水。所以，性美感高于性快感，但又基于性快感。性爱的美感，体现在以下三方面：

（1）性爱的追求是美的　人类对性爱的追求，是对异性美的崇拜和向往。在性爱主体眼中，性爱对象或是身体健康、身材匀称，或者性格善良正直、勇敢坚强，其肉体和精神上总有美的光彩闪耀。对这种美的性爱对象的欣赏，能够引起性爱主体的愉悦心理。

（2）性爱的体验是美的　性爱美的体验是一个由表及里，由浅入深，由身体到心灵不断深化的审美过程。它由对异性的外在美的感知开始，伴随双方感情升华，性爱双方各自通过自己的审美想象，把从对方身上获得的审美表象系统化为一个整体，得出对异性的美的理性审美认识。

（3）性爱的效应是美的　性爱的成功让人心情舒畅，使人摆脱生活中的痛苦、愁闷、惆怅和孤寂，与不愉快告别，抚平人的紧张心理，缓解不安情绪。性爱为生活增添了异彩。

（二）性爱美的特点

1. 和谐美

性爱建立在性欲的生理基础上，男女两性存在着性欲和性活动的差异，肉体与精神的和谐一致是性爱最美的境界。性活动的和谐是基础，和谐的精神生活是性爱美的关键。性之和谐，给人以肉体的快感；精神的和谐，给人以心理上的美感。

2. 朦胧美

性爱的朦胧美，可分为内在魅力和外在魅力两类。内在魅力指性爱对象在思想、学识、人品和修养上对性爱主体具有强大的吸引力，是性爱关系持久的决定因素。外在魅力指性爱对象的体貌、姿态和神情所具有的诱惑力。含蓄深情的动作表情、若隐若现的衣着装扮，都能产生朦胧之美。

3. 文明美

性爱的文明美，主要表现在性行为上。性行为的发生，应在双方自愿的情况下进行。胁迫、粗暴的性行为，是对性爱文明美的践踏。爱抚是两性进行性爱活动的必要前奏，是文明美的基本体现。性爱的文明之美，还体现在：初恋时，互相尊重；热恋时，克制自律；失恋时，理性对待。

二、情爱美

（一）情爱美的内涵

人类的性活动，将性欲与情欲和谐统一起来，达到生理与心理、灵魂与肉体的完美合一。这种由情感激发而产生的和谐、融洽的审美体验，就是情爱美的体现。

在人类的性活动结构中，性爱是基础、躯壳和载体，情爱是灵魂和升华。真正意义上的性美感，是既有性爱，又有情爱。健康的两性结合，需依赖两方面的因素：一方面是柔情的爱，另一方面是肉体的性。在两性关系中，性审美主体可以依据自己的个性和审美情趣去补充、充实和接受美的形象，从自己的审美对象上寻找自己，发现自己，从而升华自己的情操，陶冶自己的心灵。以互爱为前提的两性关系，本身就是美的，人们可以感受情爱美的魅力。

（二）情爱美的特点

1. 身体和意识的统一

人类的身体是敏锐而具有感知能力的，是人们在情爱活动中追求愉悦和性审美体验的载体。意识是心灵作为外在对象的身体的能动反映，能通过各种身体感官将人的思想情感表现出来。在情爱活动中，身体是意识产生的前提和基础，而意识能直观地反映人们在交往中的内在心理特性。只有将身体与意识有机地融合在一起，以此来调控两性之间的拥抱、亲吻、抚摸等各种情爱活动，实现两性心灵与精神融合的深层次交流，才能更好地带来身心的愉悦和感情的升温。

2. 体格与人格的统一

体格美不仅是物质躯体的外壳美，也在一定程度上反映人的思想修养和精神风貌。两性的体格美具体表现为：身体比例均匀、均衡发展，五官端正秀气。人类在两性交往中，通过自身力量、形体、智慧、思想、情感等珍贵特性的相互碰撞而获得精神愉悦。精神的人格，要经过肉体上的各种器官和各种精神相互协调、共同作用才能完成，从而形成新的、完整的人格。人格美在狭义上指的是由原欲向意志转化的过程，即人的思想品格、道德行为在男女情爱中的高尚的表现。在情爱过程中，凡是以理智来支配原欲的，以精神来统帅肉体的，其人格就是美好的、高尚的。

3. 肉体与灵魂的统一

人的情爱是由灵魂与肉体构成的。肉体是灵魂的基础，灵魂是肉体的升华。体态的俊美、异性之间亲密的交往，以及融洽的旨趣等都会对情爱美产生一定的影响。人的外在肉体美（容貌美、体态美等）是构成情爱美不可缺少的物质形态，但同时我们还要注重两性之间精神层面上的灵魂美。只有将肉体美与灵魂美结合起来，才能在两性关系中迸发出情爱美不一样的光芒。

三、恋爱美

恋爱是追求美、唤起美的两性交往活动，双方都希望以美的形象赢得异性的爱情。这就要求两性在恋爱中要共同遵守恋爱的审美规范，塑造出恋人角色。

（一）恋爱美的基本要素

恋爱美的创造，需要具备三要素：真诚、奉献和关心。

1. 真诚

真诚是开启爱情之门的钥匙，有了真诚，才能赢得对方的信任和奉献。没有真诚，爱情就失去了养料。缺乏真诚，充斥着猜疑的爱情会因缺乏养分而枯萎。真正的爱情，就是真诚地相爱，坦诚地交流。人世间最珍贵的是真情，恋爱中最宝贵的是真诚。

2. 奉献

奉献是把自己最美好的情感传递给对方，力图发现并满足对方的需求。奉献是相互的，在相互奉献中，爱才能存在，爱才能发展。用命令的方式索取无条件的爱，是不可取、不长久的。奉献和得到不一定绝对的平等，但在索取爱的同时也要奉献爱，所谓有来有往，方能长久。

3. 关心

对男女两性而言，一方带着一颗真挚的爱心去关心另一方时，另一方是快乐而幸福的；而当另一方也关心这一方时，这一方同样是快乐而幸福的。关心是爱情的标志，关心可以营造神奇而美丽的氛围，充满温馨、甜蜜且使人难以忘怀。当某一异性对你流露出超常的关心，即是爱的信号。如果恋爱对象对你的关心明显减少，就是爱的流逝。

（二）恋爱中的个体审美

1. 自尊和谦虚

每个人应自视自己是世界上最有价值的，而不应轻视自己。如果把自己看得可有可无，自轻自贱，怎能让异性看重你呢?

恋爱中的两性是平等的个体，不应自视甚高，盛气凌人，指手画脚。如果双方的外在条件有差距，更应注意尊敬对方，不要触及敏感问题。炫耀自己，自鸣得意，无形中会使对方产生心理压力。

2. 自美不自夸

谈恋爱时，为给恋爱对象留下良好的印象，应尽量显现自己的优点与特长。每个人的优点与特长就是美的凝聚与闪光。表现自美是为了让对方认识你、了解你。

自美并不等于自我炫耀，夸夸其谈，目无他人。若自负清高，骄横自恃，贬低别人，则根本不可能让对方产生好感。用显摆的高谈阔论、矫饰的表情、夸张的动作来表现自己，其效果往往是适得其反。

3. 谨慎不拘束

谨慎小心是谈恋爱的必要条件，言谈举止不放肆，有礼有节，是吸引异性注意的前提，它同时又是对自我的一种保护。

谨慎过头则会变成拘谨，手足无措、语无伦次、忸忸怩怩，就会失去美的光彩。忸怩羞怯貌似谨慎，实则怯懦。仪态的落落大方同言行的谨慎持重不应对立起来。大方是自尊与自信融汇的表现。

4. 活泼不轻浮

谈吐风趣幽默，举止愉快活泼，是与性爱对象交往的良好触媒。活泼给人以生机盎然之感，是青春风采的焕发。活泼最易感染人，打动人，它使人心如处晴朗天空之下。

活泼的极端是轻浮。不考虑场合、时机，有意与对方亲热，有时会造成误会，也令人难堪，失去应有的风度。不能把庸俗当成洒脱幽默，把肉麻当作有趣。轻浮是不自重的表现，会破坏两性美的交往。

（三）恋爱中的两性关系审美

男女双方在恋爱时，都应有适当的限度而不致破坏美。

1. 言语适度

在与恋爱对象交谈时，要注意措辞得体、话语文明，讲究方式，谈话要谦和、谨慎。男性不要粗言秽语，出口不逊；女性不要拿腔作调，故作姿态。

谈话要有节制，滔滔不绝会被认为过于饶舌，适当保持安静与沉默，有时会收到意想不到的效果。所谓言多必失，多说了反而会暴露自己的弱点。如果发现话不投机、见解不同时，应避免争论，巧妙扭转话题，或用诙谐的话语缓和气氛。如果谈话内容不能引起双方的共同兴趣，不要勉强拉长话题，不妨用笑容来结束谈话。

在称赞对方时要留意对方的反应变化，不要招致误解。不得体的恭维话，往往会妨碍彼此的沟通。含蓄、真诚地赞美，不失为称赞对方的好方法。

总之，恋爱中的语言美，就是文雅不粗俗，庄重不呆板，热情不轻佻。

2. 行为适度

处于热恋期的双方，干柴烈火，对异性的性欲渴求达到了顶峰，亲昵的举动在所难免。从性生理角度看，热恋中的男女产生生理冲动是正常的本能需求。但两性肉体的结合一定要慎重。因此，掌握好恋爱中性行为的尺度，双方设定一个界限，显得尤为重要。界限一旦设定，双方共同遵守，男子自觉不去逾越，女子也应自觉加以维护。

性爱美不赞成禁欲主义，但提倡积极维护性爱美的形象，理智的、适度的性行为，就是美的行为。

3. 距离适度

美国心理学家爱德华·霍尔（Edward Hall）曾把人与人之间的亲疏距离分为四类（如图 8-2）：

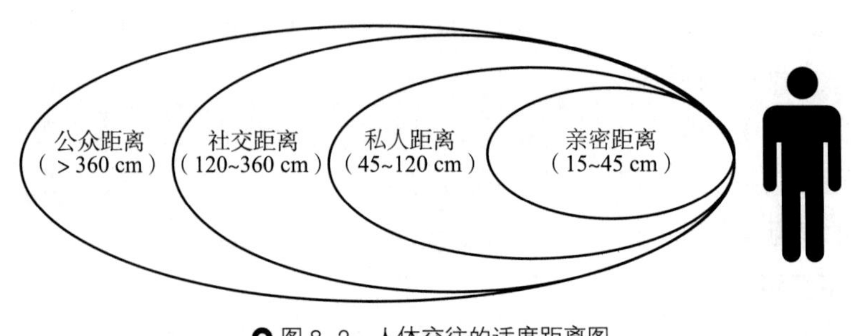

图 8-2　人体交往的适度距离图

亲密距离 15~45 cm，指父子、夫妇、亲友间的距离。

私人距离 45~120 cm，指熟悉的人们之间的距离。

社交距离 120~360 cm，指没有个人关系，但有业余关系的人们之间的距离。

公众距离 360 cm 以上，指与陌生人之间的距离。

可以看出，两性之间的空间距离与亲密程度成正比。越亲密，距离越近；越陌生，距离越远。从距离的远近亦可判断出两性的关系：距离较远的，往往处于初识的阶段；距离较近的，则很可能是初期恋爱的情人关系；无距离的，则是热恋的情人关系。

了解这种距离，恋爱主体就可以在恋爱时，巧妙、灵活地运用它。在初识期间，要与对方保持适当的距离。若过分靠近，容易引起对方的反感与误解。如果在交往过程中，印象颇佳，可以逐步形成私人距离。如果印象不佳，可以有意地将私人距离拉大，形成社交距离，是婉拒的信号。

恋爱主体应学会从距离的动态变化上，了解对方的心理变化，判断对方的真实意向，以便做出相应的反应。

美学中有“距离为美”之说，这里的距离不是空间距离，而是心理距离。恋爱是两性心理距离由长变短、由远及近的过程。即使是夫妻，亦存在一定的心理距离。有人以向对方袒露自己的心事或隐私来缩短双方的心理距离，但往往适得其反，弄巧成拙，反而会拉大心理距离。你心中的秘密不必完全道出，不必主动让对方知道一切。有了一定的心理距离，才不致迷失自我，对方才会觉得你值得探寻，是一本百读不厌的书。

四、婚爱美

（一）婚爱美的本质

在婚爱美中，爱情是婚姻的基础，婚姻是爱情的保障，性爱是婚姻的内容。婚、爱、性之和谐，就是婚爱美的本质。男女相亲、相爱、相交，是人的自然本性。人类婚姻制度的设置，就是将以往的自由而混乱的性关系理顺及规范化，实现婚、爱、性三者的统一。

缔结婚姻关系，是对性爱的保护，而不是束缚。婚姻中的性与爱也是互为促进的。爱情可以激发人的性欲，由爱而性。爱情还为性生活增加了道德、义务、社会责任的内容，对性生活具有调节作用。爱情基础上的性行为，充满神圣与美好的感受，使爱情得到强化和增长。正常的爱情生活，良好的婚姻家庭，是满足人们性欲的最佳途径。

（二）婚爱美的基本要素

作为婚爱美中的两性个体，理解、体谅、信任、忠诚是成就婚爱美的基本要素，缺少任何一个都会导致婚爱美的倾斜。

1. **理解**

了解是理解的前提，即对主要指相互思想、品质、志趣、才华等方面的了解。因此，理解包含五层意思：理解对方的理想和志向，理解对方的优点和特长，理解对方的缺点和不足，理解对方的心理活动规律和特点，理解对方的爱好和怪癖。理解是夫妻之间在共同的人生观、价值观、性爱观、审美情趣基础上，在长期共同实践中自然形成的一种默契，一种心领神会，一种心与心的相交。

2. **体谅**

体谅是婚姻的调和剂。婚姻生活并不总是风平浪静的，夫妻难免产生摩擦，出现悲伤、幽怨、气愤等负面的情绪反应。当对方为生活琐事发生矛盾时，互相体谅可以使矛盾烟消云散，化险为夷。体谅不等于原谅。在婚姻生活中，体谅是必须的，原谅则需视所犯错误的性质和对方的态度而定，只要不是原则性的错误，则可以宽大的胸怀给予原谅。

3. **信任**

信任是感情的基础，不易建立，但易受到破坏。信任需要双方共同进行，是以夫妻间不断的行为互换为基础而形成的。夫妻透过其行为相互清晰地沟通，便有信任感存在。正所谓："长相知，不相疑。"夫妻只有充分了解，才能取得高度互信。现代婚姻关系的信任，是能够真诚、坦率地进行交流，彼此分担对方的忧愁，尊重对方的个性，促进个人的自由发展。

4. **忠诚**

忠诚是婚姻的灵魂。互相忠诚，可以保持婚爱美的永恒魅力。忠贞不渝的婚爱，是夫妻双方共同培育的结果，需要双方共同的努力，共同遵守。

（三）婚爱中的两性关系审美

1. **互爱与互补**

互爱是建立在平等自由的基础之上的。互爱不仅你中有我，而且我中有你。婚爱之美在于男女双方的相互肯定，是彼此的情感和心灵的交流。

个体在人格方面有各自的长处与短处。没有两个一模一样的人，也没有两对完全相似的夫妻。夫妻双方常常是性格迥异，气质相反，如一个热情，一个持重；一个急躁，一个耐心；一个好动，一个喜静等。如果每对夫妻中的一方都尊重和欣赏对方的人格，各自的优点能为对方欣赏和倾慕，缺点能为对方容忍和谅解，双方就有可能形成互补。双方的人格补短为长，化劣为优，在互补中把婚恋之美推向理想境界。

2. **互尊与互帮**

夫妻间的互尊是婚姻最有力的支柱，最坚实的基础。互尊意味着彼此尊重对方的工作、劳动和学习，彼此尊重对方的业余兴趣爱好，彼此尊重对方的人格。尊重对方，就是对对方品行的肯定，是一种带有爱意的敬慕。

夫妻的互帮是爱心的奉献，给对方增添了爱的力量。互帮可以是行动，也可以是语言。有时对方并不一定需要你身体力行，只是需要你的语言安慰与支持。互帮要适时，要能在对方感到困难之时及时地给予支持。迟到的帮助，往往是无用的。互帮要真心，虚假的敷衍是无济于事的。

3. 互商与互让

双方在行动前要共同协商，相互配合，确保步调一致。在家政问题上，一起做决定，一起解决困难，避免独断专行。在教育子女的方式上，也应求得一致，不要使孩子无所适从。互商给婚姻带来自由民主的气氛，使彼此能通力协作。

互让是一种宽容，一种忍让。忍让是一种爱的修养，是为了维护婚姻之爱而有的理智的举动。非原则性的矛盾以和平方式解决为最佳，此时忍让是最合适的解决方法。忍让的源泉来自爱。只要你把对方当作爱人看待，你就会宽容待人。互让能黏合夫妻间暂时的间隙，是婚爱中的黏合剂。

思考题

1. 简述性审美的内容。
2. 如何区分形体美和人体美？它们之间又有什么联系？
3. 谈谈你对医美的看法。
4. 社会文化环境对个体性审美活动的影响主要体现在哪些方面？
5. 如何提高性审美的综合能力？

附 8-1　余生很贵，门当户对？

“社科院女研究生结婚休学待产”话题在众多社交媒体上引起热议，“社科院研究生”与“初中毕业理发师”这个反差极大的标签，使不少人感到很是“违和”。有人替女孩感到惋惜，有人发起网络人身攻击，甚至上升到“girls help girls”程度。末了，剧情反转：自我曝光，乃当事人炒作引流所为。然而，这一场网络闹剧却投射出一个长久存在的社会问题，那就是：婚恋关系是否应该考虑“门当户对”？

1.“门当户对”的由来

“门当”是指大户人家门前精雕细刻的两面石鼓门枕，而门框上方凸出的木头雕刻称为“门簪”。门簪以“对”为单位，有的是一对两个，有的是两对四个，所以称为“户对”（图 1）。旧时大户人家财不外露，便通过“门当”上雕刻的纹饰来了解对方的家庭概况，再确定是否可以为儿女定亲。

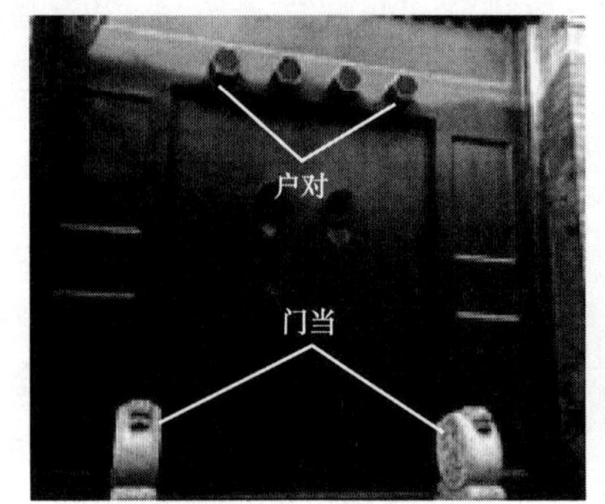

图 1　“门当户对”图示

此后，“门当户对”便引申为男女身份、地位和家境相当，适合作为结婚对象。可见，人们追求“门当户对”的婚姻关系，其初衷可能是对物质生活的渴望，避免“贫贱夫妻百事哀”的局面，并没有上升到对婚姻质量尤其是精神层面的追求，尚未达到“有情饮水饱”的境界。

研究发现，“门当户对”的婚姻，因男女双方的成长环境和家庭经济水平更加接近和趋同，在婚后的总体生活中满意度会更高，婚姻相对稳定。这就是“门当户对”仍然在当前的婚姻匹配模式中占据重要位置的原因。

2. 门当户对，几度夕阳红

曾几何时，人们一度简单地将“门当户对”的婚姻规则视为封建残余而加以批判和摒弃。事实上，“门当户对”的婚恋观是人们从长期生活中总结出来的经验，有其合理和积极的一面，应理性看待。

随着社会的发展，“门当户对”的婚恋观也曾经延伸出更广义的内涵：不仅指男女双方客观物质条件相当，而且更注重主观条件的相互认同和接近，如自我认知、价值取向、生育观。这种考虑精神层面的“门当户对”的婚姻模式也称为“同质匹配”。

然而，在如今的现实社会中，人们的婚恋观也发生了变化乃至倒退，“同质匹配”往物质化的方向发展，所谓“宁愿在宝马里哭，也不愿在单车上笑”就是当今婚恋观过度物质化的最好注释。

3. 用心经营 > 门当户对

古往今来，“门当户对”的婚姻关系，固然有利于婚姻的稳固，可减少因双方反差过大而带来的麻烦和困扰。但选择“门当户对”并不意味着可以“一劳永逸”，婚姻关系在“高开低走”中彻底解体的案例并不少见。纵使门也当户也对，没有用心经营的婚姻，哪怕是旷世婚礼，当光环褪尽时，最终也只能落得一地鸡毛的下场。

相对于“门当户对”的有利开局，婚后的“比翼双飞”和“用心经营”更显重要。对于门不当户不对的婚姻关系，只要在感情的基础上用心经营，收获一份“低开高走”的美满婚姻也不是不可能的。不幸的婚姻各有各的不幸，美满的婚姻却有着相同的幸福密码，那就是忠诚、负责、平等、包容。双向的奔赴才有意义，舒服的关系才能长久。余生很贵，我们祝愿：茫茫人海中，有人与你共黄昏，有人问你粥可温。

新时代的婚恋观应该是以感情为基础、以精神为支撑，忠诚专一、相濡以沫，方能缔造美满幸福的婚姻生活！

附 8-2　知性看自慰——婚姻篇

在那个对异性春心萌动的年纪，许多青少年曾以自慰的形式来满足自身的幻想和需求。进入而立之年后，旧时的少年大多数有了自己的性伴侣和规律的性生活，但在相当一部分人群中，自慰行为在婚内仍然存在，甚至给不少夫妻带来烦恼。自慰行为曾安抚了无数青少年躁动的心，为何多年后反而成了夫妻或情侣之间的芥蒂？婚内自慰，该不该？

1. 某些自慰，胜于出轨

（1）异地分居

夫妻长期分隔两地，不仅使双方在心理上遭受严峻考验，也在生理上备受困扰。寻找性快感是人类与生俱来的本能，若夫妻双方因工作或学习等原因，暂时身处异地，无法进行规律的性生活，那么在不影响他人、把握适度原则的基础上，如同青少年时期一般“自力更生”也无不妥。如今通信技术发达，加上部分成人用品已能实现远程互动，倘若分居两地的伴侣能敞开心扉，合理表达自己的诉求，利用合适的手段，把与对方的互动与自身的“独奏”结合起来，不仅可解决生理需求，还可以从不同的体验中提升双方的感情。

（2）特殊时期

某些时候，妻子的状态并不适合进行夫妻生活，如月经期、孕早期或孕晚期、产褥期等，此时“独奏”便成了满足丈夫生理欲望的基本手段。女性在生理周期内免疫力降低，若在经期交欢，不仅正常的经血排出过程受到影响，子宫内膜炎、宫颈炎等妇科炎症的患病概率也将会上升。孕早期（前3个月）和孕晚期（最后2个月）同样不宜行房，孕早期因胚胎着床尚未稳固易引发流产，孕晚期子宫的强烈收缩容易诱发胎儿早产。产褥期是产妇恢复身体健康的重要时期，夫妻同房也会对产妇的身体状态造成影响。因此，特殊时期若强行“合奏”，不仅难以奏出美妙的旋律，还容易让“演奏者”受伤。此时的“独奏”，远胜于以满足自身欲望为借口的出轨行为。

2. 婚内自慰≠不爱！

（1）“合奏”不和

性生活不和谐是导致婚内发生自慰行为的重要原因，如双方持续时间不等，性欲差异较大，快感程度不一，总体表现为伴侣在性活动方面无法达到协调一致。若夫妻间的性生活无法满足自己的性需求，“高效便捷”的自慰就成了自我愉悦的代替手段。

性生活是夫妻生活的重要一环，这项需要双人配合的活动难免有不默契的时候。当一方发现另一方居然自慰时，不必急于质疑，也许对方只是需要独自解决生理需求而已。性生活不和谐通常并非单方问题，对彼此怀包容之心是夫妻美德的体现，合理耐心的沟通交流是必不可少的措施，一起发掘新的“姿势”也许能让不和谐的性生活进入新天地，协调约定彼此的时间和节奏可以让性活动焕发新机。总之，“合奏”的不和并非全然不可解决，不让偶尔的“独奏”打乱夫妻生活的正常节奏，把偶尔的“独奏”视为“合奏”的一种补充。

（2）难以自控

部分男性由于在青少年时期缺乏引导或者过度放纵自己等原因，即使婚后有了规律稳定的性伴侣仍然得不到满足，依然自慰成瘾，难以自拔。这一类“独奏”更易给伴侣带来困扰，不可思议和猜忌的想法随之产生，甚至导致信任危机。此时的自慰阴影便如同第三者一般，在夫妻二人间撕开一道裂隙。

若自慰行为表现出成瘾现象，婚后仍无法缓解，那么夫妻二人除了加强沟通交流，还应及时咨询，寻求专业方面的援助，必要时应到医院就诊。纵欲过度对身心的危害众所周知，不加节制的婚内自慰行为更会影响伴侣间的感情生活，成为夫妻间的不良羁绊。对病态的婚内自慰行为及时“刹车”，是对自身的珍重，也是对伴侣的负责。

3. 和谐的交响曲 = “合奏”+“独奏”

婚内自慰，并非不可饶恕。事实上，同房中的自慰也是夫妻性生活中互悦的一种手段，帮助激发双方的欲望，更有利于性生活的和谐进行。而同房外的自慰更需要双方坦诚交流，不可一概而论。从生理角度看，“独奏”跟“合奏”都出于性的本能，二者殊途同归，因此

“独奏”并非“合奏”的对立面，而应成为“合奏”的有效补充。只有夫妻二人充分协调沟通，才能将二者融为一体，化作和谐的“交响曲”。

对于婚内自慰，盲目指责并非良方，敞开心扉方为上策。怀包容之心，以理解之态，化“独奏”为“合奏”，融“独奏”于“合奏”。身心合一、琴瑟和谐，平凡的夫妻生活也能奏出天籁之音。

附 8-3　一场“姐弟恋”引发的争议

2023 年初，“姐弟恋比例逐年持续攀升”的话题登上热搜。某市民政局公布的数据显示，2022 年登记结婚的夫妻中，女方比男方年龄大（1～4 岁）的占比是 19.31%，姐弟恋呈逐年上升的趋势。某交友软件的调查结果也显示，90% 的 95 后男生更接受姐弟恋。此外，有媒体报道姐弟恋的比例已经上升到 40.13%，后有文献指出 40.13% 的研究结果是错的，正确结果应该约为 15.20%。一场关于姐弟恋引发的争议拉开序幕。

1. 定义姐弟恋

（1）年龄差距与婚恋模式　对于姐弟恋，国内外均不存在官方或权威的文献进行定义。大众眼中的姐弟恋，泛指一对情侣或夫妻之中，女方的年龄比男方大的情况。英文中常常用“older woman–younger man relationship”来描述“女大男小”的婚恋模式。中国社会普遍认为婚恋中的女性比男性的生理年龄大，即姐弟恋。根据年龄差距定义的婚恋模式如表 1 所示。

表 1　年龄差距与婚恋模式

婚恋模式	年龄差距
同龄婚姻	0 ~ 2 年
姐弟恋 / 兄妹恋	3 ~ 10 年
老少恋	10 年以上

（2）生理、心理和寿命，共同定义姐弟恋

从生理上看，女性的性发育比男性早 2～3 年，女性绝经期后的性衰老比男性更为明显；从心理上看，同龄男女比较，女性的心理状态大多显得比男性成熟；从寿命上看，女性的平均寿命比男的长 5～8 岁。结合男女成长的生理、心理和寿命长短等特点，以及中国的传统习惯，婚姻成熟度理论认为，年龄差距在2岁以内的婚姻，不论是男大于女，还是女大于男，一般仍被视为同龄婚姻。在同龄婚姻中，夫妻之间没有明显的生理或心理差异。因此，可将姐弟恋定义为：女性在生理年龄上比男性大3～10岁的婚恋关系。

古今中外，姐弟恋不胜枚举：唐高宗李治与年长4岁的武则天，蜀都才女薛涛与小4岁的洛阳才子元稹一见钟情，拿破仑将军与他的约瑟芬皇后之间相差6岁，音乐大师肖邦与大他6岁的女作家乔治·桑的恋情……

2. 现代姐弟恋

（1）女性华丽转身

从远古“男狩猎、女采摘”到农耕社会“男耕女织”的家庭经济模式，孕育了“男主外，女主内”的家庭分工模式和“男大女小”的婚恋观念。女性由于“力气相对较小，身体较弱”的生理特点，在生存和生活上必须依附于男性。这就决定了在择偶上，女性属于被动和依附的一方。

新时代下，女性经济相对独立，经济收入甚至超越男性。她们不再局限于“家庭主妇”的角色，在两性关系中化被动为主动，拥有更多的自主权和主导地位。此外，秀外慧中的女性，吸引着不同年龄段的异性群体。因而，现代女性在择偶上也趋向多元和多种模式：既可以“依附、向上”，也可以“独立、平行”，还可以“庇护、向下”。

（2）男性适者生存

男女两性生理上的差异，决定了传统农耕社会对男性的定位和由男性主导的两性关系，如男性是家里的顶梁柱，担负着保护家人、养家糊口和承担体力活的重任。“男强女弱”的婚恋模式，对于男性来说，既是一种权利，也是一份责任。

到了现代社会，个人的能力并不由力气的大小和身材的魁梧程度所决定。换一句话来说，并非所有的男性都比女性更有能力扛起养家糊口的重任。于是，有些男性开始对自己在两性关系中的定位做出相应的调整，放下传统“大男子”的观念，选择做一回“小男人”。他们乐于接受姐弟恋，做起“家庭主夫”和“超级奶爸”，愿意成为女人身后的男人。

3. 姐弟恋何以备受关注？

姐弟恋并非现代人婚恋模式的创新。民间俗语有“女大三，抱金砖”的说法。古人认为，这个年龄差距的妻子心理成熟，可以帮助丈夫处理好事情，指引好方向。随着现代社会包容度的提高、家庭经济模式的转变、女性独立意识的觉醒，姐弟恋的婚恋比例或许真的比以往高。然而，姐弟恋越来越受关注的根本原因，除了与女性的经济独立和社会地位得到改善有一定关系，更多的是“影视作品＋明星效应”推波助澜的结果。

（1）影视作品的推波助澜　大众对传统的“男才女貌”“才子佳人”的影视题材日趋审美疲劳，影视作品和网络媒体塑造的“女强男弱”“大女子小男人”形象，使人们耳目一新。于是，姐弟恋被越来越多的人所关注。姐弟恋在国内的都市爱情剧已是常客，有许多作品收获了大批观众的喜爱。

（2）明星效应　姐弟恋受到更多关注也离不开现实中的明星效应，明星作为公众人物和粉丝追捧的偶像，行为具有强大的影响力和示范作用。姐弟恋明星夫妇的婚姻模式影响着年轻人的婚恋观，甚至起到“示范”作用。

姐弟恋是婚姻模式之一，人们不必过度关注。对于婚恋的男女，选择适合自己的就是好的。幸福长久的婚姻，不论哪种模式，都需要细心呵护和用心经营。合情合理合法的婚姻，不论哪种模式，都应该得到人们的尊重和祝福。

附 8-4　性爱机器人来了

性爱机器人又称伴侣机器人，在外表（皮肤弹性、体温和体态等）上与人类高度仿真，通过学习与训练，能对人类的语言和动作做出反应，是专门满足人类性爱需求的智能机器人。

从 2010 年第一款人工智能性爱机器人 Roxxxy 问世之后，形形色色的性爱机器人逐渐走进人们的视野。它们内置传感器，头部装有可进化的 AI 系统，能不断学习和完善跟人类的情感交流，掌握多种语言。

1. 性爱机器人的利

（1）自由无约束　性爱机器人无生理周期，身体灵活开放，智能系统可储存各种技巧和性知识，能根据使用者的节奏和偏好进行调整，给予人们更好的性体验。

（2）无后顾之忧　性爱机器人是由硅胶树脂等材料制成的，能自洁孔道。使用者在性行为过程中，不用担心传染性病。

（3）负担小，关系简单　一次性投资，不会给购买者增添额外的经济负担（只需提供电源）。

（4）无交际压力　与性爱机器人谈恋爱可以省去认识、交往和磨合的步骤。对于社交不善者来说，省时省力，不存在社交压力。

2. 性爱机器人的弊

（1）无生育功能　人类具有生命，能繁衍后代。时至今日，性不再是生育的途径，生育也不是性行为的主要目的。性和生育已经从以往的“传宗接代”和“养儿防老”中剥离开来，生育的意义更多在于体验、陪伴和享受“生命从孕育、出生到成长”的过程。这是生命的特质，是人与机器的根本区别！

（2）无情感交流　尽管机器人可以模拟人类的情绪进行反馈，拥有不断发展和更新的操作系统。但它始终是一个智能的性爱玩具，与人类的情感依然相去甚远。一个眼神，胜过千言万语！

（3）被动无趣　人类具有自主能动性，能创造各种惊喜。而性爱机器人大多是听令行事，永远乖巧懂事，缺乏思辨。

（4）灵魂缺位　人类的“生老病死”和“真情实感”是机器人无法取代的。对于人类，正因为青春短暂红颜易逝，我们方能惜取少年时；因为生命有尽头，我们方能珍惜眼前向死而生；因为人生苦短岁月无情，我们方能只争朝夕不负韶华！执子之手与子偕老，是世界上最浪漫的事情！

3. 性爱机器人的“初心”

（1）提供性爱服务　性爱机器人的出现，可以给有性癖的人提供一个发泄的途径。在某些特殊的场所，增设了性爱机器人，可减少性病传播。

（2）排孤独解烦闷　性爱机器人的问世不仅可以解决生理需求，还可以给予人类陪伴。使用者可以根据自己的喜好设计程序，使双方的互动性更强。

（3）缓解两性压力　男女或夫妻之间如果由于某些身体的原因导致性生活不和谐，或者有一方存在性功能障碍，机器人伴侣可以弥补性生活的不足和缺憾，缓解两性关系不和谐造成的紧张和压力。

4. 知性之见

（1）定位“人机关系”，坚守“机为人用”　随着AI技术和人们观念多元化的发展，如果无法阻止性爱机器人的出现，那就选择合适的方式，让“人机关系”作为人类关系的补充，合理定位“人机关系”，坚守“机为人用”的理念和原则！

（2）机尽机责，人做人事　当机器人的智力达到一定程度的时候，有了自我意识，甚至反客为主，人类该如何应对？在性爱机器人拥有自我意识之前，制定相关的制度、原则和底线，坚守科技操行和社会伦理道德，心怀敬畏有所忌惮，让机器人做最“机器”的工作，人类做“人类”该做的事情，实现人机关系的最大利益化！

性爱机器人虽然有一定优势，但始终只能作为人类的补充。好看的皮囊易得，有趣的灵魂难求，身心的契合更是众里寻他千百度！愿得一心人，白头不分离！

参考文献

【英文文献】

[1] Baird A D，Wilson S J，Bladin P F，et al. Neurological control of human sexual behaviour：insights from lesion studies [J]. Journal of Neurology，Neurosurgery & Psychiatry，2007.

[2] Brackett N L，Lynne C M，Ibrahim E，et al. Treatment of infertility in men with spinal cord injury [J]. Nat Rev Urol，2010，7 (3)：162–172.

[3] Calabrò R S，Cacciola A，Bruschetta D，et al. Neuroanatomy and function of human sexual behavior：A neglected or unknown issue? [J]. Brain Behav，2019，9 (12)：e01389.

[4] Durán–Pastén M L，Fiordelisio T. GnRH–induced Ca^{2+} signaling pattern sand gonadotropin secretion in pituitary gonadotrophs：functional adaptations to both ordinary and extraordinary physiological demands [J]. Front Endocrinol (Lausanne), 2013，4：127.

[5] Gupta R K，Abdul–Jawad S，McCoy L E，et al. HIV–1 remission following CCR5Δ32/Δ32 haematopoietic stem–cell transplantation [J]. Nature，2019，568 (7751)：244–248.

[6] Hamer D H，Hu S，Magnuson V L，et al. A linkage between DNA markers on the X chromosome and male sexual orientation [J]. Science，1993，261 (5119)：321–327.

[7] Hoffmann H. The aroma of arousal：Effects of menstrual cycle phase and women's sexual arousal state on men's responsiveness to women's body odor [J]. Biol Psychol，2019，142：54–61.

[8] Hsu J，Van Besien K，Glesby M J，et al. HIV–1 remission and possible cure in a woman after haplo–cord blood transplant [J]. Cell，2023，186 (6)：1115–1126.

[9] Pawling R，Cannon P R，McGlone F P，et al. C–tactile afferent stimulating touch carries a positive affective value [J]. PLoS One，2017，12(3)：e0173457.

[10] Ponseti J，Siebner H R，Klöppel S，et al. Homosexual women have less grey matter in perirhinal cortex than heterosexual women [J]. PLoS One，2007，2 (8)：e762.

[11] Sáez-Cirión A，Mamez A C，Avettand-Fenoel V，et al. Absence of viral rebound for 18 months without antiretrovirals after allogeneic hematopoietic stem cell transplantation with wild-type CCR5 donor cells to treat a biphenotypic sarcoma [C] . 12th International AIDS Society Conference on HIV Science，Brisbane，Australia. Abstract 5819，2023.

[12] Taylor J. Testosterone：Sex，Power，and the Will to Win [J] . Library Journal，2015.

[13] Tinney J，Dow B，Maude P，et al. Mental health issues and discrimination among older LGBTI people [J] . Int Psychogeriatr，2015，27（9）：1411-1416.

[14] Wang Y，Wu H，Sun Z S. The biological basis of sexual orientation：How hormonal，genetic，and environmental factors influence to whom we are sexually attracted [J] . Frontiers in neuroendocrinology，2019，55：100798.

[15] Yafi F A，Jenkins L，Albersen M，et al. Erectile dysfunction [J] . Nat Rev Dis Primers，2016，2：16003.

【图书】

[1] 凯查杜里安 . 性学观止：上下册 [M] . 胡颖翀，史如松，陈海敏，译 . 北京：世界图书出版公司，2009.

[2]《中国性科学百科全书》编辑委员会 . 中国性科学百科全书 [M] . 北京：中国大百科全书出版社，1998.

[3] 陈顾远 . 中国婚姻史 [M] . 北京：商务印书馆，2014.

[4] 狄文，李铮，张君慧 . 生殖系统 [M] . 上海：上海交通大学出版社，2013.

[5] 冯国超 . 中国古代性学报告 [M] . 北京：华夏出版社，2013.

[6] 高铭暄，赵秉志，袁彬 . 新中国刑法学研究 70 年 [M] . 北京：中国人民大学出版社，2019.

[7] 高士濂，王经伦 . 人类生殖调节图谱 [M] . 沈阳：辽宁科学技术出版社，1991.

[8] 江剑平 . 走进性科学数字课程 [M] . 北京：高等教育出版社，2020.

[9] 李荐中 . 性心理学 [M] . 北京：人民卫生出版社，2021.

[10] 刘彩霞 . 妇产科学：第 2 版 [M] . 上海：上海科学技术出版社，2016.

[11] 刘继红 . 性功能障碍学 [M] . 北京：中国医药科技出版社，1991.

[12] 彭晓辉 . 性科学概论 [M] . 上海：上海社会科学出版社，2021.

[13] 中华人民共和国预防未成年人犯罪法：含草案说明 [M] . 北京：中国法制出版社，2020.

[14] 中华人民共和国未成年人保护法：含草案说明 [M] . 北京：中国法制出版社，2020.

[15] 史泓，杨生平 . 性审美学 [M] . 北京：首都师范大学出版社，1998.

[16] 舒红霞. 女性审美文化 [M]. 北京：人民出版社，2004.
[17] 王轶，高圣平，石佳友，等. 中国民法典释评 [M]. 北京：中国人民大学出版社，2020.
[18] 谢杰，刘海清. 中国刑法的规范解释 [M]. 上海：上海人民出版社，2018.
[19] 谢幸，孔北华，段涛. 妇产科学：第 9 版 [M]. 北京：人民卫生出版社，2018.
[20] 许世彤，区英琦，肖鹏. 性科学与性教育：第 2 版 [M]. 北京：高等教育出版社，2004.
[21] 臧卫东，贺生，申社林. 人体解剖学 [M]. 郑州：郑州大学出版社，2009.
[22] 张法. 美学导论 [M]. 北京：中国人民大学出版社，2015.
[23] 赵淑英. 青春期医学 [M]. 西安：世界图书出版西安公司，2007.

【杂志】

[1] 杜宇. 程序性犯罪构成要素的性质 [J]. 中国法学，2022，229 (5)：263–285.
[2] 何晓莹，严文文，黄俊椕，等. 广州大学生同性恋现状调查与分析 [J]. 中国性科学，2021，30 (6)：158–160.
[3] 金红昊，杨钋. 青少年恋爱行为的同伴效应研究 [J]. 北京大学教育评论，2021，19 (2)：64–83，189.
[4] 李传印. 学校性教育的内容与途径探析 [J]. 中国性科学，2020，29 (4)：150–153.
[5] 李银河. 六十年来的中国性史 [J]. 国家人文历史，2014 (4)：100–101.
[6] 李雨朦，刘文利. 中国学校性教育研究和社会资源支持发展脉络 [J]. 中国学校卫生，2020，41 (10)：1463–1467.
[7] 李雨朦，刘文利. 中国学校性教育政策发展变迁的特点 [J]. 中国学校卫生，2020，41 (10)：1459–1462，1467.
[8] 刘贵中，白文俊. 射精功能障碍与男性不育 [J]. 中国性科学，2021，30 (5)：49–51.
[9] 刘援朝. 性功能障碍的心理和行为治疗 [J]. 中国性科学，2004 (6)：30–32.
[10] 潘晓明. 性美学研究 [J]. 中国性科学，2018，27 (2)：3.
[11] 沈逆，张元芳. 女性性功能障碍新进展 [J]. 国外医学：泌尿系统分册，2005 (5)：591–595.
[12] 史成礼. 男性年龄变化与性爱频率 [J]. 中国性科学，2007，16 (2)：13–15.
[13] 孙国海，汪珣，韩友峰，等. 阴茎勃起不同时相的血流动力学分析 [J]. 中华男科学杂志，2019，25 (7)：608–612.
[14] 陶林. 性治疗与婚姻治疗 [J]. 中国性科学，2003 (4)：30–31.
[15] 王慧娟，陈晴，何晓莹，等. 同伴教育在农村中学性教育中的作用探讨 [J]. 生物学

教学，2022，47（3）：91-93.
［16］王慧娟，李传双，李楚华. 防性侵教育在初一学生中的实践研究［J］. 中学生物学，2022，38（6）：79-81.
［17］王玉，刘朝晖. 女性性功能障碍药物治疗的研究进展［J］. 中国实用妇科与产科杂志，2021，37（8）：875-878.
［18］夏楠，刘爱忠. 跨性别者的心理健康问题［J］. 中国心理卫生杂志，2021，35（3）：231-235.
［19］肖泽萍. 男性性功能障碍的诊断与心理治疗［J］. 中国男科学杂志，2002（3）：174-177.
［20］严文文，刘佩珊，刘芳，等. 高中生青春期性教育现状的调查与分析［J］. 中学生物教学，2020（8）：46-48.
［21］杨秀芬. 从贞操文化谈性侵害和性教育［J］. 中国性科学，2018，27（6）：143-146.
［22］姚德鸿. 人类性功能的神经调控机制［J］. 现代中西医结合杂志，2003（18）：1809-1811，1921-1922，1939.
［23］应梦珍，杜虹锦，黄宝珍，等. 流动儿童性教育及性侵害认知现状调查与分析［J］. 中国性科学，2022，31（10）：148-151.
［24］中华医学会儿科学分会内分泌遗传代谢学组青春发育调查研究协作组. 中国九大城市女孩第二性征发育和初潮年龄调查［J］. 中华内分泌代谢杂志，2010，26（8）：669-675.
［25］王全民，郭建新，李力. 青少年人工流产的预防与生育力保护［J］. 中国计划生育和妇产科，2020，12：19-20，24.

【学位论文】

［1］陈德豪. 初中性别教育综合实践活动课程的开发与实施［D］. 广州：华南师范大学，2023.
［2］陈晴. 同伴教育在农村中学性教育的应用研究［D］. 广州：华南师范大学，2019.
［3］方圆. 高中生异性交往现状调查及教育研究［D］. 广州：华南师范大学，2022.
［4］龚文秀. 初中“禁毒－防艾－性教育”校本课程的开发与实践［D］. 广州：华南师范大学，2023.
［5］何晓莹. 初中性教育校本课程“成长不烦恼”的开发与实践［D］. 广州：华南师范大学，2021.
［6］李传双. 初中生防性侵教育的案例开发与实施［D］. 广州：华南师范大学，2018.
［7］林琳. 初一学生性别认同教育案例的开发和实践研究［D］. 广州：华南师范大学，

2020.
[8] 林文丽 . 影响初一学生性别认同的因素调查及相关性分析 [D] . 广州：华南师范大学，2020.
[9] 刘芳 . 微信教学平台在高中性健康教育中的研究与应用 [D] . 广州：华南师范大学，2017.
[10] 刘佩珊 . 微课教学模式在高中性教育中的应用研究 [D] . 广州：华南师范大学，2016.
[11] 马晓雨 . 初中生性别教育案例的开发与实践研究 [D] . 广州：华南师范大学，2022.
[12] 王慧娟 . 初中“校园‘性’防线”校本课程的开发与实践 [D] . 广州：华南师范大学，2022.
[13] 余永芳 . 初中生“防性侵教育”综合实践活动课程的设计与实施 [D] . 广州：华南师范大学，2022.
[14] 朱蕊 . 初中“禁毒 – 防艾 – 性教育”案例的开发与实施 [D] . 广州：华南师范大学，2022.

【文件】

[1] 广东省妇女儿童工作委员会，广东省教育厅，广东省妇女联合会 . 关于在我省全面开展中小学性别平等教育的通知 . 2018-8-17.

[2] 教育部，国家发展和改革委员会，财政部，国家卫生健康委员会，国家市场监督管理局 . 教育部等五部门关于全面加强和改进新时代学校卫生与健康教育工作的意见 . 2021-08-02.

[3] 教育部，中央综治办，最高人民法院，最高人民检察院，公安部，民政部，司法部，共青团中央，全国妇联 . 教育部等九部门关于防治中小学生欺凌和暴力的指导意见 . 2016-11-01.

[4] 全国人民代表大会常务委员会 . 中华人民共和国家庭教育促进法 . 2021-10-23.

[5] 中华人民共和国国务院 .“健康中国 2030”规划纲要 . 2016-10-25.

[6] 中华人民共和国国务院 . 国务院办公厅关于印发中国遏制与防治艾滋病“十三五”行动计划的通知 . 2017-01-19.

[7] 中华人民共和国教育部 . 教育部办公厅关于进一步加强中小学（幼儿园）预防性侵害学生工作的通知 . 2018-12-12.

[8] 中华人民共和国教育部 . 未成年人学校保护规定 . 2021-06-01.